比較医療政策

社会民主主義・保守主義・自由主義

真野俊樹

[著]

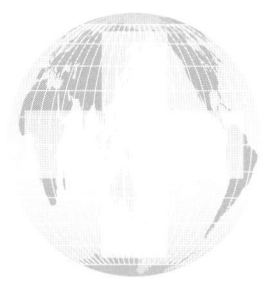

ミネルヴァ書房

はしがき

進歩史観を越えるべきか

フランシス・フクヤマは『歴史の終わり』という書物を書いた。

『歴史の終わり』では，国際社会において民主主義と資本主義が最終的な勝利をおさめ，民主主義と資本主義がほかのイデオロギーに勝利し，その正当性を完全に証明したとき歴史は終わる，という進歩史観にのっとって，冷戦の終結をもって「歴史が終わる」とした。

同様に，国民皆保険制度（英国や北欧のように税でのカバーも含む）は，社会保障の歴史というには大げさであっても，「医療制度の終わり」といえるのだろうか。

そうであるとすれば，日本でいわれるように，「皆保険制度がないので米国医療は劣っている」とはいい切れる。もちろん，米国の大統領であるバラク・オバマは皆保険制度の創設を公約し，後述するように不完全な形ではあるが，それを実現させた。したがって，米国であっても国民の総意は皆保険制度であったようで，であれば，皆保険制度は国際標準であり，進歩史観にのっとった最終的な制度であるということになる。

しかし，中東の国はどうか。インドはどうか。おそらく中国であっても（目標には掲げている）われわれの考えるような，かなりの医療レベルまで医療保険でカバーする国民皆保険制度は創設されないであろう。

サミュエル・ハンチントンは，上述したフクヤマの『歴史の終わり』のあとに，『文明の衝突』を書いた。ここでは，歴史は終わったのではなく，多元的な世界観およびその衝突が描かれている。

同じように，制度派経済学でも資本主義の多様性が論じられ，「民主主義と資本主義が最終的な勝利」という進歩史観に対するアンチテーゼが投げられている。社会保障については，エスピン-アンデルセン，さらに大きなところでは，英国でトニー・ブレア元首相の掲げた「第三の道」の支柱になったアンソ

ニー・ギデンズ等も多元性を認めて分類をしているといえよう。

いずれにせよ，医療保険制度においては，米国型が特殊であった。そしてすぐれた制度である皆保険に収斂していくのか，あるいは多元性の1つのままであるのか，関心があるところである。

重要な点は，それが最善の国際標準に収斂していくのか（最善になるとは限らないが）どうかという点と，国際標準であろうとなかろうとその考え方に対して日本がどこまで寛容であるべきか，という点であろう。米国，無保険者，悪い医療，という三段論法はすこし乱暴かもしれない。

しかし，米国医療のよくない側面に，無保険者あるいは，映画の『シッコ』に見られるような民間保険偏重による資本主義的な側面が強すぎる医療，という問題があることは誰も否定できないであろう。そこに話題になっている技術主導ではない，安さを求めてあるいはアクセスをもとめてという制度のゆがみから生じるメディカルツーリズムの原因がある。

本書では，先進国における医療制度について論じ，その多元性と方向性を考えてみたい。

理想の医療

理想の医療を考えるに当たり，消費者あるいは患者の側から考える視点と，政策の側から考える視点がある。

患者にとっての理想は，安く，いいものを，いつでも（すぐに）得られることになろう。しかし，政策の立場，すなわち医療制度を作る立場からすると，これは非常に大変なことになる。すなわち，この3つを同時に達成することは不可能であるからだ。

わかりやすい例では，ファーストフードを考えてみよう。「安い，早い，うまい」といった表現が思い出される。しかしここでいう，「安い」と「早い」は客観的に証明される点であるが，「うまい」においては，値段の割に「うまい」ことであり，値段の割にという枕詞がなくなってしまっているのが，誤解のもとである。

2万円のフランス料理と，300円のファーストフードが同じものであるはずがないし，同じ「うまさ」であるわけがない。

しかし，ポイントは，「うまい」が主観的なものであることだ。人間の主観は便利なもので，このくらいの値段であれば味はこんなものだろう，ということで満足してしまうのである。

翻って医療の場合にはどうか。すなわち，満足を感じてもらうには，客観性を主観性に変えればいいことになる。しかし，医療の成果を考えた場合には，いいものは客観的なものになる。この点が難しい。

しかし，幸か不幸か，医療の世界では，キュアからケアへの流れがある。ケアは主観的なものである。

こう考えれば，この安く，いいものを，いつでも（すぐに）得られる医療は不可能ではないのではないか。

医療制度は収斂しているのか？

提供側から考えてみよう。医療制度がもし収斂しつつあるのであるとすれば，日本の医療の方向性も決められるのではないだろうか。

収斂していくかもしれない，という理由の１つはグローバル化である。医療は技術の進歩の影響を受けやすい財である。技術は簡単に国境を超える。その意味で，医療が１つの方向，すなわち高度技術を提供する，といった方向にふれやすい。これらは最先端の病院の充実を必要とすると同時に，ファイナンスを必要とする。

もう１つの理由は，高齢化である。これは先進国には現実の課題である。これも，受診者が増えるためにファイナンスを必要とする。

この２つの解決しなければならない課題が似ているのが，医療が１つの方向に収斂するのではないかと考える課題からの理由である。

ついで，課題を解決する側の理由がある。医療，特に医療のファイナンスは，その国の価値観が反映されるので，最終的には政治マターになることが多い。民主政治の初期とは異なり，社会が成熟化していくにしたがって，政党の主張の差異が見えにくくなる。日本はその典型であるが，ドイツやフランスのように，多党の政治であったり連立政権が多くなったりする場合もそうである。

さらに最近では英国のように二大政党制の国でも比較的その差異が見えにくくなっている。これは政治自体が合意政治あるいは収斂の政治とでもいうよう

な状況になってきていることによる。この理由は，山口二郎の『ポピュリズムへの反撃』によれば，あるいはコリン・クラウチによれば，

「20世紀の中頃から後半にかけての時代，デモクラシーの成熟段階においては，われわれと彼らという対決の構図がちょっと見えにくくなってきたという事実があり，それを反映して政党間の差異，あるいは政党が示す政策的選択枝の幅が非常に縮小していく」

という。

　社会保障が重要な争点になる先進国では，社会民主主義か自由主義，右寄りか左寄り，あるいは大きな政府か小さな政府かといった争点が見えにくくなるのである。

　また，北欧は社会民主主義，米国は自由主義と方向は違うが，それでも北欧で自由主義的な民営化の方向，米国で社会民主主義的な国民皆保険が争点になるといった収斂の方向もある。

　そこで，本書では，まず諸外国の医療制度をいくつかの視点で分析し，収斂する方向になるのかどうかの仮説を検証し，最後にその検証の結果を踏まえて，日本の医療あるいは医療制度へのあるべき姿を考えていきたい。

　　　2012年10月

　　　　　　　　　　　　　　　　　　　　　　　　　　　真野俊樹

比較医療政策
――社会民主主義・保守主義・自由主義――

目　次

はしがき

序　章　医療経済・政策の比較分析視点 ……………………… 1

　1　社会保障における国際比較 …………………………………… 1
　2　医療保障における国際比較 …………………………………… 5
　3　日本の問題点 …………………………………………………… 10
　4　医療への分析 …………………………………………………… 24

第1章　日本の医療と医療政策 ………………………………… 31

　1　新成長戦略において取り上げられた医療 ………………… 31
　2　医療のグローバル化 …………………………………………… 37
　3　地域主権と地域医療 …………………………………………… 38
　4　今後の改革とその視点 ………………………………………… 47
　5　産業政策の視点 ………………………………………………… 48
　6　医療と経営学 …………………………………………………… 52

第2章　スウェーデンの医療と医療政策 …………………… 57

　1　スウェーデンとはどのような国なのか …………………… 57
　2　スウェーデンの社会保障 ……………………………………… 59
　3　社会保障の変化 ………………………………………………… 64
　4　スウェーデンでの医療状況 …………………………………… 67
　5　スウェーデン医療のこれから ………………………………… 73

第3章　デンマークの医療と医療政策 …… 79

1. デンマークとはどのような国なのか …… 79
2. デンマークの医療体制 …… 84
3. 地方分権と病院 …… 88
4. 新しい動きと病院の紹介 …… 94
5. 介護施設と日本との比較 …… 95

第4章　米国の医療と医療政策 …… 100

1. 米国の状況と医療の特徴 …… 100
2. 主流の民間医療保険 …… 105
3. 米国医療の問題点 …… 108
4. 米国の医師と医師会 …… 111
5. 皆保険制度へ向けて …… 116
6. 米国における医療の質へのフォーカス …… 118
7. 米国の病院 …… 128

第5章　イギリスの医療と医療政策 …… 137

1. イギリスとはどのような国なのか …… 137
2. イギリスの医療改革 …… 140
3. イギリス医療でのいくつかのキーワード …… 152
4. 医療と保険のトピックス …… 161
5. イギリスの病院 …… 170

第6章　ドイツの医療と医療政策 …… 180

1 ドイツとはどのような国なのか …… 180
2 医療政策の変化 …… 185
3 ドイツの医療保険 …… 195
4 ドイツの開業医 …… 199
5 ドイツにおける変動と医師会 …… 203
6 ドイツの病院 …… 208

第7章　フランスの医療と医療政策 …… 214

1 フランスの状況と医療の特徴 …… 214
2 医師と医療の提供 …… 220
3 フランスでのDRG …… 225
4 フランスの医療改革 …… 228
5 フランス医療の特徴 …… 234
6 かかりつけ医制度の状況 …… 240
7 フランスの病院 …… 244
8 薬剤と介護 …… 249

終章　収斂しつつある医療制度 …… 257

1 各国の医療制度 …… 257
2 フランスからの学び …… 261

索　引　269

序　章
医療経済・政策の比較分析視点

1　社会保障における国際比較

海外との比較の意味

　制度によって物事が動く。これが経済学を学んだもののほぼ共通の見解である。最近の複雑系の経済学では，非常に小さな制度の変更であっても大きな影響を起こすことがある，とされる。異論はあろうが，臨床研修の制度化が，大学病院による市中病院からの医師の引き上げを招き医師不足につながった，といった議論がそれである。

　では，国内の制度を海外と比較する意味は何であろうか。実は，諸外国でも大きな問題になっている医療提供の在り方と，その財源について，さまざまな取組みがなされており，その制度改革による変化も実証されてきている。

　医学等の実験系の科学と異なる医療制度の分析においては，試験管内でのあるいはシミュレーションによる実験が難しい。そのために，ほかの国のどのような制度変更がどのような背景で行われ，どのような結果になっているのかを検証することは非常に重要である。おそらくこれが制度の国際比較の医療政策における意味であろう。

　本書では，字数にも限りがあるので，単なる諸外国の医療保険制度の紹介ではなく，このような視点で諸外国の医療保険制度や提供体制の変化とその背景を見てみたい。

　社会保障という大きな枠組みには，医療，介護（福祉），年金の3つの制度が入ることが通例である。また，最近では，特に保険や税制の視点では，医療保険制度についてだけでなく広く社会保障という枠組みの中の医療，という位置づけで論じられることが多い。そこで，最初に社会保障についての枠組み

表序-1　エスピン-アンデルセンによる福祉レジームの類型

福祉レジーム	社会民主主義	保守主義	自由主義
モデル国家	スウェーデンなど北欧諸国	南欧, ドイツ, 日本	米国, カナダ, オーストラリア, 英国
脱商品化 階層化 脱家族化 主たる政策	高　位 低　位 高　位 所得平等および雇用拡大	中　位 中　位 低　位 所得平等および租税軽減	低　位 高　位 中　位 租税軽減および雇用拡大

出所　筆者作成。

（フレームワーク）の定番であるエスピン-アンデルセンの福祉国家論を見てみよう。ここにある社会民主主義，自由主義，保守主義の分類に準じて議論を進めたい。ついで最先端技術という要素が前面に出てきている点で，旧来の社会保障の枠組みを逸脱する面がある医療について論じていく。

世界の社会保障の枠組み

エスピン-アンデルセンという社会学の著名な教授は，社会保障の枠組みを，3つに大きく分類している。すなわちアングロサクソン系の国である米国，英国などに見られる最小限の保障を行うモデルと，北欧諸国に見られる高福祉のモデル，それにフランス，ドイツといったヨーロッパ大陸のモデルである。

エスピン-アンデルセンの福祉レジームの類型論は，資本主義および福祉国家の発展の歴史認識から演繹されて導き出された。福祉レジーム論は，福祉国家の発展における労働組合や社会民主主義政党の主導性を重視している。

表序-1に，この類型の概要を示す。なお，英国を自由主義に入れるかどうかは議論があるが，ここでは，ミッチェルの福祉国家の国際比較研究によった。

社会的階層化指標は，社会保険制度自体がすでに社会の階層化である場合があるということである。これは，たとえば，日本においても長らく大企業の健康保険組合（健保），かつての政府管掌健康保険組合，国民健康保険において，受診率の自己負担割合が異なっていたこと，最近でも企業の負担する保険料の有無によって，月々の保険料が違うことからも示される。ただし，これは保険者を1つに統合しない限り難しい。県とか州の単位の保険者であっても，お互

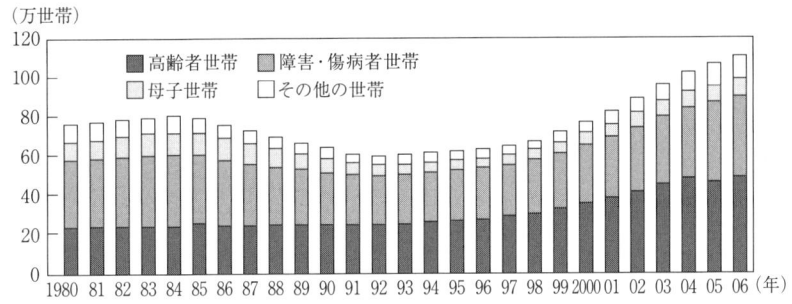

図序-1 生活保護世帯数の推移
出所 『週刊 東洋経済』2007年12月8日号。

いの差が生まれ得るからである。実際，健保に入りたいために就職するという例もある。また，ドイツでは現在でも高級官吏は公的な強制保険ではなく，民間保険に加入していることや，新興国では国家公務員の待遇が良いことでも裏づけられるであろう。中国でも国民皆保険が目標とされているが，背景には国民の貧富の格差が広がり，医療を金で買う状態があることはいうまでもない。

しかも，「どのような種類の階層化が社会政策によって促進されるか」が問われている。

第1の類型である社会民主主義は平等な福祉の権利を保障するが国民負担が高くなる。一般的には，競争がないからであるとされる。第2の類型である保守主義は家族がサービスを提供できなくなった時に初めて公的介入が行われるが，それまでの家族の負担が家族のきずなを弱めているといわれる。これは，日本でも介護保険の導入時にいわれた議論であり，逆に介護保険（補完性原則）の導入が家族のきずなを弱めるという意見もあった。なお，1人の女性が生涯の間に何人の子どもを産むかの合計特殊出生率が一番低いのはこの型である。第3の類型である自由主義は所得に応じた福祉のために，たとえば医療の場合には無保険者のような新たな格差を生みだし，社会不安の原因となる。

ただ，この第3の類型は，医療については世界的にも評価が低いのか，新興国でも財務状況の改善に伴い少なくなり，総本山の米国でもオバマ大統領により国民皆保険の議論がなされ，立法までこぎつけた。なお，医療に関しては自

由主義とされるオーストラリアは英国連邦成立後、ミーンズテストを通じて、社会保障の給付を貧困者に対し選別的・限定的に行ってきた。その後、幾多の経緯があったが、労働党政権下の1984年にメディケア（Medicare）という税金を財源にした公的医療保障が導入されており、またカナダでも一般税、その他企業雇用主への社会保障税、州の一般財源、連邦政府補助金が財源となる保障制度になっている。このように医療に関しては、第3の類型は、かなり旗色が悪いようだ。

社会保障におけるパワーバランスの変化と今後

1970年代半ばに英国ではサッチャー首相、米国ではレーガン大統領、そして日本ではやや遅れて1990年代に橋本龍太郎首相が新自由主義的改革を行った。そこでは、「福祉国家の再編」「福祉国家の危機」が脚光を浴び、財政が転換期にあることが強調された。

社会保障については、①従来のパターナリズム、福祉の視点にもとづく公正重視の大きな政府の考え方と、②新保守主義に代表される小さな政府の考え方、③社会学者のギデンスの考え方にもとづき、1997年から英国のブレア首相、98年にドイツのシュレーダー首相が打ちだした、「第3の道」という3つの方向性がある。

エスピン-アンデルセンの議論の繰り返しになるが、①は、旧来の福祉国家群、すなわち北欧諸国の考え方である。②の新保守主義は、市場万能主義をよりいっそう鮮明にしつつ、社会的異端に対しては比較的寛容であろうとする立場であるが、保守主義は市場万能主義でかつ伝統を重んじ、異端にもきびしい。③の「第3の道」については少しわかりにくいかもしれない。この思想は、①と②の中間で、個人が社会保障の一方的な受益者であってはならず、国家は個人の自立を支援するような制度設計を行うものとされる。特に、英国のブレア首相の「第3の道」の改革には、コミュニタリアンの考え方も組み入れられている。コミュニタリアンは、ハーバード大学のマイケル・サンデルが代表的な論客で、サンデルは、個人の権利を重視するリベラリズムやリバタリアニズムに対して、アリストテレス哲学にもとづく、ある集団での「共通善」を重視する中道左派的な考え方を主張する。

今日の先進資本主義諸国では，公的所得再分配のウエイトが，資本主義発展の初期の段階に比べて非常に増大している。これは住民の高負担を招き，活力の低下を招くおそれがある。そこで，スウェーデンのような，上述した①のタイプに当てはまる国であっても，基礎年金を廃止したりして，自己責任や自己選択を重視するようになってきている。そこで，これからの大きな流れとしては，社会保障を国まかせにしない，いいかえれば自己責任の方向に向いていると考えられる。その結果，国家が直接社会保障の供給主体から後退し，民間企業やNPOが参入する条件整備を主たる役割とする支援国家へと変容しつつある。

2 医療保障における国際比較

世界の医療保障の枠組み

ヨーロッパ大陸の主な国の医療モデルは社会保険システムで医療の保障をしていて，一応，日本もこのモデルに入ることになるが，戦後急速に整備されたために，税の投入や，公共事業による福祉政策と相俟って，ハイブリッド型の変形になっている。

また，この社会保障を中心にしたアンデルセンの枠組みには，医療の分類としては若干の問題がある。それは，社会保障という視点での枠組みで類型化されているからである。その中の1つが，社会保障の中でボリュームが増大しかつ技術の要素が大きく，さらに雇用増加の面もあるために産業としての側面をも大きく併せ持つ医療というものの置かれている独特なポジションが考慮されていないからである。

特に，純粋な福祉政策と医療政策は似ている部分と異なる部分があり，国の財政において医療のウエイトが大きくなっている今，旧来の分類では必ずしも当てはまらない。これは，後述する新興国が社会保障としてだけではなく医療を産業として外貨を稼ぐ手段として位置づけているのでなおさらである。

また，思想と給付のレベルは必ずしも同じではない。田中滋によれば，市場メカニズムに通じるだけでは，社会的に見た必要量まで十分に供給（消費）されない恐れが強い。公共福祉の立場から公的セクターが強制，説得，費用保障

表序-2　医療システムの基本類型（国際比較）

	英国	フランス	ドイツ	日 本	アメリカ
供　給 （delivery）	公	公	公	私	私
	ほぼ全て	約70％	約90％	約20％	約25％
財　政 （finance）	公	公	公	公	私
	税	保険料	保険料	保険料＋税	―

注　供給の下欄は全病床に占める公的病院（国立・公立）病床の割合。ドイツの場合は「公益病院（宗教法人立・財団法人立等）を含む。
出所　広井良典『医療の経済学』。

によってでも割り当てる財を価値財というが，日本の医療は公的な費用補償，すなわち国民皆保険制度により価値財とされている。すなわち，医療を価値財としているのが日本の思想である。これは，英国でもドイツやフランスでも同じ思想であって，提供されている医療の中身の差が問題といえる。さらにいえば，医療の中身の差も対GDP比の割合などの金額ではなく，その質が問題だということが医療者の視点になろう。

中でも，英国と米国を同じ位置に置く点は，医療者には疑問もあろうと思う。

たとえば，WHOの示す社会保障としての医療の分類では，ベヴァリッジのモデルはもちろん英国型なのだが，その給付の程度を上げたものとして，スウェーデンなどの北欧をとらえ，ビスマルクの開始による社会保険型と対峙させている。そして，公衆衛生モデルと治療モデルを対比させている。なお，ベヴァリッジ型は公衆衛生モデルが強く，ビスマルク型は治療モデルになりがちである。そして，このどこにも入らない形として，民間保険が中心の米国があるという見方もあり，医療者にはこの分類の方がなじみやすいと思われる。

世界の医療制度の外観と医療の現状

さて，では世界の医療制度はどのようになっているのであろうか。まず，医療提供の大まかな状況は，広井良典の『医療の経済学』（表序-2）で示しておこう。この表に示されるように，先進国においては医療提供も医療提供へのファイナンスも私的という国の代表は米国であり，むしろ少数派である。数として多いのは欧州の国にみられるような，医療提供も医療提供へのファイナンスも公的な国である。一方，日本はここでもハイブリッド型であり，医療提供は

序章　医療経済・政策の比較分析視点

表序-3　医療における公的関与や規制に関する国際比較

	日本	イギリス	ドイツ	フランス	アメリカ
総医療費/GDP	8.2%	8.2%	10.7%	11.2%	15.2%
うち公的医療費/GDP	6.7% (公的負担2割：社会保険8割) [本税負担4割強：保険料6割弱]	7.1% (税負担)	8.2% (公的負担1割：社会保険9割)	8.9% (公的負担5割：社会保険5割)	6.9% (公的負担7割：社会保険3割)
私的医療費/GDP	1.5%	1.1%	2.4%	2.2%	8.3%
医療提供サイド					
医師の自由度 (地域、診療科の選択、開業の自由、競争性)	地域・診療科の選択や開業は自由 医師の能力・経歴に関係なく、保険診療での支払いが保障	病院勤務医は公務員 一般家庭医の開業は、偏在を防ぐため、地方機関が目標を設定して調整	保険医（開業医）の開業規制あり (保険需要計画に基づく。1999年末時点の状況を基にした210の地域、14の診療科ごとの定員あり)	研修医には、全国試験に基づく、地域・診療科やセクター1医師と、セクター2医師に区分(前者は診療報酬の請求を協定料金の以上の請求可)	専門医制度における資格の取得で診療科間の医師数を調整 私的医療支出、即ち、価格についても自由競争が中心
医療の価格設定のあり方 (政府、保険者、民間の関与程度)	公定価格 診療所・病院の区別なく、保険者と病院の決定を受けて、中医協の答申を示して厚生労働大臣告示で決定	保健省予算を、国民健康サービス（NHS）制度下で配分 一般家庭医：ほとんどは国営であり予算制 一般家庭医：国から人頭払いの診療報酬（政府が決定）等を受け取る	保険者との協約による価格決定 開業医：連邦レベルの委員会で価格決定 病院：連邦及び州レベルによる規制価格と疾病金庫の契約による規則点数表と患者当たり定額の療養費	保険者と病院の協約による価格決定中心、公的病院は予算で決定 開業医：全医療金庫と医師組合が協約（報酬）・総額予算 公的病院：地方自治金庫と各病院の契約により入院料体系と協約方式による技術料	民間医療保険は、保険会社が独自に医療保障プランを提供 公的医療（メディケア、メディケイド）：保健長官が保険報酬点数を決定（メディケイドでは患者一人あたり一定範囲で州が定めることも可）
医療需要サイド					
患者の自由度 (医療へのフリーアクセス度)	フリーアクセス	患者の選択の自由なし 地域ごとの登録制により、ゲートキーパーの役割を果たす一般医のみ送られている	原則はフリーアクセス ただし、家庭医の受診促進の観点から、保険契約による病院の専門医への受診抑制策（近年、家庭医のゲートキーパー的役割が強化）	原則はフリーアクセス ただし、近年の制度改正により、[かかりつけ医制度]が導入されたことが普及	患者の選択に、制度的な制度はないが、保険内容により、医療保険の給付に差異があることが、選択の事実上の（経済的な）制約要因

注(1) 総医療費／GDP及び公的医療費は2005年、私的医療支出／GDPは2006年。いずれもHealth Data 2008（OECD）。
  (2) 日本の[社会保険]は、医療保険に給付額の合計であり、財源としての公費負担もここには含まれている。なお、[公的負担]は、生活保護の医療扶助等の公費負担医療や母子保健等の補助金等の合計である。
  (3) (柴)日本の[ ]内の税負担：社会保険料負担は国民医療費ベース。

表序-4　国民の健康状態

	2006年の平均寿命（女性）（歳）	2006年の平均寿命（男性）（歳）	2006年の乳幼児死亡率[1]（人）	2003～04年ガンによる死亡率[2]女性／男性（人）	2004～05年脳梗塞による病院での死亡率（％）
ドイツ	82.4	77.2	3.8	128／210	10.9（1999年）
カナダ	82.6（2005年）	78（2005年）	5.4（2005年）	145／213	13.1
デンマーク	80.7	76.1	3.8	186／245	7.2
スペイン	84.4	77.7	3.8	99／228	11.5
米 国	80.4（2005年）	75.2（2005年）	6.9（2005年）	140／203	―
フランス	84.4	77.3	3.8	113／244	11.2
ギリシア	82.0	77.1	3.7	108／209	―
イタリア	83.8（2004年）	77.9（2004年）	3.9（2004年）	122／231	8.5
日 本	85.8	79.0	2.6	99／208	3.3
ノルウェー	82.9	78.2	3.2	135／201	8.0
オランダ	81.9	77.6	4.4	146／236	9.2
ポルトガル	82.3	75.5	3.3	107／211	9.4
イギリス	81.1（2005年）	77.1（2005年）	5.0	149／214	5.5
スウェーデン	82.9	78.7	2.8	130／177	8.4

注（1）　出生1000人に対して1年以内に死亡した乳幼児の人数。
　（2）　人口10万人対のガン死亡率。
出所　OECD／IRDES, 2008年。

私的であるがファイナンスは公的に行われている。さらにそのファイナンスの財源も，税金と社会保険料の混合という特徴を持つ。これらの相違が，今後縮小していくのか，あるいは3類型（ファイナンスは税か保険料かという軸を加えれば4類型）のままなのかは本書の重要な視点である。

　ついで，表序-3にはさらに細かい医療提供体制の状況が示されている。日本は比較的医療提供の自由度も高く，患者からの選択も自由である。一方，価格がかなり厳密にきめられている。価格が厳密に決められているという点は，医療費が先進諸国の中で安いという状況を生み出すが，他方，医療提供者からは規制が多いという批判を招きやすい。

　このような状況からどのような成果が得られているのかを示すのが表序-4である。おおまかに言えば，日本は平均寿命が高く，乳幼児死亡率が低く，がんや脳梗塞による死亡率が低いという理想的な状況が示されている。

　しかし，一方で，国民の医療に対する満足度が高いとは言えないのか，新聞

紙上では批判的な論調も多く，また医療現場では，モンスターペイシャントとでもいうべきクレーマー，あるいは苦情などに悩まされている。

医療保障に関する大まかな動向

医療保障制度の類型としては，民間保険が中心の自助型，社会保険が中心の互助型，税金が中心の公助型がある。また，新興国では医療保険の制度ができていない国も多い。

自助型の代表は民間保険が主流の米国型である。また，その変形ともいえるが，貯蓄型の医療保障制度を持っているシンガポールがある。この貯蓄型の医療制度は米国においても，民間医療保険の1型として広がってきており注目に値する。

互助型の代表は，公的医療保険が主流のドイツやフランスといった大陸型である。これらの国は，公衆衛生モデルというより治療を中心にするモデルである。

一方，英国と北欧は主に税金で医療がカバーされている公助型である。しかし，エスピン－アンデルセンのモデルでは，北欧のみが社会民主主義に位置づけられている。医療に関しては，人口当たりのCTやMRI数も少なく公衆衛生モデルが強い。

エスピン－アンデルセンのモデルでも位置づけが難しい日本であるが，医療に関しても公的医療保険と税の混合で行っており，公衆衛生モデルでもあり，治療モデルでもあり，ということで混合であり，世界最高水準の医療を提供しているといえよう。

新興国は，公的医療保険が成立したタイや韓国のような国と，いまだ成立していないインド，成立させようとしている中国といったように類型化される。財源は，タイや韓国等は公的医療保険と税の混合である。

これらの新興国の際立った特徴は，医療を産業と強く位置づけている点である。これは特に最近話題になっているメディカルツーリズムに対する姿勢で明示的に示される。

ポイントは財務面での重荷はすべての国に共通しているということである。少なくとも世界で最も医療費が高額な米国では表序－5に示すように技術進歩

表序-5 米国における医療費上昇率の5つの要因（1940-1990年）

要　因	医療費上昇率への寄与率（合計で100%）
人口の高齢化	3.5%
医療保険制度の普及	17%
国民所得の上昇	4.5～9%
医師供給数増加（ないし医師誘発需要）	ほぼゼロ
医療分野と他の産業分野の生産性上昇率の格差	25%以下
その他の要因	定量的：70～75% 定量・定性的：45～50% 医療技術の進歩が仮説として最も有力

出所　兪炳匡著『「改革」のための医療経済学』メディカ出版，2006年。

の要素が大きいと思われる。

　日本では医療費の増加要因は，米国とは異なり技術進歩の要素は少ないといわれていたが，厚生労働省によると，2009年度の医療費動向調査の結果によれば，医療保険と公費から支払われた概算医療費は，前年度比3.5%（約1兆2000億円）増の35兆3000億円となり，7年連続で過去最高を更新した。高齢化の進展に加え，医療技術の高度化が医療費膨張の要因となっていると分析している。実際，薬剤の高額化，高額医療の増加が指摘されている。

　また，新興国でも近い未来に高齢化が起きる点を見越して対策を考えており，一方では，一部の富裕層相手に，世界標準の医療を提供し外貨を獲得しようとしているのである。

3　日本の問題点

日本医療の政策課題

　さて，日本の医療における政策課題は何であろうか。これは，どこまでを政策課題とするかで，非常に細かなものから大きなものまで玉石混交になってしまうおそれがある。そこで，本章では医療制度の根幹に関係するテーマを扱ってみたい。

　ここで「根幹」というのには2つの意味がある。1つ目は，今まで聖域とされ比較的財政制約が少なかった医療に対して，特に小泉内閣の市場原理重視の

構造改革以降，財務的な視点が加わるようになったことがあり，この流れに影響を受ける，あるいは受けそうなので押し返しがあるといったマクロのテーマである。同じように，医療全体がもはや厚生労働省1省の問題でなくなったために起きてきた変化の影響があるテーマ，すなわち医療に経済産業省や文部科学省，国土交通省，外務省も多かれ少なかれ関与が必要になり，そのまとめ役として内閣府や金銭面での財務相の関与が大きくなってきたことが2つ目で，筆者はこの2つが根幹であると考えている。

アダム・スミスがそのような意味を意図していたのかは別にしても，市場原理や産業的な利己心に対しての印象は，利他心を重視する医療者にとってはなじみにくいものではなかろうか。*

しかし，医療費増加のかなりの部分が技術進歩の要素である以上**，年金と同様に論じることはおかしく，その意味で産業あるいは技術進歩の視点を欠くことができないのも事実であろう。

さらにいえば，この2つの点は，小泉首相という市場原理主義者がいたからそうなったとか，単に日本において政権交代が起きたからという単純な流れではないと筆者は考えているからでもある。

逆にここには，たとえばワクチンの問題とかは取り上げない。その理由はワクチンの問題は大きな問題であるし，国際的に日本への導入が遅れているのではないかという論点がある。しかし，財源論の問題はあるにせよ，ワクチンは費用対効果に優れ，導入することにあまり議論はない。あとはどのワクチンをどの時期に導入するか，といった重要ではあるが客観的でテクニカルな問題になってしまい，本書の範囲を超えるからである。

> *　なおアダム・スミスが『国富論』等で示したのは利益追求も共感を伴わなければいけないということであり，特にこれは『道徳感情論』という著書に表れている。
> **　表序-5が示すようにアメリカでは実証されている。

規制緩和問題

旧来からある規制をどうするのかということも大きな問題である。

民主党の行政刷新会議の中の規制制度改革分科会では，医療や介護，あるいは保育も入れてライフイノベーションとして，これらの分野の規制の見直しを

行っている。ただ、規制制度改革ということで規制緩和のみを行うわけではなく、自民党時代とは若干ニュアンスが変わっている。

公的規制は、経済的規制と社会的規制に分けられる。「経済的規制」とは、参入を制限して独占を認める代わりに供給義務を課したり、料金を定めたりする価格規制等の需給調整規制等がこれに当たる。医療保険内の医療の場合には公定価格なので、経済規制があるといえる。ほかにも、医療機関に保健所から患者の紹介が来るといった場合もあり、供給義務に当たる。

一方、「社会的規制」とは、消費者や労働者の安全・健康の確保、環境の保全、災害の防止等を目的として、商品の質に一定の基準を設定したり制限を加える等の規制を指す。供給者側では、たとえば、病院に人員配置基準を決めたり、受け手では予防注射を受けさせたり、一定規模以上の企業に産業医を配置させたり、といった規制がある。特に社会的規制については医療の分野は非常に多いといえる。

自民党時代には、大きな論点が混合診療の解禁であった。そこで、ここでは混合診療の問題と、2012年以降、大きなテーマになっていくであろう、病床規制の問題を取り上げていく。

混合診療問題とは

日本の医療保険制度では、医療保険で見ることができる診療の範囲を限定しているので、一部自費診療があると全部自費診療にしなければならない。いいかえれば、一部は自費で一部は保険というのは原則できないことになっている。これを混合診療の禁止という（そのルールを外しているのが）保険外療養費制度というもので、この制度に入っているものは、一部自費・一部保険というのが可能になっている。これは、個室料といったアメニティに関わるものと、心臓移植や歯科のインプラント治療のように高度な医療に分けられる。

なぜそのような制度にしているかというと、自費と保険の併用を認めてしまうと医療費がどんどん上がるかもしれないということと、不適当な医療を保険診療と混合にしたり、不正な請求が行われるおそれがあるからだ。

この混合診療をめぐっては、多くの論争が行われてきた。

その1つを二木立の『医療改革』から引用したい。

「まず『ミスター規制改革』と称された八代尚宏氏が、保険診療で『生命にかかわる基礎的な医療は平等に保障されたうえで、特定の人々だけが自費負担を加えることで良い医療サービスを受けられる』ようにすると主張しました。八代氏の共同研究者である鈴木玲子氏も、『基礎的な医療サービスは公的保険で確保するとともに』『高所得者が米国並みに自由に医療サービスを購入するようになる』と主張しました。極めつけは、規制改革会・民間開放会議議長（当時）の宮内義彦氏で、『〔混合診療は〕国民がもっとさまざまな医療を受けたければ、『健康保険はここまでですよ』、後は『自分でお支払いください』という形です。金持ち優遇だと批判されますが、金持ちでなくとも、高度医療を受けたければ、家を売ってでも受けるという選択をする人もいるでしょう』とあけすけに語りました。

医療は患者ニーズに基づいて提供されるのが『公平』と考えている多くの医療関係者や一般市民には理解できないと思いますが、市場メカニズムに基づく資源配分を絶対化する新自由主義派の人々は、患者が支払い能力に応じて『自由に』医療サービスを受けることこそ『公平』と考えているのです。」

筆者は、混合診療全面解禁反対派であるが、この議論は、前述したように日本の医療制度の根幹である点と、何を公平と考えるかという国民の価値観の論争の意味で、深いものがある。

1つ大きなものとしては、厳密には患者団体ではないが、混合診療に対しての患者対厚生労働省の裁判が行われたことは記憶に新しい。

2007年11月7日に東京地方裁判所は、混合診療における保険給付を求める訴訟の判決の中で、「健康保険法などを検討しても、保険外の治療が併用されると保険診療について給付を受けられなくなるという根拠は見いだせない」とし、国による現状の法解釈と運用は誤りであるとの判断を下した。しかし、厚生労働省の控訴に対して、東京高裁は2009年9月29日に、混合診療の禁止を適法として原告患者側の請求を退ける判決を言い渡した。そこでは、保険医療機関及び保険医療養担当規則第18条で「保険医は、特殊な療法又は新しい療法等については、厚生労働大臣の定めるもののほか行つてはならない」とされており、混合診療を原則として禁止したものと解するのが相当との判断を示している。

*　医療がサービスかどうかは，ときに議論になる。しかしここでは，医療という財の性質上，サービスとして考える。詳細は『医療マーケティング』（日本評論社）など参照。

病床規制とは

　地域医療計画は，地域の医療ニーズに応じた医療提供施設の体系的整備＋医療費抑制を目的に，1985年に医療法改正により制度化された。医療計画には，医療圏（医療計画の単位となる区域）の設定及び基準病床数（地域ごとの医療提供上，必要とされる病床数）の算定のほか，地域医療支援病院の整備の目標等に関する事項，医療関係施設相互の機能の分担及び業務の連係等に関する事項等について定めることとされている。

　その中で，二次医療圏，すなわち，特殊な医療を除く一般の医療需要で，主として病院における入院医療を提供する体制の確保を図る区域は，地理的条件や日常生活や交通事情等社会的条件を考慮し，全国で369圏域（2012年8月31日現在）が定められている。また，三次医療圏，すなわち特殊な医療需要（先進的技術を必要とする医療，発生頻度が低い疾病に関する医療等）に対応するために設定する区域は，基本的に都道府県単位も定められている。

　基準病床数は，その地域にどの程度の病床数を整備すべきかという整備目標として位置づけられるとともに，それ以上の病床の増加を抑制する基準となっている。

　医療費抑制とは病床（医師）が多いと医療費が増加するという，医師誘発需要仮説による。

　病床規制は，医療における規制の代表例であり，2002年12月には，内閣府の総合規制改革会議で指摘された。それは，

① 床規制により医療機関の競争が働きにくく，既存病床の既得権益化が生じ，新規参入が妨げられていること。

② 基準病床数の算定方法が現状追認型で，対人口比の地域間格差があること。

③ 地域の実情，ニーズに応じた適切な機能別の病床数の確保ができていないこと。

が問題である，という指摘であった．

時代は少し飛ぶが，民主党政権下の，規制制度改革分科会でも，病床規制の緩和が提案された．これは，地域医療計画の策定において，地域の実情に応じて都道府県の主体的判断がより発揮できるように，国は基本的な方針の提示にとどめ，基準病床の算定式の提示と国との協議義務を廃止すべきである，というものである．DPC（Diagnosis Procedure Combination）やレセプトデータの利用によって，地域での医療の様子が可視化され，これは，医療機関の特徴でもある病院同士の地域での競争あるいは協業が行いやすくなるであろう，という視点にもとづいており，小泉改革の時に比べれば，医療機関同士がむやみな競争に走る可能性も少ないと思われる．

いずれにせよ，医療への不信の改善のために，住民に選ばれる医療機関の開設や増床が柔軟にできるようにする必要がある．提供者の視点でも，休眠病床が既得権化され，患者に選ばれない医療機関をいたずらに延命化させるようなことは患者視点に立てば弊害でしかない．

かかりつけ医

日本の医療の特徴としてフリーアクセスが挙げられる．これは，患者が病院でも診療所でも，専門医であってもなくても自由に受診ができるという制度で，このあと各国の医療制度を論じていくわけであるが，かなり日本の特徴的な制度である．この点で，かかりつけ医の役割が見直されつつある．

この理由は大きくいって2つあると思われる．1つは，高齢者を中心にして，1名の患者が多くの疾患を抱えることが多くなってきたので，総合的に患者を診てくれる医師の存在が重要になったことである．たとえば，さまざまな診療科を受診していると，薬剤が重複して投与されることもあるであろうし，かかりつけ医がいれば，そういったトラブルは減る．

もう1つの理由は，医療費抑制の視点である．厚生労働省も後期高齢者に限ってであるが，「総合医」という形でかかりつけ医の制度化を目指したが，多くの反対を受けている．総合医とは，幅広い診療能力を有して，在宅医療を含めた慢性疾患一般に相談機能も重視したかかりつけ医のことである．

しかし，英国のように，かかりつけ医が制度化され，かかりつけ医を受診し

ないと，病院や専門医を受診できない国もある。フランスでもかかりつけ医を制度化した。これらによって，患者が医療を過剰に受けないようにするという方針である。日本で，総合医やかかりつけ医が制度化されるかどうかは不明であるが，機能としてのかかりつけ医の役割を見直すべきときに来ていることは間違いない。

　かかりつけ医の特徴は，その診療範囲が広いことにある。たとえば，米国では，かかりつけ医が正常分娩や眼科の治療まで担当する場合もあるのである。これは，日本では不可能だし，行き過ぎかもしれないが，かかりつけ医がどこまで担当するかは考えておいたほうがいいテーマであろう。

医師数の問題

　医療崩壊の根拠の大きなものが医師不足である。

　日本医師会は，医学部入学定員は2007年度を基準とすると2010年度には1221人増加して8846人，新設医学部の定員数を仮に100人とすると，既存医学部で増加した1221人は，約12大学分に相当すると発表した。今後，2025年ごろまでは，医療施設・介護老人保健施設の従事医師数が年１％増加すると仮定して，既に決まっている医学部定員増加分の医師数を卒業年次以降，上乗せし，さらに今後10年（2019年度入学生まで），医学部定員が現状（2010年度8846人）と同水準であるとすると，2025年度には医師数は33万9000人になると推計されたという。

　さらに，人口は，2007年の１億2777万人をピークに減少し，2025年は１億1927万人と見込まれる。2025年に医師数が33万9000人になったとき，日本の人口1000人当たり医師数は2.8人になると見込まれ，これは現在のＧ７平均の2.9人に近い水準であるとしている。

　一方，厚生労働省は2010年に病院8683施設，分娩取り扱い診療所1579施設の計１万262施設対象に大規模な調査を行った。このうち調査票を提出したのは，病院7687施設，分娩取り扱い診療所1011施設の計8698施設で，回収率は84.8％であった。それによると，各施設が担う診療機能を維持するために確保すべき医師数は，全国総数で現員医師数16万7063人の1.14倍となる19万1096人で，約２万4000人の医師が不足していることが明らかになった。

医師不足になった原因の1つは，2003年に北海道内の大学に在籍する一部の医師が，勤務実態がないのに名義だけを医療機関に貸し，その対価として報酬を受け取っていたことが発覚し，それによる規制が厳しくなった点から始まるといわれる。従来こういった状態は標欠といい暗黙に了解されていた。しかし，この事件がきっかけになって全国的に名義貸しを取り止める措置が講じられたため，医師不足の実態が顕在化することになったというのである。
　そして第2の原因は，これまで医師免許取得後の2年間は任意であった臨床研修が2004年4月から必修となったため，大学病院に比べ，周囲の環境の良い都市部の病院に研修医が流れる機会が増えた点であるといわれる。これも厳密にデータで検証すると，さほど都会に集中しているわけでもなさそうである。
　しかし，従来の研修の中心であった大学病院から研修医が半分近くに減ったことは間違いない。
　これによって大学病院での医師不足が起き，逆に大学病院の医師を病院へ派遣できなくなり，場合によっては医師を引き上げる事態が起きた。
　さらに，問題になっているのは，医師の開業による病院勤務医の不足であるが，これも近年，新規開業医数はさほど増加していないのである。いずれにせよ，診療科目あるいは地域による医師不足といえる。
　日本の医師会の特徴は，その国の医師が全員加入でない。このことが医師の質の担保ができないことにつながるのではないか，と筆者は考えている。国によって全員加入とそうでない医師会がある。

日本医師会
　日本医師会の下部組織には47の都道府県医師会，更には約920の郡市区医師会がある。いずれも独立した法人であり，それぞれが地域医療の主な担い手として，行政等と協議しつつ医師会病院，老人保健施設，看護師養成学校，健診センター，検査センター，訪問看護ステーション，地域産業保健センターなどの医療・介護・福祉・教育施設を持ち，事業を展開している。
　日本の医療保険制度の歴史は1926年の健康保険法から考えるべきであろう。実は，このときに保険者が医師を自ら雇う制度も論議されている。しかしながら日本医師会との折衝の末，政府管掌健康保険の保険者たる政府と日本医師会

で包括的な請負契約がなされた。すなわち，診療報酬を政府が被保険者の頭数に応じて人頭割で日本医師会に一括して支払い，日本医師会が都道府県医師会を通して医師に支払うという形式がとられた。この方式は現在でもドイツなどでとられている方式である。

また，日本医師会定款第10章第40条には，「日本医師会に日本医学会を置く」とあり，日本医学会は，日本医師会と密接な連携の下に「医学に関する科学および技術の研究促進を図り，医学および医療の水準の向上に寄与する」ことを目的として活動している。すなわち，日本医師会は，すべての学会の元締めをしており，専門医制度にも大きな影響力があるということになる。

医師会は政策に多く関与している。たとえば，「総合医」という形で，広く浅く診察できる医師，かかりつけ医の役割をどうするのか，「総合医」は専門医なのか，といった点での議論の中心になっている。

医療費の財源問題

ここで，最後に避けて通れない問題が医療の財源問題である。それだけで何冊も書籍が書けるし，また出版されている医療の財源問題の書籍も多くある。ここで，そのおのおのの詳細に踏み込むことはできないので，2つの視点を紹介したい。

最初に，公平に対する考え方である。主に経済学者は，自由を重視する立場である。もう1つは，平等を重視する立場である。ただ，ここでいう平等は，機会の平等と結果の平等の2種類があることに注意を要する。

問題はこの自由と平等の2つが両立するのかどうかである。

自由競争は，機会の平等を前提条件にしている。自由と対立するのは，結果の平等であって，機会の平等ではない。英国の政治哲学者 A. D. リンゼイも，民主主義とは各人の相違を認め，一致していない見解をも発言させうるような討論の場を持つシステムであるべきだと考えている。

民主主義の基本理念は平等である一方，資本主義の基本理念は自由である。個々人の自由を限りなく認めていけば平等は成り立たないし，平等を過度に重視すれば個々人の自由を制限するという行動に出ざるを得ない。

そのため，近代社会においては自由と平等が両立するようにさまざまな工夫

をこらしてきたわけである。たとえば，1人の人間が持てる能力と運を使って莫大な富を得たとしよう。その個人には収入や資産に応じて累進的な税負担を行わせ，その税金を貧困層等に再配分することで自由と平等が両立するようにしてきた。そのために，日本を含め先進国の国民は，「自由と平等」の矛盾をそれほど実感せずに過ごしてきた。

　もう1つの視点は，普遍主義と選別主義というもう少し社会保障寄りの視点である。

　普遍主義は，個々のものより普遍や全体を重んずる立場である。近代福祉国家では，選別主義の考え方は，ミーンズテストのような資産調査がある生活保護制度などの公的扶助に限定される。これは，たとえば劣等処遇の原則によって恥辱感（スティグマ）を与えて，生活保護の必要がないのに受けたがる人を減らすためでもある。

　一方，近代福祉国家では，医療保険や年金保険のような制度・方法が社会保障の核となっている。日本でも，たとえば措置から保険へということで，介護保険がつくられ，日本国民で所定の保険料を支払っている人であれば，年齢，要件等の基準はあるにせよ介護保険の対象となった。

　つまり，近代的社会保障は，すべての国民を対象とし，貧困者についてもすべての権利を守り，すべての社会的事故に対処するという，いわゆる普遍的原則にもとづいているはずであるが，選別主義の定義を所得により厳密にサービスに格差をつけることとした場合には，所得により自己負担に差をつけるという選別主義になるのである。

　英国の児童手当は全該当児童を対象とする普遍主義に立っていたが，1967〜68年改正で経費削減のため所得制限を伴う選別主義に変更した。

　ベヴァリッジは保険に対しては，保険料を払うことで，給付の権利を獲得する拠出原則を頑なに貫いた。なお，日本では民主党が，普遍主義の思想から，当初，子ども手当に所得制限を設けないという方針であった（2012年6月より所得により支給の制限あり。という方針に変更）。

　したがって，所得によりサービスに格差をつけるという視点で見れば，英国やスウェーデンのように医療保障を税金で行っている国は，相対的には普遍主義の立場に立ち，ドイツ，フランス，あるいは日本のように社会保険を中心に

行っている国は,相対的には選別主義の立場に立って医療を保障しているともいえる。同じ税金でも逆累進性を考えれば消費税は選別思想,所得税は普遍思想ともいえるかもしれないが,ここも議論があり,本書では税徴収の中身には踏み入らない。

いずれにせよ,日本のように税と社会保険の混合ではなく,小児,高齢者,生活保護者を自己負担なしで税金を投入,通常世代の医療には社会保険で自己負担割合を所得によって階層化するという考え方も,現在の社会保険を一本化するという突き抜け方式の案に比べて,思考実験ではありえないことでもない。つまり社会連帯の仕組みであり共助の仕組みである社会保険と,公助の仕組みである税の役割を明確化するという意味もある。[**]

もちろんこの場合には,弱くなる所得再分配機能に関しては税において累進性を強くすることになろう。あるいは,世界的な税のフラット化の流れを意識するのであれば,社会保険料を税以上に累進的にする方法もある。[***] ちなみに,この考え方は,通常世代の医療を民間で行っている米国の医療制度に似ていないこともない。

> [*] ここでいう自己負担は,あくまでサービス給付を受給する時の自己負担である。すなわち,社会保険の保険料による再分配機能を否定するものではない。
> [**] 池田省三龍谷大学教授は,自助は自己責任,公助は公的サービスもしくは公費給付,共助は社会保険給付,互助はコミュニティ・友人・ボランティアによる支援や慈善・寄附を指すとする。
> [***] この場合,社会保障における企業者負担が問題になる。ドイツのように企業負担の上限を決めるのも一法であろう。

医療情報

のちに議論する家族の役割にも関係するが,個人や家族でどこまで医療の問題を解決できるのか,そして,そのためには正しい情報が必要であるという視点がある。

年齢によりリテラシーには違いがあると思うが,生活者はITのない生活は考えられないという人が多くなっている。総務省で2010年1月に,世帯および企業における情報通信サービスの利用状況,情報通信機器の保有状況等につい

て調査した「通信利用動向調査」の結果，インターネットの利用者数は，対前年比317万人増の9408万人に達し，人口普及率は78.0％（対前年比2.7ポイント増）となった。また，インターネットの世代別の個人利用率をみると，60歳以上の世代において，インターネットの利用率の伸びが顕著であった。

このように，医療提供者側にインターネットのリテラシーのあるなしにかかわらず，確実に生活者側でのインターネットニーズは上昇している。

筆者も企業の顧問医である産業医を含め，細々と診察業務を続けているが，そこでの実感は，生活者の希望は「正しい情報」であるということである。

生活者のブログ等で健康や医療の情報が氾濫している。その膨大な情報の渦の中で，どの情報を取捨選択していいのかがわからないのが今の生活者の状況であろう。

最も根拠として正しいと思われるものは論文である。「ある問題についての自分の主張を，なんらかの調査に基づいて，合理的な仕方で根拠づけようとする，一定の長さの文の集まり」（小林康夫・船曳建夫編『知の技法』）と定義される。

この論文についても，EBM*という形でさらに吟味すべしという動きが起きている。しかし，論議があるのはマスコミ情報であろう。

「患者のための医療情報収集ガイド」によれば，マスコミ情報の信頼度を測るためのチェックリストは，海外でも開発されている。その1つが，オーストラリアのニューキャッスル大学のグループが開発したチェックリスト，その名も「メディア・ドクター・オーストラリア」である。

メディア・ドクター・オーストラリアの活動に参加しているのは，大学の研究者，臨床医，ジャーナリストなどさまざまで彼らは2002年からこのチェックリストを用いて，オーストラリア国内の医学・健康ニュース（インターネット上で発表されているもの）を評価し続けており，既に1000本以上のニュースを評価している。

ほぼ同様のチェックリストを用いた評価は，カナダ（メディア・ドクター・カナダ）や米国（ヘルス・ニュース・レビュー）でも行われており，世界的な広がりを見せている。マスコミ情報の信頼性について，関心が高まっていることの表れだろう。

メディア・ドクターのねらいは、記事の"ABC"を高めることだという。Aは正確さ（accuracy）、Bはバランス（balance）、Cは完全さ（completeness）をそれぞれ指している。具体的には、以下の10項目につき、それぞれ「満足」「不満足」「適用できず」のいずれかで判断し、10項目の結果を統合して、星1つから星5つまでの5段階で表示する。

たとえば薬の場合、チェックポイントは、
① 新しさ
② 当該国で利用（実施）可能かどうか
③ 他の選択肢の有無
④ 病気の売り歩きでないかどうか
⑤ エビデンスの強さ
⑥ 有益性の数量化
⑦ 害および利益と害のバランス
⑧ 費用、および費用対効果
⑨ 情報源の明示、およびその利益相反
⑩ プレスリリースへの依存

 ＊ EBMとはEvidenced Based Medicineの略で、「エビデンス（根拠）にもとづいた医療」という意味である。エビデンスレベルの分類として、上位から挙げれば、①無作為化比較試験（RCT; Randomized Control Trial）、ランダム化比較試験のメタアナリシス、少なくとも1つのランダム化比較試験、②よくデザインされた非ランダム化比較試験（コホート比較）、③症例対照研究（Case-control Study）、④症例報告等、対照群を伴わない研究、⑤専門家（委員会）の意見。

家族の問題

この節の最後に、家族の問題を考えてみたい。たとえば「介護の社会化」といわれる。超高齢社会を迎え、こういった社会サービスの充実が重要である。

1950年代の米国のデータでは、夫の所得が高くなるほど、妻の有業率が低くなっている。妻の就職選択は家庭環境に大きく依存していたのである。これは夫の所得が低いほど、妻が家計を補助するために労働市場で働く傾向が強いと解釈され、「ダグラス＝有沢の法則」と呼ばれている。

核家族は，夫婦と子どもによって構成されている家族である。また，経済の発展に伴い子どもは農村にある親の家から都市に出て来て家族を形成することが多くなる。そこで，親世帯と子ども世帯は経済的にも距離的にも独立したものになり，子どもの子育てのサポートや親の老後の生活を保障するために，家族にかわって国が社会保障制度をより充実する必要がでてくるのである。ところが日本では，1973年の石油ショック以降になると，家族に対する（個人ではない点に注意）経済的な保障は企業が行い，育児や介護といったサービスは妻の無償労働によって支えられるようになった。しかしながら，企業における競争環境の激化，グローバル化，といった流れに伴い，もはや企業にはコストがかかる社会保障の代替機能は不可能である。つまり，国が社会保障をさらに強化しなければならない環境が生まれてきた。

　しかし一方，国の社会保障制度をどこまで充実させるのかどうかという問題も生まれる。高齢化は社会保障の充実もその必然的な帰結として要求するが，一方では，どこまで社会保障制度を充実させるかという，解決が困難な問題が生まれてくるのである。

　プリンストン大学のラインハルト教授は「どの国でも，原則として医療保険制度は国民の価値観や国民性で決まる」という。中西輝政の『国家はなぜ衰亡するのか』によれば，

　「『国防はつねに富よりも優先すべき』という『国富論』の言葉や，『神の見えざる手』という考えは，市場原理には，元来，秩序と人間関係の要請に従属すべきものという大前提があることを教えている。『経済学は，つねに政治学に従属する学問』とされてきたこともごく当然のことなのである。したがって，たとえば，日本が大量の製品を，一方的に輸出して米国市場を席巻すれば，それを『市場の倫理』によるものだといっても通用しないのは当然のことなのである。」

という。この立場であれば，政治学に経済学が従属することになる。

　本当にそうなのか，あるいはそうであるべきかはさておき，ここで政策と経済学との関係については，佐和隆光の分析がわかりやすいので紹介しておく。

「保守主義あるいは市場主義では，①市場を万能視し，自己責任・自助努力をモットーとし，低福祉低負担を志向し，②秩序と伝統を重んじ，社会的異端に対して厳しい。

リベラリズムは，①市場は万能ではないから，経済安定化のためには政府の市場介入が不可欠だとして，相対的には高福祉高負担を志向し，②経済的弱者をも含めて社会的異端に対して寛容である。」

このように医療政策への価値観が重要になる。家族の役割を重視するのは保守思想であり，自由主義と結びつきやすい。しかし，高齢化社会では保守思想の人でなくても，自由主義者でなくても，再度家族，場合によっては地域の役割を考え直さなければならない。少し先走っていえば，日本の医療のようにかなり高いレベルまで公的に保障する方法もあるが，保障部分は，まさに必要なレベルであって（英国は社会保険ではなく税金でこの制度を運用しているが，たとえば，英国のように待ち時間があったり，医師を自由に選ぶことはできないが，医療へのアクセスが保障されているというレベルまで），それ以上は，自らや家族の価値観で行ってほしいという考え方もあり得る。

なお，今では，医療や介護などのサービス給付もその範囲に含んでいるが，社会保障の根本は医療のようなサービスの給付ではなく，貧困を防ぐための所得の保障であったことも，重要な視点になるかもしれない。

＊ 65歳以上の人が総人口に占める割合が21％を超えると超高齢社会となる。日本は，2010年に超高齢社会に突入したといわれる。

4 医療への分析

定量的な把握も重要

アルフレッド・マーシャルは，コストの削減の原因を個々の企業の自助努力によるものと，産業全体の規模の拡大がその環境を改善することによるものとに分けて考え，前者を内部経済，後者を外部経済と名づけた。ある種の制限はあるにせよ，隣の家の花壇に対して対価を払わなくてもその花を愛でること，すなわち便益を得ることが可能である。これが正の外部経済である。社会保障

は正の外部性を持つことが多いが，この便益を明確に数値化することも必要かもしれない。この試みが，英国などで行われている費用対効果分析である。

西欧モデルか英国・米国モデルか

経済政策学者の伊東光晴は，『政権交代の政治経済学』において，教育が無料の西欧型と，教育費が家計に重くのしかかる英国・米国型を対比し，経済システムに限らず社会の在り方まで西欧モデルか英国・米国モデルかの選択をしなければならないと説く。

医療においては社会民主主義モデルの北欧を追加しなければならないかもしれないが，この方向性の選択は重要である。

ここで，伊東が自民党と民主党を区分しているのは，減税か家計直接支援かの違いである。民主党が当初，家計直接支援の1つである子ども手当に所得制限を設けない（2012年4月以降は名称は児童手当となり，6月から所得制限）という方針を打ち出したことは普遍主義に当たる。この点から判断すると，民主党は西欧モデル，社会保障でいえば保守主義に向いているといえよう。

ただし，西欧モデルも単純に類型化はできないのは，前述した地方主権の在り方においても見られる。フランスは中央集権であるし，ドイツは地方分権であるからだ。

同じように，思想のバックグラウンドも変わってくる。前述したコミュニタリアリズムは中道左派であるし，リベラリズムは中道右派に当たり，自由主義とは対峙する。

二大政党制ではなく，和を重視する日本人においては，前項で述べたような基本的な対立軸も明確になってこなかったという歴史がある。このように，1つの思想にのっとって方向性を決めることができるのかどうかにも疑問が残る。

海外の産業としての事例

一方，海外では，このような医療の産業としての特性や可能性を有効に利用しようという動きもある。これは，特に新興国で盛んになった。

医療の産業としての可能性には大きく分けて2つの動きがある。1つは，バイオや再生医療，医療機器といった最先端技術の育成を積極的に行っていこう

という姿勢である。この姿勢のみに関していえば，新興国のみではない。EU諸国も米国も積極的である。

　もう1つの，医療をサービス産業として盛り立てていこうという姿勢，これは新興国にかなり特徴的といってよいであろう。すなわち，メディカルツーリズムの産業政策としての奨励である。

　メディカルツーリズムとはなにか。厳密な定義はないようだが，ここではやや狭く，患者が医療を求めて他国に移動することと考えよう。なぜなら，近距離や長距離であっても，たとえば米国のように広大な国内での移動は頻繁に起きているし，その簡便さから考えてもメディカルツーリズムというには大げさすぎるからである。

　簡単にいえば，メディカルツーリズムとは患者が国境を越えて滞在先の病院で治療を受けることを指す。旅行者に治療や人間ドック，美容整形，視力矯正手術等の医療サービスを提供するもので，状況によっては観光と医療サービスをセットにすることもある。さらに医療サービスだけでなく，スパやエステといった健康サービスも含めて，ヘルスツーリズムと呼ぶ場合もある。

　メディカルツーリズムは，自らの国に良質な医療，廉価な医療，アクセスのいい医療の3つのどれかが欠けておりそれを補いたいという気持ちから起きる。たとえば，米国国民は民間保険会社主導で安く良質な医療を求めて，中東の富裕層は良質な医療を求めて，英国からはアクセスのいい医療を求めてやってくる。すなわちメディカルツーリズムは，その国の医療提供や医療保険といった医療制度のゆがみによって起こった現象と考えられる。また，それを奨励している先進国での保険会社から見れば，金融でいう裁定取引の医療版ともいえる。その意味で，日本からのメディカルツーリズムが起きていないことは意味深い。

　しかし，メディカルツーリズム，あるいはヘルスツーリズムを奨励している新興国の側から見れば，違った側面がある。すなわち，産業政策の側面である。それは，医療に対するサービスとしての産業政策の視点なのである。

介護保険での変化

　介護は医療と異なり，ケアそのものである。介護の社会化というキーワード，さらには民営化という切り口で始まった介護保険であるが，途中から，特に地

域包括ケアの方針が出されたころから，方向性がかなり逆転してきた。

　これは，厚生労働省がこの分野を，国主導で行おうという方向転換の表れといってもいいであろう。すなわち，当初，介護は民間に部分的に解放したが，旧来の公衆衛生の分野の縮小，医療の世界的な民営化・産業化の方向を見据えた時に，厚生労働省のリゾンデテールをこのケアの分野に求めることはおかしなことではない。

　慢性期医療やリハビリと並んでケアのもう１つの中心である介護を，保険で補償するのか，税で保障するのか，あるいはしないのかも大きな問題である。日本では介護保険が作られたが，世界でみれば韓国，ドイツの国のみに介護保険が作られている。また，生活に近いケアを考える場合には，家族の役割を無視することはできない。この点はアジア諸国では強調されている点であり，たとえば，シンガポールでは親のためにヘルパーを雇うといったサポートの行為は子どもの法的な義務になっている。

本書での考え方

　以上，いくつかの政策課題を，メディア等での取り上げられ方，インパクトの大きさから読者に関心が大きそうなものを列挙し，問題点を解説した。

　ここからは，以上の認識を踏まえて，諸外国の医療制度と医療政策を考えていきたいと思う。

　まず，医療というものに対しての考え方としては，国民の視座，提供体制の視座，医療保険（社会保障）の視座の３軸で考えなければならない。

　従来の日本での議論には，この国民の視座が少なかったと思われる。たとえば，前出した広井良典の有名な分類では提供体制と社会保障すなわちファイナンス部分で分類しているが，ここには国民の視座がない。

　提供体制と社会保障，すなわちファイナンス部分に２つの軸があるのは，医療の場合には，通常の財とは異なり，提供体制とファイナンス部分が分離している点に特徴があるからだ。

　これは，医療経済学が説く通り，情報の非対称性や不確実性が大きい医療の場合には，市場メカニズムによる購買が必ずしも最適なサービス提供につながらないために導かれている方策である。提供体制とファイナンス部分の両方と

も公的な部分が大きいヨーロッパ，私的な米国，その中間の日本，といった切り分けになろうか。北欧は，英国と同様の体制になっている。

　英国が北欧と同じ区分になる点が，この提供体制とファイナンス部分のみで切り分ける場合の大きな問題点であろう。英国と北欧の社会保障全般に対する考え方は，北欧と英国では180度に近いくらい異なっているからだ。

　ここで欠けていた国民の視座であるが，何をもって，最善の医療の状況とするのかは難しいが，国民の求めているものに対する到達度で，最善の医療の状況を分析するとすれば，自ずから国民の視座の相違によって異なる到達目標が生まれてくる。

　財源のところでふれた，普遍主義と選別主義もその視座の1つである。

　本書の国際比較の視点は，社会保障の視点では，その国が社会保障政策と医療政策をどう考えているのかを概観したい。医療はきわめて文化的な背景が強いので，ここではそもそもその国の考え方がどういった思想にもとづいているのかも見ていきたい。簡単ではあるが，OECD等の国際比較データから，その国の医療がどんなレベルなのかも概観する。

　医療提供体制においては，3つに分けて考えたい。1つは，制度面で，主にかかりつけ医，地域医療計画の視点で取り上げる。もう1つは，医療提供者の専門家としての立場や考え方で，医師の考え方，医師会をはじめとする各種専門家の団体の考え方を述べたい。さらに，民営化，医療の質に対する考え方といった最近のトレンドも眺めてみたい。

　財源，すなわち医療を支えるファイナンスにおいては，財源が税なのか社会保険なのかを中心に，政策の流れと関連させて見ていきたい。最後に，財源と関連するが，国民皆保険に対する考え方を見てみたい。

参考文献

新井裕充『行列のできる審議会——中医協の真実』（ロハスメディカル叢書）ロハスメディア，2010年。

アンソニー・ギデンス著／佐和隆光訳，『第三の道——効率と公正の新たな同盟』日本経済新聞社，1999年。

池上直己『ベーシック　医療問題』（第4版）日経文庫，2010年。

序章　医療経済・政策の比較分析視点

池上直己，J. C. キャンベル『日本の医療──統制とバランス感覚』中央公論社，1996年。
伊東光晴『政権交代の政治経済学──期待と現実』岩波書店，2010年。
岩本裕，NHK取材班『失われた「医療先進国」』講談社ブルーバックス，2010年。
岩本康志「経済教室　エコノミクストレンド」『日本経済新聞』2009年10月5日付。
印南一路『「社会的入院」の研究──高齢者医療最大の病理にいかに対処すべきか』東洋経済新報社，2009年。
ウィリアム・シャオ，マーク・ロバーツ，マイケル・ライシュ，ピーター・バーマン著／丸井英司・中村安秀訳『実践ガイド　医療改革をどう実現すべきか』日本経済新聞出版社，2010年。
埋橋孝文『現代福祉国家の国際比較──日本モデルの位置づけと展望』日本評論社，1997年。
大沢真知子『新しい家族のための経済学──変わりゆく企業社会のなかの女性』中央新書，1998年。
貝塚啓明・財務省財務総合政策研究所・財務総合政策研究所『医療制度改革の研究──持続可能な制度の構築に向けて』中央経済社，2010年。
勝間和代『会社に人生を預けるな──リスク・リテラシーを磨く』光文社新書，2009年。
北澤京子『患者のための医療情報収集ガイド』ちくま新書，2009年。
木村陽子「先進諸国における社会保障構造改革」『公共政策研究』第1号，2001年，54-56頁。
小林康夫・船曳建夫編『知の技法』東京大学出版会，1994年。
権丈善一『日本の社会保障と医療』（再分配政策の政治経済学1）慶應義塾大学出版会，2005年。
佐和隆光『経済学とは何だろうか』岩波新書，1982年。
佐和隆光『漂流する資本主義』ダイヤモンド社，1999年。
佐和隆光編『改革の条件』岩波書店，2001年。
塩沢由典『複雑系経済学入門』生産性出版，1997年。
島崎謙治『日本の医療──制度と政策』東京大学出版会，2011年。
田近栄治・尾形裕也『次世代型医療制度改革』ミネルヴァ書房，2009年。
田中滋『医療政策とヘルスエコノミクス』日本評論社，1993年。
辻哲夫『日本の医療制度改革がめざすもの』時事通信出版局，2008年。
中西輝政『国家はなぜ衰亡するのか』PHP新書，1998年。
二木立『医療改革──危機から希望へ』勁草書房，2007年。
二木立『医療改革と財源選択』勁草書房，2009年。

西村周三・田中滋・遠藤久夫編『医療経済学の基礎理論と論点』（講座医療経済・政策学第1巻）勁草書房，2006年。
真野俊樹『医療経済学で読み解く医療のモンダイ』医学書院，2008年。
真野俊樹『グローバル化する医療』岩波書店，2009年。
真野俊樹『入門医療政策』中公新書，2012年。
湯浅景元『最先端医学はここまでできる』青春文庫，2008年。
結城康博『医療の値段——診療報酬と政治』岩波新書，2006年。
吉田あつし『日本の医療のなにが問題か』エヌティティ出版，2009年。
読売新聞医療情報部『数字でみるニッポンの医療』講談社現代新書，2008年。

第1章
日本の医療と医療政策

1 新成長戦略において取り上げられた医療

　本書で最初に取り上げる国としては日本になる。ただ，日本について医療制度の詳細を述べることはこの本の趣旨にそぐわないために，最近の医療制度改革や医療政策の動きを中心に述べ，後述での先進諸国との医療政策との比較の背景としたい。

　2009年9月16日に民主党政権が発足した。

　民主党政権では，増加する医療費をカバーするために，高度成長期の社会保障としての産業政策ではなく医療産業の特色である雇用創出力，新規技術にも注目し，医療を成長産業と位置づけた。

新成長戦略

　2020年度までの平均で，名目3％，実質2％を上回る成長を目指すとして策定された新成長戦略は，自民党政権の末期にも同様の施策が打ち出されたが，いずれにせよ日本の今後の方針が示された。その中に医療や介護が，

　① 強みを活かす成長分野（環境・エネルギー，健康）
　② フロンティアの開拓による成長分野（アジア，観光・地域活性化）
　③ 成長を支えるプラットフォーム（科学・技術・情報通信，雇用・人材，金融）

として，選ばれたことは記憶に新しい。

　この選択基準は，

　① 需要・雇用創出基準
　② 「選択と集中」基準
　③ 最適手段基準

である。
　これは，ライフ・イノベーションによる健康大国戦略というコンセプトであり，この基本方針では，2020年までの目標として「医療・介護・健康関連サービスの需要に見合った産業育成と雇用の創出，新規市場約45兆円，新規雇用約280万人」を掲げ，次のような施策が示されている。
　① 医療・介護・健康関連産業の成長産業化
　② 日本発の革新的な医療技術，医薬品，医療・介護機器の研究開発推進
　③ 医療・介護・健康関連産業のアジア等海外市場への展開促進
　④ バリアフリー住宅の供給促進
　⑤ 不安の解消，生涯を楽しむための医療・介護サービスの基盤強化
　この中で，「日本発の革新的な医療技術，医薬品，医療・介護機器の研究開発推進」分野は，安全性が高く優れた日本発の革新的な医薬品，医療・介護技術の研究開発を推進すること，産官学が一体となった取組みや創薬ベンチャーの育成を推進し，新薬，再生医療等の先端医療技術，情報通信技術を駆使した遠隔医療システム，ものづくり技術を活用した高齢者用パーソナルモビリティ，医療・介護ロボット等の研究開発・実用化を促進すること，その前提として，ドラッグ・ラグ，デバイス・ラグ解消は喫緊の課題であり，治験環境の整備，承認審査の迅速化を進めると記している。
　「不安の解消，生涯を楽しむための医療・介護サービスの基盤強化」については，高齢者が元気に活動している姿は，健全な社会の象徴であり経済成長の礎として指摘しているものの，既存の制度や供給体制は，近年の急速な高齢化や医療技術の進歩，それに伴う多様で質の高いサービスへの需要の高まり等の環境変化に十分に対応できていないこと，高齢者が将来の不安を払拭し，不安のための貯蓄から生涯を楽しむための支出が行えるように，医療・介護サービスの基盤の強化を提言している。
　具体的には，医師養成数の増加，勤務環境や処遇の改善による勤務医や医療・介護従事者の確保とともに，医療・介護従事者間の役割分担を見直すこと。そして医療機関の機能分化と高度・専門的医療の集約化，介護施設，居住系サービスの増加を加速させ，質の高い医療・介護サービスを安定的に提供できる体制を整備すると明記している。

「『アジア等海外市場への展開促進』としては，医療・介護・健康関連産業は，今後，高齢社会を迎えるアジア諸国等においても高い成長が見込まれる。医薬品等の海外販売やアジアの富裕層等を対象とした健康診断，治療等の医療及び関連サービスを観光とも連携して促進していく。また，成長するアジア市場との連携（共同の臨床研究・治験拠点の構築等）も目指していく。」

と打ち出されたのである。

政府は，これらの施策を進めるとともに，持続可能な社会保障制度実現に向けた改革を進めることで，超高齢社会に対応した社会システムを構築し，2020年までに医療・介護・健康関連サービスの需要に見合った産業育成と雇用の創出により，新規市場約45兆円，新規雇用約280万人を目標とし，すべての高齢者が，家族と社会のつながりの中で生涯生活を楽しむことができる社会をつくり，日本の新たな社会システムを「高齢社会の先進モデル」として，アジアおよび世界へと発信していくとしている。

これが実現できるのかどうかには多くの議論がある。実際，日本医師会の反対の中でこれをやりきるには，強固な政権基盤が必要になるであろう。ここで，英国のサッチャーでさえNHS（National Health Service：国民保健サービス）改革ができなかったこと等も想起される。

しかしながら，医療に財源論が無視できなくなった以上，消費税，社会保険料を増額してその財源を見出すのか，医療の中でお金を確保することができるようにするのか，は大きな選択になろう。

しかし，医療を通常の財務の考えの範疇にとどめるのでは限界がある。ポイントは医療が産業としての側面を併せ持つからだ。

ここで，学問的には選択肢は3つあるのではないかと筆者は考える。まずは，旧来からいわれている，社会保障は経済成長に貢献しているという主張である。

岩本康志の経済産業研究所でのレポートによれば，

「ハーバード大学のカットラー教授とデューク大学のリチャードソン氏の1999年の研究によると，70年から90年にかけて米国民1人が生涯に使う医療費は2万5000ドル増加したが，健康寿命の伸びによる経済価値の上昇は医療

費増の4倍近い9万5000ドルにもなると推計している。健康寿命の伸びには医療以外の要因もあり，医療サービスの貢献度がどれくらいか確定するのは困難だが，相当の貢献があるのは確実であり，医療費の増加は全体として有益だったと考えられる。」

その後の複数の研究も，この結論を支持している。わが国でも，福井唯嗣と筆者の研究では90年から99年にかけて，医療費増の4倍弱の健康寿命伸長による経済価値の増加があった。また，内閣府の河越正明氏の研究では1970年から2005年までの期間に，医療費増の約10倍の経済価値の増加があったことが報告されている。また，

「スタンフォード大学のホール教授とジョーンズ教授による2007年の研究は，医療費が個人の選択で決められる場合，経済成長によって所得が上昇すると，医療費の対GDP比が上昇することを指摘している。医療サービスの目的は健康寿命を延ばすことにある。所得が上昇すると，その恩恵を享受できる健康寿命の価値も同等に上昇する。同じ医療行為でも，健康寿命を延ばす経済的価値は所得上昇後の方がより大きいため，医療サービスにより多く出費することが正当化される。」

このように，少なくともアメリカでは実証研究で医療の経済効果が証明されている。

自民党政権下での医療政策

ここで自民党政権時代に遡って考えよう。自民党政権の特徴は，情報等の東京一極集中，利益団体の優遇と公共事業を通しての地方での雇用の創出であったといってもいい。

そのおおもとは，野口悠紀雄がいう1940年体制である。この体制が現在まで引き継がれているのが日本の構造上の問題である，というのが野口の主張である。

この1940年体制とは，当時の大日本帝国が戦争をより効果的に遂行するため

に政治・経済・社会を改革した国家社会主義的戦時体制のことであるが、国家総動員法のもとで所有と経営の分離、国による資源配分、業界組織の編成、地主の権利制限、生産倫理の高揚が図られた。その後、GHQによる占領を経ても温存され、官僚統制、銀行本位制等、高度経済成長を支えた体制へと継承されたというものである。詳細は医療に関係は少ないが、官僚制度については、厚生省（当時）が旧内務省系であり、ドイツの思想を受け継いでいた。政治体制においては、「改憲・保守・安保護持」を掲げる自由民主党と、「護憲・革新・反安保」を掲げる日本社会党（当時）の二大政党体制、いわゆる55年体制が誕生した。

　55年体制の定義は与党の自民党と野党の社会党という構図、自民党と社会党が対立している構図、自民党が第一党で社会党が第二党という構図などの諸説はあるが、一般的には第一与党の自民党と第一野党の社会党という構図が有力であった。1955年当時の国際情勢はアメリカ合衆国とソビエト連邦（当時）による冷戦体制だったので、55年体制も冷戦という国際社会に合わせた日本の政治構造である。

民主党政権の医療政策

　さて、一部繰り返しになるが、民主党政権の（医療、介護、健康における新成長戦略）の骨子は下記のごとくである。

① 医療、介護サービスの基盤強化

　がん、脳卒中、救急、小児医療などの医療連携体制強化、看護師や介護職員、医療クラークの活用強化

　遠隔医療やサービス付き高齢者住宅などの普及促進

　国民が自らの医療、健康情報を電子的に管理活用することのできる「どこでもmy病院」構想の実現

② 医療とその関連サービス産業の成長促進と雇用創出

　医療、介護、健康サービス事業者間の標準連帯約款策定、品質基準整備

　知己における健康づくりや高齢者の生活を支援する担い手の育成

③ 外国人患者の受け入れ（日本の医療機関の国際化）

　医療ビザの設置、外国人医師、看護師による対応緩和

④　世界最先端の医薬品，医療機器の開発実用化
　テーマ別コンソーシアムでの研究開発促進
⑤　ドラッグ・ラグ，デバイス・ラグの解消
　機関特区に限定し，未承認薬，機器を用いた保険外併用療養を簡素な手続きで認める（独）医薬品医療機器総合機構（PMDA）の審査体制強化

このように民主党政権は，新成長戦略を立てたが社会保障や医療提供との関係はどうだろうか。

政権交代以後の医療政策

政権交代後の民主党政権は，小泉首相の都市型政治への対抗軸として生まれた。そのため，民主党は格差是正，地域主権を前面に出した。

民主党，特に長妻厚生労働大臣は，民主党の政権交代前の方針をかなり忠実に守った。中でも現場主義，官僚排除を徹底しようとした。しかし，現場主義は直接にすべての情報が集まるわけではないので，バイアスのおそれがあると判断し，同じように現場主義をとっていた，仙石大臣，足立政務官等との意見が合わなかったといわれる。また，過度の官僚排除は，仮に政策立案はできても，実行できるのか，という点において疑問があったが，それが，正しいか誤りなのかが実証される前に職を退いた。

最後に，経済成長と社会保障はバーターではないという主張が残った。これは，民主党の医療政策の大きな特徴である。ただ，ここで忘れてはいけないのは，リチャード・テチィトマスの議論でもそうであるし，日本の社会保障の歴史を考えても，社会保障と経済発展の両立は新しい概念でも難しい概念でも何でもないことである。むしろ，高度成長期の末期に，日本が財政制約が少なくなり普遍主義の社会保障への舵を切った時に，忘れられてしまった視点であるということである。逆に，広井が指摘するように，社会保障のシステム自体が経済システムに完全に組み込まれてしまったともいえよう。

民主党政権では重要政策会議として位置づけられ経済財政諮問会議の後継とされる国家戦略室（局）と行政刷新会議が重要である。

旧来の規制改革会議は審議会レベルであったのに対し，民主党は行政刷新会議の中に規制制度改革の分化会をつくっている。なお，重要政策会議では本会

議の委員は民間議員になる。

　この2つが両輪として，2010年6月に閣議決定された新成長戦略の中で，医療・介護を産業として伸ばしていくとされた。いいかえれば，医療が産業政策の対象になったということである。

　さて，産業政策には規制緩和，補助金，減税等の方法がある。中でも規制緩和は財政政策に頼らずに経済を活性化する効果がある。

　もう1つの産業政策としてのポイントは，イノベーションということである。経済学者のフランク・ナイトは，不確実性，つまりわからないことへの挑戦が利潤の源泉だという。過去のデータで客観的な判断ができるビジネスでは，競争相手が増えて利潤が消える。だから，客観的な判断の不可能な不確実性に利潤を求めるという。また，シュンペーターの重視するイノベーションも，産業政策ならではの部分もある。

　　　＊　テチィトマスは第二次世界大戦後のより福祉国家研究において各国の制度的違いに注目し，その分類を提唱していた。それは，福祉国家を，①残余的（救貧的）モデル，②産業的業績達成モデル，③制度的再分配モデルという3つに分けることである。①の残余的福祉国家は，家族あるいは市場がうまく機能しなかったときにのみ，国家は福祉の責任を引き受ける。③の制度的再分配福祉国家は社会の厚生にとって重要なすべての分配領域に福祉の責任を広げる（Allen and Unwin, Social Policy: An Introduction, 1974,〔三友雅夫監訳『社会福祉政策』恒星社厚生閣，1981年〕）。
　　＊＊　厳密には経済財政諮問会議は法的には存在している。
　＊＊＊　審議会より上の総理大臣直下の組織。他には総合科学技術会議など。

2　医療のグローバル化

　もう1つのキーワードは「グローバリゼーション」であろう。民主党政権の「開かれた日本」といった言葉に代表される，グローバル化あるいはグローバリゼーションとは，これまでの国家や地域等の境界を越えて，地球規模で複数の社会とその構成要素の間での結びつきが強くなることに伴う社会における変化やその過程，と定義されるであろう。

　しかし，その言葉が一般的に用いられ始めたのは，実はそれほど古くからの

ことではない。セオドア・レビットという著名なマーケティング学者は，1983年に「グローバル化する市場」という論文の中で，「世界がある強い力によって，共通の方向に急速に収束しつつある。その結果，今まで予想もつかなかった規模の標準化された消費財の市場が地球的なスケールで出現した。こうした地球的な規模の同質化に適応できない企業は淘汰される。」と述べた。

これが，「グローバリゼーション」という言葉の嚆矢とされている。ここでは消費財に焦点が当てられているが，その後，その範囲は拡大した。いずれにせよ，筆者が「グローバル化する医療」で述べたように，社会のグローバル化あるいは流動化は下記の順で起きる。

①情報→②資本→③人（旅行者（健常者），労働者，患者）

そしてその最終形という形で，患者までが流動化しているのが現在といえる。

さらにいえば，制度自体が流動化というか，1つの方向に収斂していく，あるいはEUのように1つの制度に統合されていくのもグローバル化といえる。ただポイントは，制度の統一は，上記の順でいえば，第4ともいえる最終の段階であるということである。

3　地域主権と地域医療

地域保険への動き

民主党政権は地域主権を目標にしている。新自由主義的政策は地方を疲弊させたといわれる。それは，これまで「国土の均衡ある発展」というスローガンの下に，地方に公共事業を配分することによって，一体としての国民的な意識の陶冶に成功していたといえよう。一億総中流の考え方である。

したがって，少なくとも小泉政権期までは，「都市」と「地方」の利害対立が構造的に顕在化することはなかった。だが，それが小泉政権下で，明示的に「都市」と「地方」の対立が析出することとなってきた。市場原理が必ずしも成り立たない，疲弊した「地方」に存在する保守的な住民は，「都市」を中心とした住民に対するアカウンタビリティのみを持った自民党に失望した。すなわち，小泉政権下で新自由主義的にその体質を変容させてしまった自民党との距離を感じるようになっていってしまったのである。日本政治における保守主

義と自由主義の乖離の出現である。

　保守主義とは，その言葉通り，変わらないことをよしとする。あるいは変わるにしても漸進的な変化をよしとする。

　もともと自民党は，「地方」の農林水産業従事者や公務員等のパブリック・セクターを中心とする保守主義層と，「都市」の商工業従事者や民間企業であるプライベート・セクターを中心とした「自由主義」層の，両者を中心的な支持基盤に持つ包括政党であった。しかし，本来これは相容れない。新自由主義かどうかは別にして，「都市」の住民は「地方」の住民ほど保守的ではないからである。これは，米国での2大政党が，「都市」を中心基盤とした自由主義（リベラル）*の民主党と南部等の「地方」を中心とした保守的な共和党に分かれることからもうなずけるであろう。

　自民党は，政策的には「地方」からの離別を選択したと考えられる。それは必然的に，「自由主義」と「保守主義」の乖離を招き，「都市」と「地方」の政策的な対立を招来した。この「都市」と「地方」の対立に，民主党を中心とした野党は注目し，安倍政権への批判を強めていくこととなったのである。その結果，民主党政権が生まれた要因があり，民主党としても，自民党とは違う形での地方への配慮が問われるところである。

　医療において地域主権で行うのかどうかは議論が分かれるところかもしれない。病床規制のような世界的にあまり行われなくなった規制を緩和して自由に行わせるという方法もある。消費者に一番近いという意味では地域でいろいろな決定が行われたほうが良いであろうし，財源もスウェーデンのように原則的に地方にまわるというシステムまで作りこむことができれば，また違ってくるであろう。

　しかし，いま議論されている地域での保険者統合が起きた場合には，医療の場合には地域の特徴以上に，医療技術における給付格差が顕在化する可能性がある。いいかえれば，日本という国の中にいくつもの制度ができてしまうような感じであろう。また，患者にとっては交通手段があるので，キュア中心の医療においては地域をまたいで受診する可能性が高い。

　その意味で，ケア中心の介護保険が地域中心に制度設計されていることは評価されるが，それでも本当に地域主権で行っているのかわからない。

したがって，まず，中央で行うべきことと地方で行うべきことの厳密な区分け，それも地方の場合には，県で行うのか市町村で行うのか，あるいは広域で行うのかといった区分を明確化することが重要になる。たとえば，医療保険においても，給付範囲や給付量は国の決定のもとで，保険料の設定や地域医療計画のみに裁量を与えるといったことを考えてみよう。

しかし，国民健康保険ではすでに消費者の支払う保険料は違っているし，そうした場合には混合介護が認められている介護保険よりも裁量が少なくなるので，さらにどこまで個性を出すことができるのか，という疑問が残る。また，ここには人材の問題も出てこよう。

さらに，高齢者保険をどうするのかという課題もある。ドイツやフランス等，社会保険制度の国ではリスク調整を行っての各保険者での突き抜け方式が多いが，保険者の機能が弱い日本でそれが可能かという問題と，逆にそうでない方式にした場合には，地域でどこまで保険のマネジメントができるかという課題もある。

悪名高かった後期高齢者医療制度のような分離独立方式のほうが，地域での介護保険制度との総合化がしやすいし，転職者が多い時代には適している面もある。この方式は傷病リスクの大きいリスク集団を分離して，政府が税金でその費用を多く負担するという理屈にかなっていたように思うが，批判が多かったのはご承知のとおりである。ちなみに日本医師会は当初はこの案を支持していた。筆者などは，世迷いごとに，リスクの高い子どもも高齢者も分離にして，税中心のシステムを作ったらどうか等と考えたりもする。

いずれにせよ，この問題は，非常に大きな問題なので，安易に地域主権に流れずに，この後で述べるような国の形を明確にしてから進めていく方がいいのかもしれない。

　　　＊　ここでいう自由主義（リベラル）は，必ずしも市場原理中心の新自由主義を指しているわけではない。考え方が自由であったり，新しい価値観を受け入れやすいという意味である。

地域医療

相野谷安孝『医療保障が壊れる』によれば，

「最近は『点滴はいくらですか』と聞かれることがあります。『いま使っている薬を替えてくれませんか。こっちのほうが安いですから』と言われたこともありました。医療費が高いのは今に始まったことではないのですが、それを理由に治療の変更を求められることは以前はありませんでした。

先日なじみの外来の患者さんに薬を出そうとしたら、はじめて『余っている薬がある』と言われました。食後3回飲むべき薬を2回しか飲んでいないようでした。『薬はきちんと飲まないと』『言われたとおり、ちゃんと食後に欠かさず飲んでいますよ』『だってあまっているじゃないですか』『それは食事を1日2回にしたからです』この患者さんが節約したのは、薬代ではなく食事代でした。

20年間医者をしてきて、こんな話しははじめてでした。医療費の負担増と不況の深刻化が、病気の治療まで脅かしている現実を目の当たりにしたのでした」

といった現場の声が聞かれる。長らく、お金で支払う医療が変わることがない、また支払うお金がないために医療を受けることができないということはない、という医療へのアクセスの良さを売り物にしていただけに、この変化をどう考えるのかは日本の地域医療での大きな課題である。

もう1つの大きな課題は、序章でもふれた医療が生活に近くなってきていること、介護と医療の境界線をどう考えるかである。この点について面白い調査がある。

2010年に200床以下の日本病院会会員病院1220施設を調査対象として、約400病院が回答したデータである。

① 介護保険以前から、または介護保険以後、複合事業化戦略を実施している病院　39.2％、19.4％、合計58.9％。
② 現在行っている複合事業：老人保健施設　47.0％、特別養護老人ホーム18.4％等。
③ 介護・福祉事業を実施している病院：その事業収入は全収入の19.9％。
④ 今後の経営戦略：専門医療の特化志向　48.2％、医療と介護・高齢者住居の複合体志向　41.1％、急性期大病院との連携　41.3％。

⑤ 療養病床の扱いについての今後の方針：そのまま維持する　65.5％，一部またはすべてを老人保健施設や高齢者住宅等に転換する　3.4％，療養病床を一部またはすべてを廃止する　2.0％。

このように地域医療の現場レベルでは，医療と介護のシームレス化の試みがなされている。こういった流れに対しては，医療の産業的な視点とは別に，税と社会保障の一体改革あるいは厚生労働省の一連の地域包括ケアに向けた改革が行われている。この分野は，欧米の急性期医療を中心にして病院医療が進んだ経緯と日本のように，地域での病院が高齢者医療をも担ってきた国とは歴史の流れが違うと考えられる。

救急医療

地域医療のもう1つの問題点は，救急医療の問題であろう。医療機関側の度重なる反論にもかかわらず言われる言葉に「たらいまわし」がある。

これは，119番通報した患者の元へ救急車でかけつけた救急隊員が，医療機関に受け入れ可能かを問い合わせたときに，「部屋がない」「受け入れの人手・物資が足りない」などの諸理由により断られること，あるいは医療機関がより高次の別の医療機関に搬送可能かを問い合わせて同様に断られることなどの事例の呼称である。

救急医療とは，「救急診療指針」（監修日本救急医学会，へるす出版）によれば，人間を突然に襲う外傷や感染症などの疾病，すなわち「急性病態」を扱う医療である。

日本では，救急医療を段階的に考えている。

初期救急医療機関とは，「入院の必要がなく外来で対処しうる帰宅可能な患者」への対応機関。整備は市町村の責務とされている。主に内科，外科を診療科目とするが，住民の要望の高まりと必要性から小児科を加える自治体もある。対象は軽いけが，かぜ，子供の軽症の熱発患者など入院の必要がなく休日・夜間の時間外に自力により受診可能な比較的軽症患者である。

第二次救急医療機関とは，「入院治療を必要とする患者」に対応する機関。都道府県が定めた医療圏域（二次医療圏）ごとに整備するため，市町村の垣根を越えた整備が必要なことが多い。近年は小児救急医療へ対応するため，通常

の二次救急（内科，外科，脳外科等）とは別に小児二次救急医療の体制を独自に組む医療圏もある。対象は肺炎，脳梗塞などの患者になる。

　第三次救急医療機関とは，二次救急医療では対応できない複数診療科にわたる特に高度な処置が必要，または重篤な患者への対応機関。平たく言えば，「ICU（集中治療室）で加療する必要がある患者」への医療を指す。対象は心筋梗塞，多発外傷，重症熱傷などの患者になる。

　しかし，現実には機能しない場合がある。

診療報酬

　多くの国では医療については公的な値決めがされている。公的な保険の範囲内であればなおさらで，自由診療が主体の米国においても公的な高齢者保険であるメディケアや州による保障制度であるメディケイドではそうなっている。

　ただこの公定価格にはもう1つのポイントがある。必ずしも医療の提供者側にとって不利になるとは限らない点があるからだ。

　詳しくは後述するが，米国医師会が国民皆保険に当初反対であった理由には，政治が医療の値段を決めることへの反発も大きくあった。実際，米国の中での公的な保険制度であるメディケアは，医療提供者に厳しいので値段が安くなるというデータもある。

　しかし，日本ではこの値決めについては，公的皆保険制度に直結する部分もあるために，日本医師会は反対していない。

　ここで，診療報酬とは保険医療機関等がその行った保険医療サービスに対する対価として保険から受け取る報酬，と定義され，1点＝10円として，[*]

① 保険診療の範囲・内容を定める，すなわち保険診療の品目表としての性格

② 個々の診療行為の価格を定める，すなわち価格表としての性格

　特に，この品目表をどこまで厳密に運用するのかが，後述する混合診療の議論につながる。すなわち，単に保険償還範囲の限定だけではなく，保険と保険外の医療を保険診療として混合する混合診療の禁止ということで，日本の医療制度の大きな特徴になっている。

　そして，診療報酬体系の役割は，

① 医療機関の収入源→医療機関の経営に影響
② 医療費の配分→医療機関間の医療費の配分に影響
③ 医療サービスの提供促進→医療提供体制の在り方に影響

となり，医療機関へのインセンティブになるのである。

　　　＊　変更は可能である。健康保健組合によっては，社員の診療点数を1点10円でない金額に設定していた例もある。

中医協

では，日本においてこの医療の値段をだれがどのようにして決めているのであろうか。

この値決めは，一方では，前述したように公費であれ保険であれ，医療費を国が管理したい，あるいはしなければならないという面と，内部でのインセンティブの2つの側面を持つことに注意が必要である。

もし，医療者の自律が完全に保たれていた場合には，予算を医療者の集団（ドイツの保険医協会のようなもの）に委託し，その中での予算配分を自由に医療者で決めていい，という構造が考えられるからだ。[*]

対極には，後述する英国のように，国が方向性を決めてしまう，というケースが考えられる，英国におけるP4P（pay for performance）の導入はまさにその例である。おのおのの指標に学問的，科学的な根拠はあるにせよ，この方針は英国政府の方針である。

日本は，あるいは現実ではドイツも，支払い側と医療提供者側の交渉で値段が決まるという構図になっている。[**]その場が審議会である中央社会保険医療協議会（中医協）になる。

審議会は，学者や専門家や利害関係団体が政策に関する提言を行う，各官庁や自治体の付属機関である。政治家や官僚が通常は委員になることはない。審議会は答申を官庁に提出するが，それには原則として拘束力はない。答申を政策に反映させるかどうかは官庁あるいは政府の判断による。

審議会が国に設置される場合の根拠法令は内閣府設置法第37条・第54条，国家行政組織法第8条である。そこで，審議会を「8条機関」とも呼ぶ。

2001年1月6日に行われた中央省庁再編に際しては，審議会等は基本的な政

策を審議する「基本的政策型審議会」と，法令によって審議会等が決定・同意機関とされている場合等の「法施行型審議会」に整理・統合され，121の審議会等の廃止等の改革が行われた。その役割の重要性とは裏腹に，行政改革の中では数が減らされている。

　行政庁に置かれる場合は，総じて国民各層の利益を代表する事業者・生活者団体委員と，実務・学識経験者等のいわゆる公益委員により組織されることが多く，議会制民主主義を補完する国民参加機関として，当該行政に関する重要な政策方針を策定したり，特定の処分を下す際に意見の答申を行うこと等を目的とすることが多い。

　なお，外部の有識者を招いて方針を討議する，法令上の根拠がない「検討会」「懇談会」「研究会」等の会合については，「行政運営上の会合」と定義され，審議会等とは異なるものである。しかし，審議会においても答申には原則として拘束力はなく，答申を政策に反映させるかどうかは官庁あるいは政府の判断によるので，これらの法的根拠がない会であっても官庁や政府がそれを取り上げれば，審議会以上の意味があることに注意が必要である。

　中医協は，厚生労働省設置法（平成11年法律第97号）第6条第2項及び社会保険医療協議会法（昭和25年法律第47号）第1条第1項の規定が根拠法である。「診療報酬」「保険医療機関及び保険医療養担当規則」および「訪問看護療養費」に関する事項等について，厚生労働大臣の諮問に応じて審議・答申するほか，自ら建議する役割のために厚生労働省に設置されるもので，審議会の枠組みに入るが，独自の根拠法を持ち，また中医協公益委員は国会の同意人事であったりと，少し意味合いが違っている。たとえば，社会保障審議会（社保審）***は，通常の審議会であり，ここで大枠を決めて，中医協は技術的な審議を行う，といった役割分担があると理解したほうがいいかもしれない。

　名称に関しては，利害調整を目的とするものが「協議会」であることが多いようだ。また，法定付議事項があるかどうかもその会議の位置づけには影響する。

　なお，規制改革会議は内閣府組織令に根拠がある審議会で，「8条機関」であった。現在の，規制制度改革分科会が置かれている行政刷新会議については，民主党の政治主導の掛け声の下で，経済財政諮問会議同様に重要政策に関する

会議に位置づける予定であったが，その法案は提出されないことになった。前述したように閣議決定に近いことが，その権限の強さを示すのみである。

中医協で主に診療報酬は決定されてきたが，現在は社保審がかなり厳密な方向性を出した上で，中医協が審議をするという形になっている。

この変化は，2004年に歯科医師会をめぐっての中医協の汚職問題によって，その権限について疑問符がついたところからはじまる。さらに，内部の委員の改革も進められている。医師会の委員を中心に，診療側8人，支払側8人，公益代表4人という構成であったが，①公益代表委員を増やし三者同数にする，②診療側委員のうち病院代表を増やすといった改革がなされていった。

診療報酬は，基本は医療費に関連するということはもちろんである。しかし，それと同時に質を考えている。たとえば，診断群分類であるDPCごとによる支払い方式が，適切に機能しているか，いいかえれば，医療の質を保つように調査を行っているのである。これが，すでに述べた内部でのインセンティブの2つの側面であり，厚生労働省の考える方向性に点数を傾斜配分する仕組みであることに注意が必要である。

もう1つの注意点は，医療費に影響を与えるものは，前述した保険診療の品目表と個々の診療行為の価格を定める価格表としての性格のほかに，当該医療がどれだけ普及するのかという，厚生労働省がコントロールしきれない部分があることだ。筆者はまさに，この点が，DPCもそうであるがレセプト電算化のようなデータ化によって，コントロールまでいかないまでも可視化される部分であると思っている。

  ＊ 医療者に自治の精神が強いドイツでも，形はそうであるが，現実的には値決めは国がやっているといってもいい。
  ＊＊ 厳密には，中医協は，診療報酬点数表の決定についての諮問機関である。
  ＊＊＊ 社会保障審議会にも下部組織があるが，その位置づけは下記の通り，
  分科会：個別の法律において社保審の審議を経ることが求められる事項（法定付議事項）を審議するための場
  部会：法定付議事項以外を審議するための場
  たとえば，
   医療分科会：医療法の規定にもとづく特定機能病院等の審議

医療部会：一般的な医療提供体制，広告規制等の審議

である。

4　今後の改革とその視点

規制の重要性とその緩和・改革

　医療に関していえば，リスクとベネフィットを持つものである以上，規制は避けられない。しかし一方では，経済成長を生み出すエンジンになるためには，過剰な規制は禁物である。そこで，政府は「行政刷新会議」のもとで規制制度改革分科会を作り，下記の視点で規制改革を行っている。

① 利用者（需要サイド）の立場から見て，多様で質の高いサービス等の提供を妨げているような不合理な規制・制度はないか。

② 事業者（供給サイド）の立場から見て，新たな事業者の参入や，事業者の創意工夫の発揮を妨げているような不合理な規制・制度はないか。

③ 許認可や各種申請等に係わる諸手続等が，国民に過度な負担をかけたり，行政の無駄や非効率を生んでいるような不合理な規制・制度はないか。

④ 国民全体の利益に資さず，特定のステークホルダーの利益のために温存されている不合理な規制・制度はないか。

　医薬に関する各論では，筆者も委員を務めたライフイノベーションワーキンググループのもとで，たとえば産業政策に直接関係がありそうなところでは下記の方針が閣議決定された。「国際共同治験等を引き続き推進するとともに，海外の治験データの活用拡大等についても検討すべきである。」「（独）医薬品医療機器総合機構（PMDA）については，その審査体制の強化が，我が国のドラッグラグ，デバイスラグを解消する方策の1つとして指摘されていることを踏まえ，事業仕分け結果（平成22年4月27日）に基づき，その在り方について議論を深め，迅速かつ質の高い審査体制を構築する観点からその審査機能を強化する。」

　規制制度改革分科会のもう1つの柱は事業仕訳であった。これについては，当時の行政改革担当大臣であった枝野幸男がその著書で，

「事業仕分けは、個々の事業の政策目的について、その適正さや妥当性、優先順位を議論し判断するものではありません。それらは、国会や内閣など多数決民主主義のプロセスで決めていくことです。事業仕分けは、個々の事業がその政策目的達成の手段として合理的で有効かどうかを判断するものです。

政策目的そのものについて判断するなら、新自由主義的か、社会的公正さを重視するかなどの政策的方向性が重要な意味を持ちます。しかし、前提となっている政策目的を実現する手段としての合理性や有効性を判断する上では、政策的方向性は関係ありません。会計的視点や合理的思考力、そして、仕分けの場で適切かつ明確な質疑のできる能力こそが重要なのです。民間仕分け人の方々はこうした視点で選ばれお願いした方々であり、政策的方向性だけ見るとさまざまな方がいらっしゃいましたが、何ら問題はなかったと思っています。」

としている。

5 産業政策の視点

PMDAの改革

産業政策の視点では、PMDAの改革が重要であり、独立行政法人であるPMDAを所管している厚生労働省もこの動きに対応している。すなわち、図1-1、図1-2に示すように、欧米と2.5年差があるといわれるドラッグラグ解消に努めるなどを行う。

事業仕分けにおいても、筆者も委員を務める厚生労働省独立行政法人評価委員会においても、PMDAについては仕分けというよりもむしろ増員といった形で後押しが必要であるということで意見が一致している。また、PMDA側の努力もあり、かなり体制は良くなってきている。

また、バイオックスの副作用問題発覚以降、FDAは新薬の承認に対してより厳格な姿勢を見せ、製薬企業も新薬開発により慎重になったために、従来のように米国あるいはFDAが新薬を先行して承認するとは限らず、逆に

第 1 章　日本の医療と医療政策

現状の問題点
・海外での開発・上市が先行するドラッグ・ラグ，デバイス・ラグ ・諸外国と比べて高コストの治験体制 ・安全性基準，国際標準が定まっていない介護ロボット

今後の対応

	実施時期・効果等
◇　**ドラッグ・ラグ，デバイス・ラグの解消** ・審査員の増員，ガイドラインの整備等により，開発から承認までの期間を短縮	医薬品：平成23年度までに2.5年のドラッグ・ラグ解消 医療機器：25年度までに19カ月のデバイス・ラグ解消
◇　**創薬・医療機器開発の環境整備** ・早期・探索的治験等の臨床研究を実施する拠点の整備	平成23年度以降実施
・アジアを始めとする国際共同治験等の実施拠点の整備	平成23年度までに実施
・医療ニーズが高い医療機器の早期開発・提供のため，医療機器の特性に見合った規制を検討	平成23年度実施
・医療情報データベースの構築・活用による医薬品等安全対策の推進	倫理指針を整備し，2013年度までに構築。経済波及効果0.6兆円
・ベンチャー等のニーズに合った相談の充実	平成23年度開始を検討
・新薬創出・適用外薬解消等促進加算制度の実施により薬価の引き下げを緩和	平成22年度（試行的導入）医療費ベースで約700億円を充当

図 1-1　人口減少社会における成長戦略

出所　足立信也「厚生労働分野における成長戦略について」(平成22年 4 月26日)。

目標：1 人当たりのGDPを上昇させる
①就業率を上昇させる
【働ける環境の整備】 ・若者，女性，高齢者，障がい者の就業率向上 ・職業訓練，就労支援
②マーケットと雇用を創出する
【地域に密着したサービスによるマーケットと雇用の創出】 ・介護，保育，家事等のアンペイドワークを社会化してマーケット創出 ・高齢者の住まい，配食，健康づくり，見守りなど生活周辺領域も拡大 ・自宅周辺，出身地周辺の雇用の場の創出 ・新たな子ども・子育て支援システム
③生産性を上げる
【良質な医療サービスの提供】 ・病床機能分化，専門職種の役割分担の見直し
【イノベーション】 ・創薬，医療機器，介護機器（福祉用具）開発の促進
【海外への展開】 ・外国人への高度医療・健診・介護機器（福祉用具）等の提供 ・水ビジネスのアジア展開

図 1-2　創薬，医療機器，介護機器（福祉用具）開発の促進

出所　足立信也「厚生労働分野における成長戦略について」(平成22年 4 月26日)。

EMA（European Medicines Agency for the Evaluation of Medicinal Products：欧州医薬品審査庁）やPMDAが先に承認する例もある。

現前たる事実

　しかし，当たり前のことであるが，製薬企業が申請を出さなければ日本で使用できる新薬は生まれない。

　さて，ここで大きな問題は製薬企業には2種類あるということである。すなわち，外資系製薬企業と内資系製薬企業である。

　上述した，新成長戦略の内容は，経済産業省が中心に作成しており，基本的に内資系製薬企業のためのものである。外資系企業においては，アジア戦略は日本の法人が担当するのではなく，本社が別の法人を置いて行っているのである。ここでのポイントは企業は日本のために新薬を創出しているわけではない，という点を認めることであろう。これは特に外資系企業においてはそうであるし，グローバル企業になりつつある内資系製薬企業でも同じである。もちろん，国際共同治験の割合は日本でも20％を超えるようになった。しかし，韓国や中国の方がこの数は多い。

　すなわち日本市場に魅力がなければ，企業は退出してしまうのである。これは，昨今の円高で国内企業が海外に拠点を移す，といっているのと同根である。

　しかし，それを「けしからん」，といっていても問題の解決にはならない。

製薬会社の課題

　ここで，製薬会社の視点に立って考えてみよう。まず，治験を早急に行いたいという点と，その国のマーケットの大きさが最も大きな関心事である。

　世界のマーケットの大きさについては，図1－3に示すように拡大中であり，また表1－1に示すように日本は依然として1カ国で見れば世界2位の市場である。この部分は，現在においては問題ないのであるが，治験において問題が見られる。

　簡単にいえば，日本で行う治験は時間がかかり，参加する医療機関数が多くなり，かつコストが高い。そのために，日本での治験を敬遠する製薬会社が，内資系製薬会社であっても増えてきているのである。

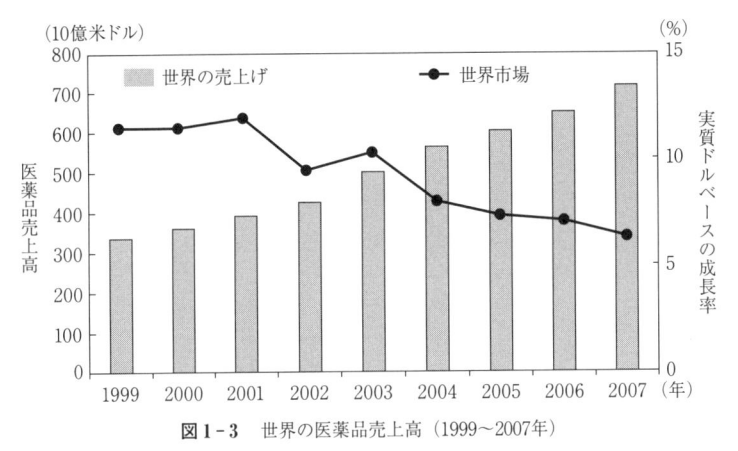

図1-3 世界の医薬品売上高（1999～2007年）

出所　IMS Market Prognosis International, March 2008.

表1-1　2007年の地域別医薬品売上げ

世界の調査対象市場	MAT DEC 2007　世界の売上げ		実質ベース(恒常ドル)の成長率	
	10億米ドル	世界の売上に占める割合(%)	2007	年平均成長率(2002-2006年)
北　米	304.5	45.9	4.2	8.7
欧　州	206.2	31.1	6.7	6.6
アジア／アフリカ／オーストラリア	62.2	9.4	13.1	11.3
日　本	58.5	8.8	4.2	2.8
中南米	32.0	4.8	12.0	13.4
IMS調査合計	663.5	100.0	6.1	7.8

出所　IMS Health, MIDAS, MAT Dec 2007.

　背景には新薬の候補はあっても，年間に1000億円以上の売り上げを出すブロックバスターが生まれる環境にないことである。すなわち，高収益の製薬業界でもその繁栄にかげりが見えてきており，その反面，将来への見通しやコスト管理が厳しくなってきたのだ。

諸外国の治験に対する取組み
　アジア諸国に比べて費用が高いのは国の発展の差もあるが，病院側の問題として，日本での治験に魅力が少なくなった理由は，大きく分けて2つあろう。1つは病院の規模の問題，もう1つは病院のIT化の問題である。

アジアでの治験といった話になると,対象あるいはライバルの国は中国や韓国,インド,シンガポールということになる。

病院の規模に関しては,たとえば韓国では2000床以上,平均在院日数が数日といった巨大かつ高回転の病院が多く存在する。またIT化も病院の電子カルテ等で進んでいる。

インドでも株式会社のチェーン化した病院では,臨床研究をコアに据えて取り組んでおり,電子化も進んできている。中国はまだまだ品質面では見劣りがするが,やはり規模が大きい病院が多く症例数は豊富である。シンガポールは日本と同レベルの品質と電子化を売り物にしている。

このように,アジアでは病院が医療を産業としてとらえ,製薬会社をパートナーあるいはお客様として見ているのである。

なお,産業政策ではなく,市場原理主義になる考え方でときどき医療界で話題になるものは,疾病に対する自己責任,ドクターフィー(Dr Fee)[*]が代表例である。この2つは両面であり,ドクターフィーは,技術があってレベルが高い医療をしているのであるから消費者がそれに高いお金を払うのは必然ということであるし,疾病に対して自己責任での選択となる。もちろん,レベルが低いのであれば安いということになる。

「医療機関はコンビニのようであるべきである」といった主張も,価格競争や過度の利便性によった市場原理によった主張であることもわかる。

> [*] ドクターフィーとは,米国や欧州やアジアでも株式会社病院に見られる仕組みである。基本的には診療報酬において医師の技術料であるドクターフィーと病院への支払であるホスピタルフィー(Hospital Fee)が分離しており,この中のドクターフィーを医師が全部もらう,という発想である。現実には,病院で手術をしたり,看護師を使ったりするので,その分の費用を医師側が後で病院に支払うという形態になる。自己負担があるので,ドクターフィーによって患者は高い費用を支払わなければならなくなる可能性が高い。

6 医療と経営学

経営学の方法で解決

医師や看護師,薬剤師等のコメディカルに最も関心が高い効率化の問題を扱

うのが医療経営学である。また，現場の課題を経営学の方法で解決しようということになるが，いままでの医療政策分野では医療経済学に比べると注目されていない。

しかし，マイケル・ポーターのような経営戦略の大御所が，医療に関心を持ち『医療戦略の本質』といった書籍を出すことでもわかるように，経営学者も医療に関心を持ってきている。日本でも今村知明・井出博生・康永秀生による『医療経営学』（医学書院），田中滋・古川俊治編の『MBAの医療・介護経営』（医学書院），猪本良夫・水越康介編著の『病院組織のマネジメント』（碩学社），といった医療経営の書籍が相次いで出版されている。

筆者も『医療マーケティング』『医療マーケティング（実践編）』『医療マネジメント』（すべて日本評論社）といった一連の研究で，この分野に寄与している。

ただし，経営者の視点と経済学者の視点は違うという指摘もある。具体的には，クルーグマンは，オープンシステム（個別市場は他の市場に影響はない）とクローズドシステム（影響が相互）とを区分し，経営者は，オープンシステムでものを考えるので，政策関係の仕事のようにクローズドシステムの運用や計画は難しいのではないかという。それは，マクロに医療を見るのか，ミクロに見るのかという点にもつながるが，ここでは経営学としてはミクロに，病院や診療所の動きをどう考えていくのがいいのかという視点でとらえてみよう。

また，ここでの議論は，そのほかの政策議論に比べると「効率性」の追求という方向性が明確になっており，手段や方法論が多いので，逆に詳細には立ち入らないこととする。

　　＊　医療は経営するものではない，という視点から医業経営という用語を使う人もいる。

経営学を流れる思想

ここで，むしろ本書において重要なのは，経営学というものの背景にある思想である。

経営学であるから，効率性を追求するのはもちろんである。しかし，ここでいう効率性は，必ずしも経済学でいう費用対効果のような効率性とは限らないことに注意が必要だ。つまり，経営学では，ある前提を置いた上で計量的に，

少ない費用で最大限の効果を得ること，あるいは，もう少し経済学的にいえば，「効率とは，社会が希少な資源から得られるものを最大限獲得していること，さらにいえば稀少な資源の配分を社会的により望ましい配分へ改善することを意味する。」であるが，経営学では中長期的な戦略的な考え方もあるということである。

　もう1つは，経営学にはポストモダンの考え方が導入されている点にも注意を払う必要があろう。ポストモダンでは，何が真実で何が真実でないかは必ずしも明確化されていない。しかし，経営においても，相対化されてはいるかもしれないが，ある軸において最善を目指そうとする。そこへ到達するための，考え方，戦略，軸が正しいのかといった確認は必要である。すなわち，経営学でいえば，「対話」の重視につながる。真実がないのであるから，自分と考え方が違う人との対話によって総合化していくことになる。これは，個人対個人の対話のみならず，個人対社会の対話も重要であることを示す。

　これはもちろん，現代の経営学において数字や金銭的なものを無視するという意味ではない，ただ，一見効率性のみを追求するように見える経営学といっても，社会の要請に無縁ではなく，株主資本主義のような効率性と，日本的経営のような効率性の間を揺れ動くものでもある。

　その意味で，社会の動きを1つ紹介しておこう。

　『帝国』という大著でハート・ネグリは，社会の側面が「規律の社会」から「管理の社会」に移行したという。規律社会とは，社会の成員が自発的かつ強制的に社会の規則にしたがうようにするために，規律的な制度（監獄，工場，収容所，病院，大学，学校等）を移用し，習慣，風俗，生産的な慣行を作り出す。「監視と処罰」がキーワードといってもいい。

　これに続く管理社会とは，近代の最後に登場し，ポストモダンの時代を通じて主流になる社会であるという。命令のメカニズムは「強権的」なものから「民主的」なものとなり，外部の権力から命令され，規律を与えられるというよりも，秩序を各々が決める傾向にある。秩序を維持するのも，命じられて維持しているのか，自主的に維持しているのかがわからなくなるのが，この社会の特徴だという。規律社会とは異なり，社会的な制度を通じて支配されるのでなく，自らが自主的に作り出したネットワークによって支配されているのであ

る。前述した点にもつながるが，ここでは，すべてを数字で評価することも良しとしない。

　日本の医療で考えると「経営学」は医療とは遠い学問に思えるかもしれないが，順に述べていく諸外国では，経営学的な考え方は企業と同様に普及している。

参考文献

相澤興一『日本社会保険の成立』山川出版社，2003年。
池上直己『ベーシック医療問題』（4版）日本経済新聞出版社，2010年。
池上直己，J. C. キャンベル『日本の医療――統制とバランス感覚』中央公論社，1996年。
岩本裕・NHK取材班『失われた「医療先進国」』講談社ブルーバックス，2010年。
印南一路『「社会的入院」の研究――高齢者医療最大の病理にいかに対処すべきか』東洋経済新報社，2009年。
大野吉輝『社会サービスの経済学』勁草書房，1991年。
大野吉輝「現金給付対現物給付」『大阪府立大学経済研究』，1977年1月。
小川鼎三『医学の歴史』中公新書，1964年。
貝塚啓明・財務省財務総合政策研究所『医療制度改革の研究――持続可能な制度の構築に向けて』中央経済社，2010年。
金津赫生『日本近代医学史――幕末からドイツ医学導入までの秘話』悠飛社ホット・ノンフィクション，2009年。
北山俊哉『福祉国家制度発展と地方政府』有斐閣，2011年。
権丈善一『日本の社会保障と医療』（再分配政策の政治経済学1）慶應義塾大学出版会，2005年。
地主重美「国民医療費と医療保険社会」保障研究所編『医療保障と医療費』東京大学出版会，1996年。
島崎謙治『日本の医療――制度と政策』東京大学出版会，2011年。
菅沼隆『日本社会保障基本文献集』解説，日本図書センター，2008年。
隅谷三喜男『社会保障の新しい理論を求めて』東京大学出版会，1991年。
高橋隆雄・北村俊則『医療の本質と変容』九州大学出版会，2011年。
高久史麿『医の現在』岩波新書，1999年。
田近栄治・尾形裕也『次世代型医療制度改革』ミネルヴァ書房，2009年。
橘木俊詔『日本の経済格差』岩波新書，1998年。
辻哲夫『日本の医療制度改革がめざすもの』時事通信出版局，2008年。

富永健一『社会変動の中の福祉国家——家族の失敗と国家の新しい機能』中央公論新社，2001年。

西村周三・田中滋・遠藤久夫編『医療経済学の基礎理論と論点』（講座医療経済・政策学，第1巻，勁草書房，2006年。

樋口範雄『医療と法を考える——救急車と正義』（法学教室 Library）有斐閣，2007年。

松村真吾・富井淑夫編著『後期高齢者医療制度を再考する』ミネルヴァ書房，2010年。

真野俊樹『医療マネジメント』日本評論社，2004年。

真野俊樹『入門医療経済学』中公新書，2006年。

真野俊樹『医療経済学で読み解く医療のモンダイ』医学書院，2008年。

真野俊樹『グローバル化する医療——メディカルツーリズムとは何か』岩波書店，2009年。

丸井英司・中村安秀訳『実践ガイド 医療改革をどう実現すべきか』日本経済新聞出版社，2010年。

湯浅景元『最先端医学はここまでできる』青春文庫，2008年。

結城康博『医療の値段——診療報酬と政治』岩波新書，2006年。

吉田あつし『日本の医療のなにが問題か』エヌティティ出版，2009年。

読売新聞医療情報部『数字でみるニッポンの医療』講談社現代新書，2008年。

『ドクターズマガジン 日本の名医30人の肖像』阪急コミュニケーションズ，2003年。

『歴史でみる・日本の医師のつくり方』第28回日本医学会総会，2011年。

http://sagarachian.jp/main/1.html

http://www.med.nagasaki‐u.ac.jp/med/student/sotsugyo/sotsugyo_syukuji2004.html

第2章
スウェーデンの医療と医療政策

1 スウェーデンとはどのような国なのか

スウェーデンという国

　最初に，スウェーデンという国はどんな国であろうか。面積は日本よりやや広く，日本全土に北海道をもう1つ足した程度である。面積の割に人口が少なく，人口は日本の約12分の1の930万人，人口密度は約19分の1程度。世界の人口密度ランクでは235カ国中187位で低密度である。

　なんといってもこの国のイメージは高福祉高負担であろう。この背景には過去78年間で計65年，政権の座にあった社会民主労働党の存在が大きかった。

　スウェーデンは，「社会科学の実験国家」だともいわれている。時代の変化に対応し，簡単に制度（法律）が変更される。医療においては保健医療サービス法で規定されるが，日本のように第何次医療法改正といった大掛かりなものではないファインチューニングが行われている。さらに，市に当たるコミューン，県に当たるランスティングが同等の立場にあって，それらの責任の下で，低所得者層，高齢者，障害者，失業者等，社会的弱者もあるレベル以上の生活をすることが保障される。長年にわたる社会民主労働党政権の下で構築された社会保障制度が整い，税金制度や高齢者福祉等，社会政策が各国の注目を浴びているのだ。

　しかし，2006年の選挙に続き，2009年のスウェーデン総選挙（定数349，比例代表制）ではラインフェルト首相が率いる連立与党の中道右派4党連合が172議席を獲得し2連勝した。野党の中道左派3党連合は計157議席であったので，4党連合は過半数には3議席足りなかった。その理由は極右の民主党が20議席を獲得し，初進出したからである。

2006年以来連立与党は「働く人々のため」として減税を行ったほか，薬局の民営化や病気休業手当の一部削減等を実施した。雇用拡大と経済成長で福祉の財源を確保する政策を進めた。ラインフェルト首相はこれらの政策に「国民が信頼を与えた」と述べ，勝利宣言した。

　ラインフェルトは2006年9月17日総選挙で穏健党を中心とする中道右派連合が勝利したときに，同年10月5日議会によって首相に選出された。スウェーデン首相としては戦後最年少記録の41歳であった。

　米国と違って，大きな政府，反市場主義の国と見られながら，スウェーデン政府の企業政策は，米国以上に市場原理主義的な面があるようにも見える。たとえば，スウェーデン政府は，企業のリストラに反対するどころか，リストラを容認している。その結果，スウェーデンの失業率は高い。最近では製薬会社のリストラの例があった。

　また，スウェーデンを代表する自動車会社ボルボの乗用車部門やサーブの破綻に際しても，政府は一切救済しなかった。企業の経営破綻は救済しないのである。しかし，これは矛盾ではなく，個人の所得税は高いが，企業の法人税は低く，企業間の競争は容認するが，個人はサポートするという思想であろう。

社会民主主義の国

　スウェーデンはたとえば，エスピン－アンデルセン等の分類において，社会民主主義の国として知られる。社会民主主義は別の言葉では中道左派といわれる。ただし，社会民主主義といっても近年では社会自由主義といわれる米国のクリントン政権や英国のブレア政権に見られるように，中道右派政党の新自由主義・市場原理主義的経済政策をある程度取り入れ，積極的に民営化を行う等，かつての社会民主主義とは異なった考え方も有力である。

　社会保障に関する分類は，負担の多寡は金額あるいは国の経済に占める割合で客観的にしめすことが可能だが，高福祉なのか中福祉なのか低福祉なのかはどうしても提供される福祉の内容によって，分類が難しい面がある。特に低福祉なのか中福祉なのかは，医療という，社会保障の中では少し特殊なサービスを主軸に置いた場合には難しい。

　というのは，日本においては，経済学あるいは社会保障の学者からは低福祉

と指摘されることが多いが（たとえば，橘木俊詔『安心の経済学』），医療に関しては低いと考えている人は少ないと思われる。それは本章でも徐々に述べていくが，たとえばスウェーデン医療への日本の優位性としては，スウェーデンは医療へのアクセスが悪いという点にある。

しかし，世界的に見ればスウェーデンを医者も含めて高福祉高負担の国と考えることには，経済学あるいは社会保障の学者において相違はない。たとえばMRIの数，CTの数は，日本や米国よりはかなり少ないが，人口当たりのMRI数は英国の約2倍で，CT数は約3倍である。

ただ，医療費は2001年に対GDP比で9.0％であったのが，2008年で9.4％，最近数年間でさほど大きな上昇はない。エーデル改革以来急性期の病床は削減しており，英国とほぼ同数でOECD諸国でも最低レベル，対GDP比当たりの薬事費用は英国の半分という少なさである。

このあたりに，スウェーデンの医療に対する考え方があるように見える。しかし，ここでは医療の問題に入る前にスウェーデンで起きている変化を眺めてみたい。

2　スウェーデンの社会保障

社会保障の歴史

第2章は各論の最初なのでまず，「社会保障」という言葉の意味を確認しておく。わが国においてこの語は，社会保険や公的扶助を指して狭義に用いられる場合と，所得保障と医療・社会サービスを合わせて広義に用いられる場合とがあるが，スウェーデンでは，さらに広く，労働市場政策，教育政策，住宅政策等も含めた「社会政策」（social politik）として論じられることが多い。

ここに，後述するスウェーデンの日本的な意味での施設が存在せず，重度の介護が必要な高齢者であっても住宅に住むという考え方の一端を見ることもできる。

ここで社会保障の起こりをヨーロッパの歴史からひもとき，中でも社会保障の概念の始まりの英国や，社会保険を創設した国であるドイツと英国とを比較してみる。なお，ドイツ・英国については項を改めて詳しく述べるが，最初に

取り上げる国でもあり，わかりやすくするためにここで簡単な比較を行う。

英国の社会保障

19世紀には，国の役割というものはきわめて限定されていた。これは，ヨーロッパの国々の歴史が，王政からの脱却の歴史であり，王イコール国家であったから，国民が国に対して権力を持たせることを嫌っていたという歴史が背景にある。このころは，国の役割はペスト対策のような公衆衛生とか貧しい人への援助くらいであった。

15世紀中ごろから17世紀中ごろまでの大航海時代に世界貿易は発展し，商業の一大変革が起き，さらに英国では世界に先駆け1760年代から1830年代に産業革命が起きた。農地から追い出された農民たちは，都市へ流れ込み無産者（貧民）となった。農村での共同体が崩壊し，都市の時代になったのである。

1010年に起源を持つという救貧法であるが，1572年のエリザベス救貧法，1601年のその改定を経て，英国ではこれまでの救貧施策をまとめて，家族による支援が得られない貧困者を救済する考え方を確立した。このいわゆるエリザベス救貧法（Poor Low）により救貧行政は国家の管轄となったのである。しかし，これはあくまで慈愛の心からであったし，一方では，怠けて仕事をしないというモラルハザード対策もあり，貧民には強制労働が課されたりしたこともある。

その後，救貧法は1834年のいわゆる新救貧法となり，救済の範囲は制限され，現在の公的扶助にいたる原形となり，失業手当を含む恩恵的な性格の救済と就労促進の2面を持つ生活保護（扶助）法へと変化していった。

要するに産業革命が起き，農村から都市型，農業から工業へといった社会の変化，人口の急速な増加によって，社会構造が変化した。そのため，社会の安定のために保険制度が必要になったともいえる。産業革命においては後進国ではあったが，ドイツにおける1880年代のビスマルクの社会保険制度の導入はまさにこのためといわれている。ちなみに，社会保険においては労使折半という概念はビスマルクによってはじめられている。なお，後述する階層という視点では，ビスマルクの制度においては国家公務員は公費医療で別枠であった。これは，現在でもドイツの国家公務員がいわゆる強制保険の枠外で，民間保険に

加入することが可能になっていることにつながる。

　その後，社会保障の先進国である英国では，ドイツにおけるビスマルクの社会保険創設の影響を受けて改革が行われた。1911年にロイド・ジョージが作った国民保険法がそれである。この保険は医療保険と失業保険からなる。これらによって，福祉の対象は，救貧の対象である貧民から労働者階級まで拡大されたことになる。

　当時から，貧しい人への援助の重要性は指摘されていたが，現代と同じように，モラルハザードの問題も指摘されていた。すなわち過剰な社会保障が労働意欲をそぐということである。この問題は医療に限定して考えた場合でも，たとえば，医師に診断書を書いてもらうことで，ずる休みをしたり医療保険金をもらったりする人がいることからも無縁ではない。英国では救貧法に始まる歴史を持つだけに，当時でもこの問題に関する論議は活発であった。

　たとえば，社会主義者として知られるウェッブ夫妻は社会保険の創設に反対した。その理由は，社会保険，ここでは失業保険だが，失業保険というものは失業というものをなくすものではなく，短に失業中の一時救済にすぎない，という批判である。

　また，それ以外にも社会保険である以上，雇用主負担があるのだが，このこと自体も企業への過剰な依存を生む，逆に労働強化によって労働者の搾取につながるといった議論がされたようだ。

　これらは単なる失業保険の問題にとどまらず，社会保険というものの本質に迫る部分がある論争である。それ以外にもウェッブ夫妻は，強制社会保険制度によるモラルハザードを問題視したようで，このあたりは，社会主義といっても，英国労働党やスウェーデンのような社会民主主義に近い考え方といっていいだろう。

　こういった論争はあったが，実際に制度として社会保障の本格的な概念の登場は，英国における1942年のベヴァリッジ報告であった。

　ここでは，橘木俊詔の『安心の社会保障改革』にしたがって，ベヴァリッジ報告の特徴を紹介しておこう。

　まず第1に，それまでの階層による格差が避けられない選別主義とは異なり，普遍主義であることがある。

第2に，定額保険料・定額給付である。これは，現在ではかなり変容を遂げてきているが，その根底にあるナショナルミニマム以上の保障を国がコミットしていないことを間接的に示しており，この思想が英国の医療提供においても根底に流れているのである。

　第3に保険料を払えない人，働くことができない人については社会扶助を行うこと，これは労働できない人のみならず，引退者や高齢者にも適応されるようになった。また第4に児童手当が挙げられる。これは，日本における民主党の子ども手当の根源である。

　救貧法からの離脱を最終的に可能にしたものこそ，ベヴァリッジ報告によって提言された社会保険の制度であった。ベヴァリッジは，強制拠出と引き換えに国が国民に与えるこのような給付を，国民の「権利」であるとした。このよさを伝える言葉として，「ゆりかごから墓場まで」ということばが有名だ。しかし，述べてきたようにナショナルミニマム以上の保障を国がコミットしていないわけで，そのミニマムの線引きが厳密であったり，費用対効果分析という形で合理的にされているのが現在の英国医療と考えるとわかりやすい。

　そして，ほかの鉄道や郵便と同様に，政権の交代で産業が国営化されたり民営化されたりするわけだが，医療においてはサッチャー政権以来，労働党政権であっても民営化の方向である。

スウェーデンにおける社会保障の思想

　スウェーデンでは，第二次世界大戦において中立を保ったことも幸いし，戦後間もなく国民年金を中心に全国民に最低限度の生活水準を保障するための諸制度が整備された。その後も社会民主党政権の下で，税を中心に公的支出の拡大を行った。社会保障が対象とする分野および人々の範囲が広げられていったのである。それに伴い，スウェーデンは世界でも最も発達した福祉国家として知られるようになり，英国に代わって福祉先進国といわれるようになったのである。

　この背景には，新古典派経済学を批判し，スウェーデン福祉国家の思想的背景を作ったカール・グンナー・ミュルダールの影響がある。もう1つは，家族の役割が国家に変わったということである。

政府は，女性の家庭からの解放を主張した。この政策によって，女性の就業率が急上昇した。しかし，反面，女性の就業率の上昇は，スウェーデンの家族の在り方に大きな影響を及ぼした。父親が外で働き，母親が家を守るという伝統的な家族のスタイルが変わったのである。

社会民主党の主要メンバーだったエルンスト・ウィグフォシュやペール・アルビン・ハンソンらが，伝統的な階級社会ではなく，国を「国民の家」と見なす普遍主義の概念を強調したのである。スウェーデンに特徴的なのは，この「伝統的な家族」の崩壊に政府が対応したことである。すなわち，政府が「国民の家」という理念の下で保育園や託児所等の整備を行ったのである。

「国民の家」の概念は，途中で，ミュルダールの影響を受けた。ノーベル経済学賞受賞者であるミュルダールは，経済学が価値判断からは不可分であること，およびそこでそのような価値判断を前提としているかを明らかにすべきであるという立場を終生維持したといわれる。これは経済学の定義として，新古典派総合を唱えたサミュエルソンによる，「経済学とは，人びとないし社会が，貨幣の媒介による場合よらない場合のいずれをも含めて，いくつかの代替的用途をもつ希少性のある生産資源を使い，さまざまな商品を生産して，それらを現在および将来の消費のために人びとや集団に分配する上で，どのような選択的行動をすることになるか，ということについての研究」であるとか，また，途中で経済学における価値判断の重要性を認めたといわれるロビンスによる，「経済学とは，代替的用途をもつ希少な諸手段と諸目的との間の関係としての人間行為を研究する学問」であるというような，価値判断から中立的な立場とは異なる。

社会福祉が貧しい者を助ける制度からの転換が起きたのもミュルダール夫妻による。このような福祉思想を転換させる動きが，社会保障は単に貧困層を援助するだけにとどまらず，国民全体に対するサービスであるという思想に依拠するようになったのである。

国家が，あらゆる層で個人に介入し，面倒を見るという考えが，「国民の家」である。国家が父，国民が子どもという考えになり，国全体が家となる。「国民の家」の目標は，国民の連帯と平等を基礎とした，自由で自立心と独創性に富む「良き市民」の育成である。

こうした「国民の家」の理念を実現するため、社会民主党のターゲ・エランデル政権は、家族をケアする福祉政策を実行し、その福祉の財源のために、1960年代から増税政策に転換する。これが、高福祉高負担の社会保障政策のはじまりであり、普遍主思想にもとづくスウェーデン・モデルの誕生である。

なお、このようなベースがあるせいか、スウェーデンにおいては、自分の思想あるいは価値判断を述べることには抵抗が少ないようで、日本と異なる部分の1つでもあろう。

スウェーデンにおける普遍主義

ここで、スウェーデンにおける普遍主義についてまとめておこう。

最初に、公平に対する考え方をみてみよう。主に経済学者は、自由を重視する立場である。もう1つは、平等を重視する立場である。ただ、ここでいう平等は、機会の平等と結果の平等の2種類があることに注意を要する。

問題はこの自由と平等の2つが両立するのかどうかである。

自由競争は、機会の平等を前提条件にしている。自由と対立するのは、結果の平等であって、機会の平等ではない。英国の政治哲学者A. D. リンゼイも、民主主義とは各人の相違を認め、一致していない見解をも発言させうるような討論の場を持つシステムであるべきだと考えている。

この民主主義の基本理念は平等である一方、資本主義の基本理念は自由である。個々人の自由を限りなく認めていけば平等は成り立たないし、平等を重視すれば個々人の自由を制限するという行動に出ざるを得ない。スウェーデンの場合には、自由より平等を重視してきたといえる。これが、医療制度に如実に現れており、具体的には、日本の制度と比べればアクセスが必ずしも良くなく、かかりつけ医選択の自由が少ない制度としてあらわれている。

3 社会保障の変化

スウェーデンに起きている変化

このようなスウェーデンにおいても変化が起きている。

変化といえばスウェーデンと民営化ということが一つのテーマであろう。丸

尾直美は，スウェーデンの経済や雇用政策の動向に注意を払いながら，スウェーデンの福祉国家が，福祉の充実と経済的合理性の両立を追求しつつ，そのジレンマに悩みながら試行錯誤を繰り返してきたと見る（丸尾直美『スウェーデンの経済と福祉』）。

　元来スウェーデンは，ケインズのいう投資の社会化とでもいうべきであろうか，個々人のリスクを社会で受ける，という概念で社会保障を行っており，その背景に，国民の国への信頼があったといえる。そのような国であっても，いわゆるグローバル化の波が押し寄せてきているといってもいい。

　スウェーデンがEUにおいて貨幣統合しない理由の1つには，EUという大きな市場経済，規制緩和に巻き込まれたくないという理由がある。

　何回か情報交換させていただいた奥村氏によれば，1990年代の民営化は，株式会社化も含めて組織の民営化論であり，2000年代の民営化論は，組織も緩やかに民営化していくのであるが，むしろ消費者の選択範囲を広げることが重要という論点に移っている，とのこと。その意味では社会民主党ではなく穏健党を中心にした中道右派の政権がポイントかもしれない。

国民の国への信頼

　スウェーデンのすごさは，国に対する国民の信頼感にある。スウェーデンの国民性については，かなり合理的で個人主義であるとの指摘が多いが，2011年3月視察の訪問先の何カ所かで，日本の東日本大震災のことを触れられた。中には涙ぐんでくださる人もいた。遠い異国のことをここまで気にしてくれるとは。

　国民の政府への信頼は高く，政権が任期途中で退陣することは普通はない。国の重要な問題については，直接国民投票制を採用している。国民の政治への参加意識は高く，4年に1度の国政選挙は，投票率が常に80パーセントを超えている。

　合理的なだけではない。また，医療においても訴訟のニュースもあまりなく，高信頼社会を形成している。ただ，日本でもよくある議論だが，医師を信頼しているのか，国なり制度を信頼しているのかは微妙である。聞いた話なので詳細は間違っているかもしれないが，スウェーデン北部の医師過疎地域で病院を

受診した患者が，何時間も待たされ，自分で適当に処置をしてしまったら，そのことに対して病院が行政に文句をいった，ということが大きなニュースになったという。

国民性

　自立については子どものときから，おむつを替える場所が高い位置にある場合など，階段を登らせてでも自分で取り換えさせたりするという。こういったことから，医師をあまり頼らない人格が陶冶されるというわけだ。

　これは，スウェーデンでは1860～1930年の間に約120万人がアメリカ合衆国に移民してしまった歴史があるほど，寒くて貧しい国であった。実際にスウェーデンに来てみるとよくわかるが，岩盤が多く厳しい自然と相俟って，なかなか豊かになれなかったであろうことは想像できる。このような気候や生活態度が，自立した国民を生んだとの話もある。しかしその一方では，国を信頼し連帯感を持って高負担を是とする国民でもある。

　おもしろいエピソードがある。あるスウェーデンの穏健党（中道右派）政党の元国会議員で開業医は，自分の主張である，開業権を売買できるようにする，ある程度全国的に医療の値段（償還価格）をコントロールする，という主張が通らずに議員を辞めた。逆にいえば，自らの主張を通すために立候補し，見込みがなければ辞めて開業医に戻ったということだ[*]。

　なお，日本と違って組織内議員ではなく，あくまで個人での立候補であるという。また，医師会はそこまで政治力がないようであるし，これは日本にも相通じるが，政権与党である中道右派政党と野党である中道左派政党が拮抗しているために，スウェーデン医師会と地区での医師会の意見が統一されていないようだ。

> ＊　日本で名古屋市長の河村たかし氏が主張しているように，地方議員においては本職を持ち，それが終わってから，たとえば16時から地方議会がはじまる。この人たちは非常勤の報酬になる。それでも特定の委員等の重職を担っている少数の議員については，常勤としての報酬になる。

福祉と医療の流れ

スウェーデンはEUに加盟しているが,経済統合をしていない。すなわち,通貨は独自のスウェーデンクローネを使用している。これは独自の高福祉制度を守るためであるともいわれる。

スウェーデンで,医療や福祉を議論する場合には,保健医療サービス法と社会サービス法,そして,現在の医療の方向性を形づくった,エーデル改革が重要である。

エーデル改革は,1992年,現在の与党である中道右派の穏健党が政権のときに行われた。しかし当時の社会民主党等も賛成したという。

ポイントは,入院患者の退院後のケアを県から市に変更したことである。具体的には,一度,国に徴収され,その後,県に相当するランスティングや市町村に相当するコミューンに分配される県税の9割が医療に回され,一方,市税で福祉・教育・生活全般を賄う。生活者から見れば,スウェーデンは,医療を所得の10％に当たる県税,介護・教育・市民生活全般を所得の20％に当たる市税で賄うことになる。医療・介護に社会保険も消費税も使わないので,改革では,税の分配を市に厚くしたことになる。

エーデル改革で,施設の看護師・准看護師・理学療法士・作業療法士等が,県の職員から市の職員に移る,といったことが行われた。さらに医療責任看護師が生まれ,医療を担当する社会庁＊の窓口となり,市が行う医療行為全般の責任を取るようになった。さて,このような動きを経た現在のスウェーデンの医療の状況を眺めてみよう。

＊ 社会省の下に社会庁がある。社会庁は省から独立しており,医療に対する監督・規制等の実務を行う役割を持つ。

4 スウェーデンでの医療状況

スウェーデン医療の基本構造

スウェーデンの医療提供体制はきわめて役割分担が明確である。図2-1に示したような3層構造になっている。すなわち,患者が体調を崩した場合には,最初に,県の行っている電話トリアージを受けるのが原則である。また県が運

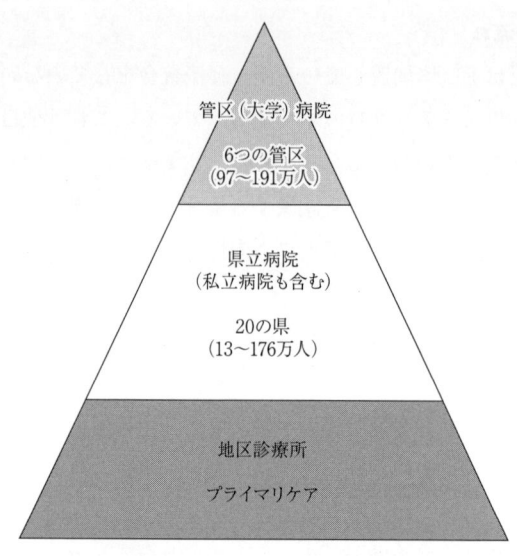

管区(大学)病院
6つの管区
(97〜191万人)

県立病院
(私立病院も含む)
20の県
(13〜176万人)

地区診療所
プライマリケア

図 2-1 スウェーデン医療の構造
出所 奥村芳孝,資料。

営するサイトにはその他の健康知識が書かれている。そこで,医療機関受診を勧められた場合には,地域医療センター(地域診療所)に電話をする。そこでも電話相談は可能であるが,通常予約を取って受診することになる。しかし,予約の状況にもよるが,日本のようにすぐに受診が可能ということはなく,通常は何日か先の予約になる。それが嫌な場合には,救急ということで地域医療センターを受診することになるが,その場合には何時間待たされるかわからない。その上部に県立病院,さらにその上に大学病院がある。高度医療は大学病院の役割であり,ヘリコプター等で地域から大学病院に患者が頻繁に運ばれるのはそのためである。

17時以降の夜間診療においては,地域医療センターによって行っているセンターとそうでないセンターがある。これは,行政上の役割分担であり,そのセンターの規模の大小や希望とは関係がない。したがって,住民は遠くのセンターに行かねばならない場合もある。その上部にこのような,日本とくらべてのアクセスの悪さを,医療の質に含めるべきかどうかは難しい。主観的な満足度の範疇であるという見方もありえよう。しかし,スウェーデンでも後述する

ように満足度を追求したい人が増えている。特にベビーブーマー世代にその動きがあるようである。

以下，いくつかのスウェーデン医療における特徴を抽出し，最後に大きな流れを分析してみたい。

在院日数が短いわけ

エーデル改革以後，スウェーデンでは，病床数が急激に減り，在院日数も減った。いわゆる社会的入院を解消したといわれ，2007年の平均在院日数は，4.5日であり，OECD諸国の中でも最も短い部類に入り，5.5日（2008年）の米国より短い。もう1つのこの改革の意味は，福祉の地方主権であるといわれる。実際，日本では重要な医療者や介護者の配置基準はスウェーデンにはなく，地域の判断に任される。

医師が退院許可を出して5日以内に，市が患者ケアの受け皿を用意できない場合，市は罰則としてその後の医療費用支払いの義務を負い，入院費用を県に払うことになる。このような経済的なインセンティブも重要だが，ほかの要素としては，仕事の明確な切り分けと，逆に仕事間の連携が重要である。

仕事の明確な切り分けとは，県であるランスティングと市であるコミューンの役割分担が明確であるといいかえてもよい。具体的には，ランスティングは医療，つまり地域医療センター，訪問看護，在宅リハビリ，救急外来，病院，救急車を担当し，住宅改修や訪問介護，ショートステイ，ナーシングホームやグループホームなどの特別な住宅はコミューンの担当になる。

そして，通常の疾患はランスティングでの医療が終わった後にコミューンでの介護，生活にと移っていくので，その橋渡しがポイントになる。ここでは，コミューンの公務員であるニーズ判定委員が活躍するが，この判定のための会議にはウェブケアと呼ばれるITシステムが活用され，情報交換を円滑にしている。

なお，特別な住宅における医療のみが複雑で，特別な住宅は，コミューンが管轄するが，医師のみがランスティングの所属になる。在宅医療に従事する医師と議論したが，所属のねじれがあるために，情報共有が難しい面があるということであった。

看護師と作業療法士の大きな役割

　日本でも特定看護師やナースプラクテショナーの議論が行われているが，スウェーデンにおいては看護師の役割が大きい．たとえば，看護師になった後で1年半ないし2年間の教育を受けてなることができる地域看護師はきわめて重要な役割を担う．場所によっては地域医療センターに医師がいないこともあるのである．

　また，訪問看護や在宅リハビリが医療の役割，すなわちランスティングの管轄であるために，地域での日本でのケアマネージャーのような役割は，地域看護師が担うことになる．すなわち，介護職である（社会福祉の法律に詳しい）ニーズ判定委員は，あくまで在宅介護の部分においてのみのニーズを判定し分配を行うことになる．

　さらにいえば，地域看護師は薬剤も管理し，簡単な投薬を行うことができる．また，患者が死亡した場合には，看護師は「死亡確認書」を書くことができるといった形で，権限が移譲されている．

　病院での作業療法にとどまらず，作業療法士が足を運んで住宅改造や学校での協議，アドバイスをする．要するに，生活を重点に仕組みを構築しているスウェーデンにおいては，作業療法士が単なる作業療法の提供者にとどまらず，生活という大きなくくりでのケアを提供しているということである．

　実際，われわれが訪問した組織でも，作業療法士が重要な役割を担っており，組織についてのプレゼンをしてくれた．ただ，組織の長は，たとえば特別な住宅等では，看護師がマネジメント教育を受けた上で就任するケースが多いようである．

データに基づく医療とIT化

　スウェーデンの国としての特徴が政策の透明性であることはよく知られている．これは医療についても同じである．むしろ，介護よりも医療のほうが透明性が高い．30種類程度の疾患ではあるが，日本でいうがん登録のような形で，疾患の転帰等を含めた情報を登録している．

　われわれが訪問した株式会社形式の病院（アルスロ・クリニック）では膝の特殊な疾患についてのレジストリを作成し，その登録を全国に展開している．ま

第2章　スウェーデンの医療と医療政策

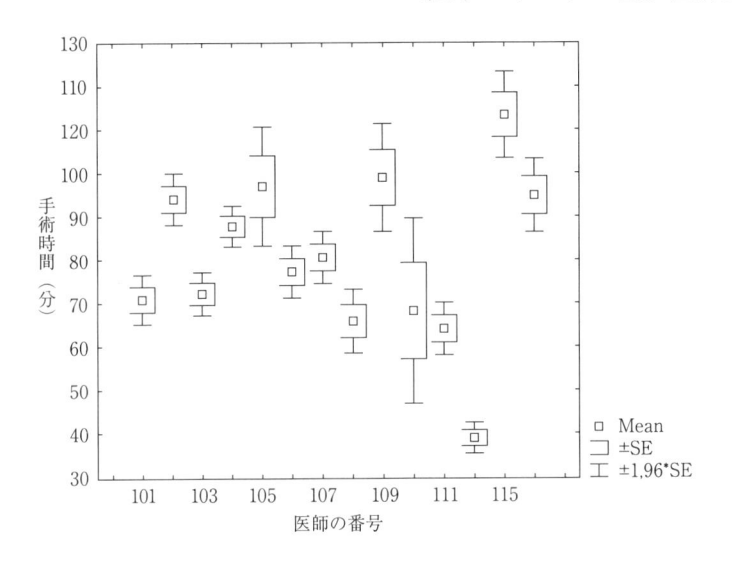

図2-2　医師ごとの手術時間の差
出所　カビオ・アルスロ・クリニック資料。

た，図2-2に示すような医師ごとのある手術における手術時間を比較し，経営目標としてのKPI（Key Performance Indicator）に，手術時間が60分以内，総在院7.45時間といったものを設定している。

そのほかにも急性白血病等30ほどの疾患でレジストリが走っている。これは，疾患におけるベンチマークや標準化に役立つことはいうまでもない。

またITという点では，処方箋はすべて電子化されており，すべての薬局で患者ID（国民ID）の入力とともに閲覧可能である。もちろん，薬の在庫がないために待たされることはありえるが，基本的にどの薬局を訪れても過去の薬歴とともに情報がその薬局に伝えられ，速やかに処方されることになる。

また，ここでは，電子的な予約，来院等の予定管理（キャンセルを避ける意味もある）のIT化で年間85000件のメールを，また手術の様子の電子化による医師同士また患者への共有なども行っている。

このように，国を挙げてあるいは組織としてもITとデータにもとづく経営が行われている。

地域医療連携に対してのITの利用は，こういった話に比べれば進んでは

いないが，たとえばカロリンスカ大学病院を中心に「take care」といった，電子カルテの共有化の試みがなされたりしている。後述する在宅医療のクリニックでも同じ「take care」が使われていた。

また，スウェーデンの病院ではトヨタ生産方式（リーン・メソッド）が取り入れられている場合が多い。主に待ち時間の改善といったオペレーションの改善のためであるが，本家の日本でもあまり取り入れられていない手法でも積極的に取り入れている。

ノーベル賞の国

余談だが，ノーベル賞は，ダイナマイトの発明者として知られるアルフレッド・ノーベルの遺言にしたがって，1901年から表彰が始まった。実際，スウェーデンに行ってみると岩盤の多さに驚く。地下鉄も岩盤の中に穴をあけてつくっているようだ。

ノーベル賞は物理学賞，化学賞，経済学賞*，生理学・医学賞，文学賞，平和賞がある。「物理学賞」「化学賞」「経済学賞」の3部門についてはスウェーデン王立科学アカデミーが，「生理学・医学賞」はカロリンスカ研究所が，「平和賞」はノルウェー・ノーベル委員会が，「文学賞」はスウェーデン・アカデミーがそれぞれ行う。

そのうち，スウェーデン・アカデミーはガムラスダン（Gamla stan）にあるノーベル博物館の2階にある。

かつて証券取引所であった建物を利用している。建物は現国王カール16世グスタフが執務する王宮にほど近い位置にある。スウェーデンのアカデミーがノーベル文学賞の選考委員会も兼ねるようになったのは20世紀初めの1900年であり，アカデミーの歴史の中では比較的新しい時代のことである。

スウェーデン・アカデミーの会員数は設立当初から18名で，終身会員である。死亡により会員に欠員がでた場合にのみ補充される。

なお，このノーベル博物館には，椅子に受賞者のサインが記載されている。また，ノーベル賞の授賞式で有名な王宮の中にあるホールで1000人規模の授賞式がなされる。ちなみに，その日に食された晩餐の食事は，王宮内のレストランで食べることができる。

* 一般にノーベル経済学賞といわれているアルフレッド・ノーベル記念経済学スウェーデン国立銀行賞は，1968年に設立され，1969年に初めての授与が行われた。

5 スウェーデン医療のこれから

ケアとキュア

　日本でもキュアからケアへという声がある。非常に重要な点で，『病院の世紀の理論』といった書籍で，ある意味で病院の時代からの移行が述べられる。

　しかしこの問題を制度化するためには注意が必要である。なぜならば，ケアは生活の延長であるがゆえに，それを必要とする人の背景によってケアの資源が異なってくるからである。具体的にいえば，家族がいる人とそうでない人の差が問題であろう。介護保険を例にこの問題を考えてみよう。

　介護を社会化することによって，家族によるケアあるいは負担を減らしたりなくしたりすることも介護保険の大きな目標であった。しかしそれならば，スウェーデンのように高福祉高負担を目指さねばならない。いいかえれば，介護保険内ですべてのニーズ対応が完結しなければ，たとえば家族の助けが必要ということになる。

　しかしながら日本においては，そのような体制をとっていないし，今後もそうなることはないであろう。逆にスウェーデンのような高福祉高負担の国であっても，要介護者すべてにケアを制度化しているわけではなく，ホームヘルプに関しては市の職員の専門職によるホームヘルプの必要度の判定がある。

　また，ドイツの介護保険における補完性原則のように，「個人で解決できることは個人で，地域で解決できることは地域コミュニティ（自治会，地域的な団体・サークル，社会福祉協議会，生協等），さらには，市町村，都道府県，そして，国へと問題解決の範囲を徐々に移行させていくという考え方」が重要になる。

　ここでいう個人に家族を入れるのかどうかには議論があろうが，いずれにせよ，制度として幅を広げ過ぎることは，生活というものが非常に多様であるがゆえに，費用の無駄になる可能性がある。

　ここで，日本の問題は重度の人に手厚くではなく，軽度の人にも薄く介護給

付が組まれている点があるといえよう。細かなことをいえば、介護予防については中心の担い手が医療職である保健師である。この点、スウェーデンでは、重度の人が、認定を経て入所する特別な住宅と一般の住宅が区分されており、高齢者特別住宅では、介護者もOTやPTの指導を受けた准看護師や介護士であり、要介護状態が重度になれば、認知症も含め医療的なケアが必要なことに対応している。

住宅である以上、恒久的住宅すべてにおいて賃貸借契約を結ぶが、公務員による認定がその住居に住むために必要なものが、特別な住宅になり、日本でいう施設に該当するものになるが、言葉の差だけではなく、特別な住宅であるナーシングホームやグループホームに住んでいる人たちが住む期間が、平均半年とか1年半とか短いことでわかるように重篤な患者であるともいえるが、日本の施設のような重苦しさがないのが印象的であった。

 * ドイツでは1995年に健康保険、年金保険、失業保険、労災保険、に続いて「第五の柱」として介護保険が導入された。日本の介護保険は年齢制限があるが、ドイツの介護保険は要介護者と家族を社会的に支えるサービスの提供が住民すべてに適応されるものである。

スウェーデン医療での変化

医療における変化のポイントは、経済学と医療経済の視点であきらかになる。

まず経済学の視点であるが、『現代の経済学』(根井雅弘) によれば経済学者のフリードリッヒ・ハイエクは、全体主義に自由主義、民主主義に権威主義的政府を対比する。これは、前者は政府の大きさ、後者は誰が政府を主導するのかにフォーカスしているかの対比軸の違いであるという。

その意味では、通常は民主主義に自由主義、全体主義に権威主義的政府の親和性が高いのだが、スウェーデンは全体主義で民主主義の国、逆に中国は権威主義的政府であり、自由主義を推進してもおかしくはないのであろう。現在の穏健党を中心とした政権は、この全体主義すなわち大きな政府のところにすこしずつメスを入れようとしている。

また、医療経済学の視点では、コスト、質、アクセスという医療経済において両立しないという3つの視点が重要である。スウェーデンではコストは国が

担当しており，自己負担は安い。質については，特に悪いわけでもない。問題はアクセスである。

　上述した国民性と相俟ってか，スウェーデンでは日本のようにすぐに医師を受診することはなかった。原則的に最初に看護師による電話トリアージがあり，また，軽い病気と考えられれば予約で何日か待つことになる。逆に救急というのは予約をせずに地域医療センターを受診することを指すが，この場合も何時間も待たされることがある。

　このような国であっても待たずに診察を受けたいとか，風邪のように軽い疾患でも医師を受診したいというニーズが徐々に生まれてきており，民間医療保険にも加入者が増えてきている。当然，民営化の流れと相俟って，株式会社を含め民間クリニック*も数多く生まれてきており，そこでは民間保険の患者は，すぐに受診が可能である。逆に民間のクリニックは質の競争を行って，たとえば公的ができない最先端のことを行って公的なクリニックから患者を取ろうというのではなく，アクセスでの優位性を前面に打ち出して競争している。

　頑健な制度であるがゆえに，こういった民間保険購入者が，税を支払いたくないといった流れがもし起きてくれば，スウェーデンの医療制度に大きなひびが入ることになるかもしれない。

　また，ケアモデルが生活に密着したものと考えればその代表として考えていいであろう。広い意味でのQOL（Quality of Life）概念を中心とした生活モデルの中では，治療中心の医療システムはサブ的なシステムとなるからだ。その意味では，スウェーデンのモデルはかなり進んでいるといってもいい。

　しかし，一番の問題は日本が，このようなケアモデル，中でも生活を中心にしたサブシステム的な医療という選択肢を選ぶことができるかである。

　多くの日本の医療従事者はこのスタイルを望まないであろうし，その場合に，人口が多く合議型の政治システムを持つ日本では，このスタイルを取り入れることは無理ではないかというのが私の考えである。さらに，医療側から分析する限り，またいくつかの著書を拝見する限り，スウェーデン人は非常に個人を重視し，合理的な決定，たとえば終末期の余分なケアを行わないといった判断をしているようだ。

　もちろん，これは，キュアからケアへという流れを否定するものではない。

医療の範囲を少し拡大し，またその中でキュアからケアへのシフトは選択肢としてはあり得ると考えている。

なお，コーポラティズムという概念もある。「社会変動の中の福祉国家」によれば，これは，オーストリア，スウェーデン，西ドイツ，およびオランダで発展した，ナショナル・レベルにおける資本と労働の中央集権化されたパートナーシップ体制である。ミシュラによると，コーポラティズム型福祉国家が成立し得るためには，社会民主主義政党と労働運動の確立された伝統があることが前提となる。ベヴァリッジ型福祉国家においては，市場経済の諸傾向を国家介入によって「修正」しようとするアプローチが基本になっていた。これに対してコーポラティズム型福祉国家においては，資本と労働との関係を，相互依存の関係として機能的に統合しようとするアプローチが基本になっている。換言すれば，コーポラティズム型福祉国家は，資本と労働という2大グループ間の合意と協力を通じて，生産的な市場経済と高度に発達した社会福祉システムを維持しようとするのである。このような協力の制度化は，社会的パートナーシップと呼ばれている。

　　　＊　スウェーデンでは病院というものは定義されておらず，医師がいる病床がある看護施設を病院と呼ぶ感覚だという。
　　＊＊　日本でいういわゆる民営化は，民間への業務委託として行われる。病院では，1990年代に行われたカピオ聖ゲラン病院へのストックホルムでの例が有名であるが，その後，あまり進んでいない。これは，一時期政権を取り戻した社民党の方針にもよるが，現在も方向としては有力である。

スウェーデン在宅医療

スウェーデンにおける在宅医療を理解するには，在宅医療やケアの全体像を理解しなければならない。まずベースには，地区診療所（民間も含む）や市の看護師，准看護師（スウェーデンでは介護は准看護師が行うことが多い），理学療法士等が在宅の患者を訪問する訪問看護がある。ここには普通，医師は参加しない。対象は一般の住居になる。医師は，かかりつけ医として往診（日本でいう在宅医療）を行うことはあるが，さほど頻繁に訪問することはない。極力，来院してもらう方向である。

一方，日本でいう介護保険の施設に当たる特別な住居（スウェーデンでは，このような住居にはキッチンがあり，家賃を支払ったりしなければならず，住居に相当）における医療では，看護師は常駐し，医師は嘱託医として週に1回くらい訪問する。

患者が特別な住居に入った場合には，かかりつけ医はそのまま診療を継続してもいいし，特別な住居における嘱託医師に任せてもいい。なお，死亡の確認は，それが予想され医師からの権限移譲が行われておる場合には看護師でも可能である。

一方，在宅ケアは，一般の住宅の場合にはホームヘルプとして24時間対応で行われている。

高等訪問医療

高等訪問医療とは，地区診療所が行っている場合もあるが，病院が中心となり，24時間対応で，医師も参加する在宅医療である。地区分けにしていることが多く，たとえばストックホルム県では15の地域に分かれている。

なお，文献によっては高等訪問看護と書いてあるものがあるが，医師が行っている場合もあるので，看護という表現は的確ではない。

患者は主に，がんの患者で化学療法や緩和ケアを行う。そのほかにはCOPD（Chronic Obstractire Pulmonary Disease：慢性閉塞性肺疾患），ALS（Anyotrophic Lateral Sclerosis：筋萎縮性側療硬化症）等重度の患者に対応する。

なお，スウェーデンで最初の高等訪問医療は1961年にリンショピング病院でストックホルム県では1980年代初頭にスタートしたものが多い。

ポイントは，この高度在宅医療が，スウェーデン医療の改革の1つの方向性であるということである。

参考文献

池田省三「サブシディアリティ原則と介護保険」『季刊社会保障研究』秋，2000年，200‐201頁。

猪飼周平『病院の世紀の理論』有斐閣，2010年。

奥村芳孝『スウェーデンの高齢者ケア戦略』筒井書房，2010年。

小澤徳太郎『スウェーデンに学ぶ「持続可能な社会」』朝日選書，2006年。

神野直彦『「分かち合い」の経済学』岩波新書，2010年。
北岡孝義『スウェーデンはなぜ強いのか』PHP新書，2010年。
河本佳子『スウェーデンの作業療法士』新評論，2000年。
高岡望『日本はスウェーデンになるべきか』PHP新書，2010年。
橘木俊詔『安心の経済学 ―― ライフサイクルのリスクにどう対処するか』岩波書店，
　　2002年。
橘木俊詔『安心の社会保障改革』東洋経済新報社，2010年。
堤修三『介護保険の意味論』中央法規出版，2010年。
富永健一『社会変動の中の福祉国家』中公新書，2001年。
根井雅弘『現代の経済学』講談社学術文庫，1994年。
真野俊樹『入門医療経済学』中公新書，2006年。
真野俊樹『グローバル化する医療――メディカルツーリズムとは何か』岩波書店，
　　2009年。
真野俊樹「スウェーデンの医療とその変化」『日本医事新報』No. 4555，2011年。
丸尾直美『スウェーデンの経済と福祉――現状と福祉国家の将来』，中央経済社，
　　1992年。
山口真人『日本の理学療法士が見たスウェーデン』新評論，2006年。
湯元健治・佐藤吉宗『スウェーデン・パラドックス』日本経済新聞出版社，2010年。
渡辺博明「スウェーデン社会保障研究の動向」『大原社会問題研究所雑誌』No.518，
　　2002年1月。

第3章
デンマークの医療と医療政策

1 デンマークとはどのような国なのか

デンマークという国

　北欧とは，アイスランド，スウェーデン，デンマーク，ノルウェー，フィンランドの5カ国が北欧理事会（Nordic Council）加盟国で，北欧諸国とされる。その中で人口も大きく雄とされるのがスウェーデンであるが，小さくてもあなどれないといわれる国がデンマークである。

　北欧には，「スウェーデン人が作って，ノルウェー人が運び，デンマーク人が売る」という冗談があるというが，デンマークは19世紀半ばドイツに敗戦したとき，国には人的資源しかないと思うに至ったという。デンマークの資源は人にあるからこそ，人を大切にし，教育を国の最大の投資と考えている。

　国の広さは九州くらいで，人口は2010年デンマーク統計局によれば約554万人，首都はコペンハーゲンである。コペンハーゲンはデンマーク最大の都市で，コペンハーゲン（ケベンハウン）自治市の人口は52万人。コペンハーゲン（ケベンハウン）県の人口は112万人である。このことからもわかるように，デンマークは人口が分散していることが特徴である。

　平等はデンマークでは高い優先順位が与えられている。女性はコペンハーゲンではほとんど，あるいはまったく差別に遭遇しないだろうし，デンマークの付加価値税は25％で，教育を除くすべての商品・サービスに例外なくかかる。

　また，サービス精神が少ない国のようにも見える。これはおそらく優先順位というものを非常に考える国であるからではないだろうか。日本人はアクセスの良さをサービスの中の重要な要素と考える。デンマーク人はある意味，合理的に費用対効果で考える。したがって優先順位の低い医療にはアクセスが悪い

79

がごとく，日本人にはきわめてサービス精神が低く感じられると思われる。しかし，これは，たとえば命にかかわるものではないので後回しにしていい，といった発想から生まれるものかもしれないのである。

余談だが，スカンジナビア3国の運営のスカンジナビア航空（SAS）は，昔は優れたサービスで知られた（ヤン・カールソン著／堤猶二訳『真実の瞬間』）。最近は経営危機もあり，残念ながら話題にも上らないが，この飛行機のトイレは妙に広い窓があることが自慢らしい。しかし，その分トイレの数が狭くなるので待ち時間が増える。

デンマークの自慢の1つは国民の満足度の高さである。2006年に行われた，世界に暮らす約8万人を対象に178カ国の国別データと，国連や世界保健機関（WHO）等の国際機関から提供された研究に基づいた英国レスター大学のホワイト教授の調査では，デンマーク国民の満足度が世界一とされる。

反論としては，他の北欧諸国も高得点であり，また北欧諸国は一般的に，自己満足度が非常に高く出る傾向にある（大西，2007）という。これには，気候が厳しく我慢の国民だからだとか，文化のためという話もあるが，満足不満足は主観的なのでぶれが大きいが，デンマークでは合理性を基準に制度が作られているので，ぶれがないのではないだろうか，というのが筆者の解釈である。

　　　＊　私見だが，むしろ最近では従業員重視（マイペース）のサービスで知られているかもしれない。

デンマークを流れる思想

デンマークを流れる思想はなんであろうか。浅野仁・牧野正憲・平林孝裕『デンマークの歴史・文化・社会』によれば，

> 「『エリート』の生活が，『富裕な』生活あるいは教養的な『文化』生活，また『聖職者』のような生活が，理想的とする生活ではない。『農民』の暮らし，『労働』する人々の生活に，もっとも高い価値を置いている。そして，どんな場合でも国民みんなが平等であるような生活に価値をおく。
>
> しかも彼らは，権力の運用に当たっては十分な分別をもち，また節度をもわきまえていたことは注目に値する。

そしてこの価値観があって、スタウニングのように、タバコ産業で働く一人の未熟練労働者が、デンマーク史上もっとも尊敬される首相にまでなることができたとも言えるだろう。そして、さらにまた、この価値観があってこそ、国家権力が市民を抑圧する支配者として君臨するのではなく、市民に対する奉仕者として努力する社会を築き上げることが可能となったとも言える。こうした基盤があってはじめて福祉社会は、まことに適切に機能することになったのである。」

「制度は、国家の一般的な財源によって運営され、雇用主および被雇用者からの特定の金銭的負担を求めないという点で、ドイツ型の社会保険制度とは決定的に異なっている。またデンマークが採用した社会政策の観点では、対象者は労働市場の中核から外れ、その周辺でかろうじて仕事を得ている社会的弱者である。社会保障制度の対象は、健康に恵まれない人、低い教育しか受けられなかった人、劣悪な社会環境にある人、このような人々である。そのような人々は、なかなか仕事が得られないうえに、真っ先に人員削減の対象となるからであり、彼らが最も社会的扶助を必要としているからである。税金によって賄われるデンマークの制度は、ドイツ型の制度に比べ、このような人々を困窮から救済することができる。」

また、ケンジ・ステファン・スズキ『消費税25％で世界一幸せな国デンマークの暮らし』によれば、

「デンマークでは、どの企業に勤めても職種が同じなら給料は同じです。たとえば世界的な玩具メーカーのレゴ社に勤めても、地方都市の名もない会社に勤めても、『デンマーク法学・経済学士組合』の組合員として同じ経理職の仕事をするのであれば、給料に差はありません。日本のように企業単位で労使交渉が行われるのではなく、職種単位で行われるため、こうした給料体系になるのです。
　そのため、転職する場合は企業を変えるのではなく職種を変えるという発想になります。たとえば先に『事務補佐員』という職種が登場しましたが、

給料を上げたければ企業を変えても意味はなく，職種を「事務員」に変えるなどの転職が必要です。そのためには先にあげた大工の例のようにグレードアップした資格の取得をめざして学校に通うことになります。」

という。

　このように「農民」や「労働者」重視の価値観が強く，それに合わせて制度が作られている国なのである。

デンマークの政治と医療

　議会は一院制（179議席，任期4年）で，現在の政府は自由党，保守党による右派・中道連立政権）であり，首相はルッケ・ラスムセン（自由党）であったが，2011年9月の選挙で，野党であった社会民主党のヘレ・トーニング・シュミット氏がデンマーク首相になった。

　このあたりは，福祉国家であり右よりの政権が10年間つづいたということで，次回の選挙では北欧の伝統でもある社会民主党政権が奪還するのではないか，といわれていた予測通りであった。

　政府組織が，ある意味民間組織のように，頻繁に変わるおもしろい点がある。日本でこんな話が新聞に載ったこともある。たとえばデンマークでは，内務保健省の保健の部分が厚生省に当たり，日本の厚生労働省に当たる保健省であるが，現在は日本の総務省に当たる内務省と一緒になっている。これは，社会民主党政権にもしなったら再び分離するといわれているが，2010年の2月23日からこうなっているのだ。理屈はある。地方分権が進み地方が医療や介護を提供しているわけであるから，地域を管轄する内務省と合同のほうがいいというわけだ。しかし，日本人から見ればこんなに大きなことが簡単にできてしまうのが興味深い。もっとも，現場の部局が統合されたりするわけではなく，そのままのこっているので現場に混乱は少ないという。なお，公務員の解雇はありえる。

　この内務保健省の役割は，ヘルスケアのファイナンスと精神保健，医療保険，薬事の認可，薬局の管理を行っている。なお，この省には伝統的に医師はいないという。

表 3-1　国民の健康状態

	2006年の平均寿命（女性）	2006年の平均寿命（男性）	2006年の乳幼児死亡率(1)	2003～04年ガンによる死亡率(2)女性／男性	2004～05年脳梗塞による死亡率（％）
ドイツ	82.4	77.2	3.8	128／210	10.9（1999年）
カナダ	82.6（2005年）	78（2005年）	5.4（2005年）	145／213	13.1
デンマーク	80.7	76.1	3.8	186／245	7.2
スペイン	84.4	77.7	3.8	99／228	11.5
米国	80.4（2005年）	75.2（2005年）	6.9（2005年）	140／203	—
フランス	84.4	77.3	3.8	113／244	11.2
ギリシア	82.0	77.1	3.7	108／209	—
イタリア	83.8（2004年）	77.9（2004年）	3.9（2004年）	122／231	8.5
日本	85.8	79.0	2.6	99／208	3.3
ノルウェー	82.9	78.2	3.2	135／201	8.0
オランダ	81.9	77.6	4.4	146／236	9.2
ポルトガル	82.3	75.5	3.3	107／211	9.4
英国	81.1（2005年）	77.1（2005年）	5.0	149／214	5.5
スウェーデン	82.9	78.7	2.8	130／177	8.4

注（1）　出生1000人に対して1年以内に死亡した乳幼児の人数
　（2）　人口10万人の対ガン死亡率
出所　OECD/IRDES, 2008年。

医師がアドバイザーとして参画するのは，以前は独立していた保健管理庁（National Health Board）で，医師の資格，DRG（Diagnosis Related Group）の管理，診療ガイドライン等医療的な管理を行っている。

最後にデンマークの平均寿命の問題に触れざるをえない。デンマークの平均寿命は，表3-1に示すように必ずしも高くない。

この理由は，保健省でのヒアリングによれば，まず喫煙が挙げられる。実際に先進国とは思えないほど街のあちこちでたばこのにおいがした。さらに食生活である。食事には塩分が強く野菜が少ない。後述するように糖尿病対策，肥満対策が重要視されている。さらには運動不足があるという。運動は一部の人には生活の中に非常に熱心に取り入れられているが，多くの人は運動不足である。

このような公衆衛生の問題が寿命の短さにつながっているというのが見解で，医療制度はあまり関係ないのではということであった。

また，北欧諸国はかつて自殺率が高いといわれた。しかし，デンマークでの

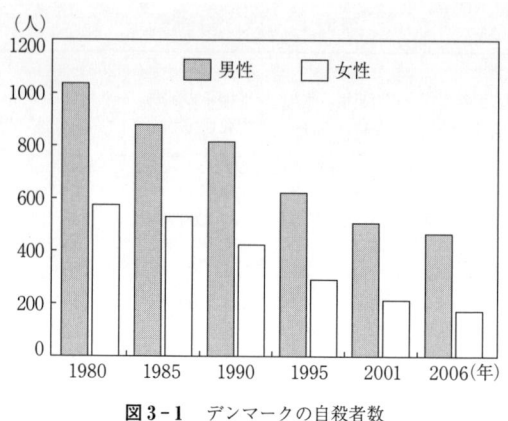

図3-1 デンマークの自殺者数
出所　デンマーク統計局。

自殺率は年々減少している（図3-1）。これはスウェーデンでも同様の傾向にある。

2　デンマークの医療体制

デンマークの医療の状況

対GDP比の医療費は，2007年のOECDヘルスデータで9.7％，平均在院日数3.5日である。医療費の増加のスピードが他のヨーロッパ諸国に比べると早くないというので，厚生労働省に当たる内務保健省でも，医療経済学の権威である南デンマーク大学キェル・メラー・ペザーセン教授の話でも医療費抑制の話は中心のテーマではなかった。しかし，県の保険者連合（Danish Regions）に管轄されていたデンマーク医療研究所では今後の高齢化を意識し，医療費抑制は大きなテーマであった。

2011年で公立の一般病院は55。1万5000床である。日本の人口の22分の1くらいであるから，いかに病院が少ないかがよくわかる。最近20年くらいで4分の1くらいに減少したという。2012年の調査ではさらにこの病院数を減少させ，さらに3分の1くらいに集約化を図っているという。

なお，2011年で精神病院は14で，3500床である。マクロでは税金が84％，残りが16％である。98％の病院が公立（公社立含む）で残りの2％が民間である。

また、医療のファイナンスが100％税方式である。これは、税方式が中心であった英国で保険の割合が増えていること、スウェーデンでも社会保険料が使われるようになっていることを考えると興味深い。この理由は、前述のペザーセン教授によれば、税のほうが行政的にコントロールしやすく、病院や医師の収入も一カ所で支払いが可能、一方、保険のほうが柔軟であるということであった。そういった点で、ペザーセン教授は、シングルペイヤーの社会保険システムに関心があるようであった。

　病院の受診においては無料である。ただし、薬剤に関しては、自己負担が高く、また歯科はほとんど償還されない。そのために、この部分の、すなわち自己負担に対する民間保険あるいは待たずに受診したい人のための民間保険がある。この民間保険に50万人が自ら会社を通して加入している。

　加入率が高く見えるが、この自己負担分に対する保険は、デンマークが1973年に医療を保険から税金でファイナンスするシステムに変更したときの名残である。

　つまり、1973年まで存在した疾病金庫を受け継ぐ形で、非営利で運営されている「デンマーク」という民間医療保険があり、これは、医薬品や歯科治療等の自己負担を軽減させるための保険で、多くの人が加入している。

　菅沼隆によれば、スウェーデン、ノルウェーとも異なる「デンマーク独自の特質」と見られている経済合意は、県と市の財政規模を決定する最も重要な要素であり、デンマークの保健医療経済の枠組みを決定している。これは6月合意ともいわれるが、地方行政にかかわる政治家、コミューネ、県連合と議論してバジェット（一括補助金）を決め、その後に内務省が配分を決める仕組みである。

　たとえば、2000年合意は、県の病院政策に関する包括的な検討を加えたものであり、単なる経済合意というよりは、保健医療政策合意といったものになっているという。

　このように、交渉による調整が保健医療の方向を決める大きな手段になっている。

　　＊　1998年から2003年で病院数は79から57に、ベッド数も19472から17548に減少し、平均入院日数は5.8日から5.0日に減少（大西 PRI Discussion Paper Sevies）。

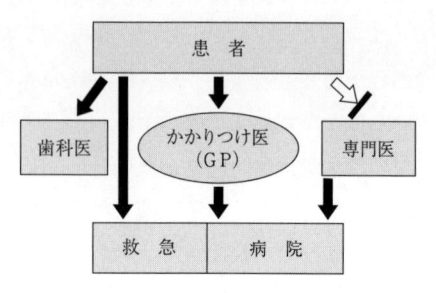

図3-2 患者の医師受診の形
出所　デンマーク内務保健省資料。

＊＊　医薬品については，自己負担（一定額まで全額自己負担。これを超える自己負担割合は段階的に逓減）。

ゲートキーパーとしてのかかりつけ医の位置づけ

医療提供体制は，3層構造である。1層目がこの項で述べるかかりつけ医である。予防注射の接種のようなことも行う。2層目は病院医療である。

さらに後述するが，3層目として予防とかリハビリを行うセンターがある。まずかかりつけ医について述べたい。

デンマークでも税で医療をファイナンスしている国の特徴であるゲートキーパーあるいはゲートアドバイザーとしての（登録制，ここを通じないと専門医療を受診できない）かかりつけ医制度を持っている（図3-2）。

なお，ここでいう専門医療は病院だけでなく，専門的な医療すべてを指す。

さて，このように見てくると，スウェーデンや英国と同様のかかりつけ医制度に思えるかもしれない。しかし，収入に特徴があり出来高払いによる収入が73％を占め，人頭での登録からの収入は少ない。また登録患者数も地方であっても1500～1600人と比較的少ない。全国で約3600人のGP（General practioner：かかりつけ医）がいる。開業の形態はさまざまで，グループで行ったり，グループ開業医院に勤務したり単独で行ったりである。単独開業は3割ほどである。

出来高の部分は，英国のようなP4P（pay for performance）は議論はされているというがまだ導入されてはおらず，検査などの収入で，たとえば，糖尿病

だと，

　受診（General consultation）　　　　129 Dkr（デンマーククローネ，日本円で約1800円，2011年9月25日のレート）

　糖尿病予防の相談
　（Preventive consultation diabetes）　265 Dkr

　糖尿病治療のスケジュール作成
　（Schedule Shaping diabetes）　　　　30 Dkr

　糖尿病の検査（Test II diabetes a35）　299 Dkr

　定期的な糖尿病のモニター
　（Annual monitoring diabetes）　　　353 Dkr

という診療報酬の設定になっている。

　このような状況なので，かかりつけ医は比較的高収入で1万Dkr（経費支払い後の年収，税引き前で約1400万円）ということである。

　またかかりつけ医を通じないと専門医療を受診できないことは，こういった制度の国ではどこも同じであるが，眼科や耳鼻科においてはかかりつけ医を通さなくても受診が可能（公的にファイナンスされる）な仕組みのようであり，柔軟に運用されている。なお，デンマークでは，医療事故により，刑事上あるいは行政上の処罰がなされることはない。

　保険制度上，患者は2種類の仕組みがある。98.4％の患者が行っている仕組みは，1人のかかりつけ医を登録する仕組みである。この場合には受診による追加の料金はいらない。もう1つは，1.6％の患者が行っている仕組みである。これは追加料金がかかるが，かかりつけ医を固定しなくてもよくて，病院外の専門医を受診できる。しかし，こちらの仕組みを選ぶ人がきわめて少ないことが，デンマークのかかりつけ医の自信にもなっている。

　仕事内容については，在宅が少ないことが見て取れる。

病院の自由選択制度

　税による医療ファイナンスを行っている国に共通な問題が待機期間の問題である。デンマークでもこれは大きな問題とされており，1993年1月から病院の自由選択制度が実施された。それ以前は，県は完結した医療圏と見なされ，か

かりつけ医の受診ののちに住民は県内の病院に受診・入院することが原則であったが，待機期間が長い場合には他県の医療機関の受診が可能になった。

2002年からは2カ月を超えて病院待機期間が生じる場合には，国内・国外の別の病院で治療が無料で受けられるようになり，この待機期間の基準は2007年に1カ月とされた。また，2007年の改革で　株式会社病院にも待機期間の解消においてのみ公的なファイナンスを受けることが可能になった。そのために，2007～2008年に民間の株式会社病院が増加した。また，警備の株式会社のファルクが救急搬送を行ったりしている。

このように，2007年の改革では，中道右派政権のもとで，新自由主義的な改革がとられたといえるが，スウェーデンのように薬局の半分が株式会社になるといったまでの改革にはなっていない。むしろ，株式会社病院数もその後はあまり増えておらず，薬局も原則的には個人商店である。また，2008年には，民間病院並みの給与を求める公立病院の看護師など，医療従事者のストライキが起きた。

出産にかかる費用は，すべて無料となり本人負担はない。妊婦となってからの検診もすべて無料で受けることができるが，なお，歯科等を中心に患者の海外流出が起きている。これは，やはり医療機関のサービスマインドの欠如と自己負担による高額な治療費による。

3　地方分権と病院

地方分権の徹底

2007年1月にデンマークでは大幅な行政改革が行われた。従来，国は年金と高等教育，アムト（County：県）は医療と中等教育，コミューネ（Municipality：市）が福祉と義務教育を管轄していたが，合併で271あったコミューネの数を減らし，サイズを拡大し98（平均人口5万5000人）とした。さらにアムトを撤廃し，その代わりに全国を5地区のレジオン（平均人口106万人）にまとめて医療に特化した。

分担としては，GP，専門開業医，病院でのリハビリ，大人の歯科がレジオン，予防と健康増進活動，病院外のリハビリ，アルコールや薬物乱用の治療，

子どものケア，子どもや特殊な歯科（無料），学校の保健活動，在宅看護がコミューネの担当になる。

デンマーク地方分権がきわめて進んでいるのは，税の扱いにも表れている。医療は広域化が必要なのでいわゆる県に当たるアムト（スウェーデンではランスティング）が行い，市に当たるコミューネが介護を行う構図はスウェーデンと同じだが，2007年の改革により，コミューネにしか税金を徴取できなくなった。いいかえれば県税がないということになる。しかし，予算の70%が医療に回るというアムトにおいて，この改革は大きい。目的は，生活者により近いと考えられているコミューネが，ある意味医療と介護に全部責任を持つという思想である。

保健医療へのファイナンスは，中央政府がアムトに地域枠と後述するDRG（Diagnosis Related Groups）によって活動量に応じて支払いをする。またアムトはアムト間の患者移動分を支払う。

こういった動きのために，病院から多くのOT（作業療法士），PT（理学療法士）が市の介護部門に流れるといった変化もあった。この背景には生活者を起点に介護と医療を統合していこうという流れが見える。もともと統合的なケアの考えは1990年代に導入された。つまり，施設も入居者の最後の住まいで在宅と全く変わりなく，どこにいてもその人に必要なケアを提供するという方針である。同時に看護と介護も統合された。看護と介護のどこが異なるか，医療行為とは何か，職種の境目でどちらでも良い作業は境目となったのである。訪問看護と在宅介護は同じチームにまとまり，介護と看護の中間ができる社会保健アシスタントという資格が伸びている。同様にOTとPTも統合し，それぞれの専門性を活かして同じチームで予防・リハビリ活動に取り組んでいる。

このように変化を起こしている介護情勢ではあるが，福祉の3原則は変わっていない。つまり，①に自己決定，②に継続性（住み慣れた場所でいつまでも），③に残存機能の活用である。もちろん，北欧式トランスファーテクニック（原則，持ち上げない，自然な動きをとる，利用者の積極的な参加，水平方向の動きに変える）も現存している。

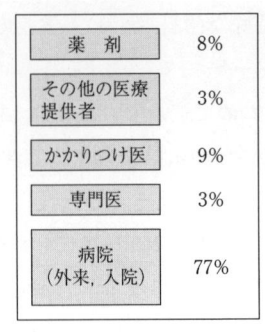

```
薬剤                    8%
その他の医療提供者      3%
かかりつけ医            9%
専門医                  3%
病院（外来，入院）      77%
```

2009年の公的医療費，大体95ビリオンDKr
(=12.6ビリオンユーロ)

図3-3　提供者ごとの医療費の区分
出所　ペザーセン教授資料。

病院へのファイナンス

図3-3に示すように圧倒的に多くの費用が病院で使われている。1999年に一部の病院でDRG方式での病院への支払いが部分的に導入された。さらに，病院へのファイナンスは経済合意で2003年1月からDRG方式の試験的導入が決定され，2004年経済合意で年1月からすべての県に方式が導入されている（菅沼隆「デンマークにおける保健医療予算の決定メカニズム」）。

これもかかりつけ医への支払いと同様に，DRGを通す分と出来高部分が約50％ずつということで，病院の柔軟性が保たれている。

支払いは1入院いくらという米国のDRG/PPS（Prospective Payment System）と同様であるが，出来高部分が大きいことが特徴である。そのせいもあってか医師も当初は反対していたようだが，現在はむしろ協力的である。当初，Nord-DRGという米国のHCFA-DRGからきたコードを北欧では使っていたのだが，医師の指摘（デンマーク流のやり方がある）ということで，現在はデンマーク独自のコード体系になっているという。しかしながら，簡素を重んじる国なので，むやみにコード数を増やしているわけではない。

なお，株式会社病院には厳しく，公立病院に比べると割り引いて支払われているようである。

薬剤に対する考え方

 デンマークには,糖尿病治療薬が主力商品であるノボノルディスクファーマ,日本ではあまり知られていない皮膚病や血栓症に強いレオファーマといった製薬会社があるが,人口が少ないために最初から国内消費を当て込んでいないのか,国内での薬剤に対する管理は厳しい。その結果,薬剤の使用量は非常に少ない。

 特に2005年に導入された同効力品の最も安いものに償還価格を合わせるという政策もあって,デンマークの薬剤費はかなり少ない。しかし,デンマーク県保険者連合によれば,薬剤費が高いことが医療費に影響があると主張されてはいた。

病院の集約化と国民性

 デンマークでは,病院の集約化が非常に進んでいる。その理由は,生活者起点で医療サービスの再構築をしたためという。その結果,地域で介護や福祉の部分が行われるようになり,医療が集約化された。これはスウェーデンも同様の動きである。

 しかし,これは医療が手薄くなったのではない。猪飼周平の『病院の世紀の理論』における「病院がケアに従属するサブシステム」になったようにも見えるが,むしろポーター,ティスバーグの『医療戦略の本質——価値を向上させる競争』や著者『医療マーケティング 実践編』も書籍を出しているマーケティング理論の顧客起点のサービス再構築であろう。21世紀が地域包括ケアの世紀というのは,QOLを重視しなければならないという医療提供者の視点と患者の視点が融合している。ただ,スウェーデンでもそうだが,この変化には介護職,医療職の大きな価値観の変換が必要である。

 ただし,看護師への権限移譲はさほど進んでいるわけではなく,いわゆるNP[*](ナースプラクテクショナー)といった制度はなく,ヒアリングした看護師によれば「処方は医師」ということで,処方についての権限移譲の意識は低かった。

 一方,デンマークでは一度生きることを選んで人工呼吸器を装着しても,また外すことができるといったように,独立した個人としての選択が重視されている。

千葉忠夫『格差と貧困のないデンマーク』には下記のような例も出ている。デンマークの第三の都市，オーデンセでは麻薬患者による犯罪を抑えるために，2010年5月からある施策をはじめたという。それは，麻薬患者にヘロインを配るという施策である。同書によれば，

「ヘロインを購入するには，月100万円ぐらいかかります。そのお金を得るために，麻薬患者は犯罪を犯します。その数が増加したため，オーデンセでは犯罪を防ぐためにヘロインを配ることにしたのです。そのほうが安上がりだと，国民が判断したのです。

麻薬患者はある場所に行くと，1日2回ヘロインをもらえます。ヘロインをもらえる人は，その場所まで行けて，しっかりと注射針を消毒して自分で注射を打てる人です。現在，8人程度が利用しているようです。

麻薬をやめさせるのではなく，犯罪を抑止する目的でヘロインを配っているので，その患者には何の治療にもなりません。麻薬でからだを壊して，死につながることになっても，それは自己責任です。

もちろん，麻薬をやめるための施設も存在しています。施設に入って麻薬をやめるか，ヘロインをもらい続けてからだをボロボロにするかは，自分が決めることなのです。

その制度を利用している麻薬患者は，普段は自由です。ほとんどが早期年金を受け取っている社会的障がい者で，かつヘロインまで支給されているのです。」

このように，国民性やQOLに対する考え方が日本と違っている部分も多いので，病院が減ったという単なる箱モノの話にしないほうがいいと思われる。なお，民間病院としては非営利の慈善病院も少数存在している。

　　　＊　専門性が高い看護師で一部の医師の業務を代替する。

病院における質の管理

病院はISOの取得が義務づけられている。おそらく，当初は国も小さく自らの基準を作ることができなかったのか，作る気がなかったのであろう。

医療の国際規格であるJCI（Joint Commission International）の取得病院が11病院あるのも特徴的である。同じ北欧の国でもスウェーデンにはJCI認証病院はない。また，株式会社病院等の民間病院が取得することが多いのだが，この国では，コペンハーゲン大学病院といった大きな病院での取得が特徴的である。

　ちなみに，デンマークでは，いわゆるメディカルツーリズムには積極的ではない。そもそも観光を産業として考えていないともいえる。ホテルにはスリッパもなく（頼めば出てくるのかもしれないが），レセプションにはあまり人がいない。またそもそも交通の案内がデンマーク語であり，これだけ英語が話せる人が多い国でありながら，英語が全く併記されていない。

　ただ，EUに加盟しているので，人，ひいては患者の流動化には積極的であり，職種によっては外国人も多い。自国人に待ち時間が長ければ海外の病院を受診することも奨励しているくらいで，逆に海外の患者も通常業務として受け入れている。

　ただ，他国でも見られることではあるが，JCIでいいのか，つまり国内の基準を作らなくてもいいのか，という話がでている。公的な病院が中心になっているからなおさらである。これを受けてデンマークでは国内の認証基準をJCIと協力して策定した。

　この基準はJCIほど厳しい基準ではないが，全病院が取得予定である。また，この基準はかかりつけ医用，薬局用，救急搬送用にも作られている（薬局自体にはJCIの基準はない）。

　そのほかに目立ったものはトヨタ生産方式（リーン・メソッド）の利用がある。ただ，ヒアリングの印象では，無駄を省く仕組み，つまり効率化の仕組みとしての認識が強く，質の管理の手法としての利用といった感じではなかった。

　ちなみに，大西淳也によればデンマークの大手200社のうち，ほぼ半数で，リーン・マネジメントが何らかの方法で実践されているということで，日本では筆者がリーン・マネジメントの書籍をわざわざ翻訳しなければならなかった（ロバート・チャリス著／真野俊樹監訳・福岡藤乃訳『世界標準のトヨタ流病院経営』）ごとく，日本から波及していったものではなく，デンマークあるいは北欧での現象と見たほうがいいであろう。

　もちろん，この物言いは日本の病院でのリーンメソッドの普及を否定するも

のでは毛頭ない。

県から市へ——つまり医療から介護・福祉へ

　最近の傾向は，予算を県から市へ移すというものである。2007年の改革で，県の徴税権がなくなったのは述べたとおりであるが，これがまさに地方分権であると同時に，医療から介護や福祉へという予算の流れを代弁しているといっていい。これも前述したが，その具体的な表れは病院数をさらに3分の1に減らすという点にもなる。その代わりに高度な救急対応はヘリコプターを利用する方向である。ちなみに，肝臓がんの手術を行う病院はデンマーク中に3つの大学病院しかない。こうやって高度医療の集約化を行っている。また，薬剤についてのHTA（Health Technology Assessment）の導入も検討されているようだ。

　一方，IT化については非常に積極的で，ヘルスポータルであるSundhed.dkが完成し，患者も自分のIDで，かなりの医療データにアクセスが可能である。また，分散していた医療系のシステムも統合され，市における介護の職員も医療のデータにアクセスが可能であり，逆に県における医療の職員も介護のデータにアクセスが可能な共通処方せん記録（Shared Medication record）が2012年には完成するといわれている。このような流れの中で遠隔医療も進められている。

4　新しい動きと病院の紹介

ヘルスセンター

　同じ流れと考えてもいいと思われるが，2007年の改革の医療分野の目玉とでもいうべきものは，ヘルスセンターである。これは予防を1つの目標にしたもので，スウェーデンでの医療の新しい方向性を示すものといえるかもしれない。

　これはデンマークでもそのニーズが上昇している，慢性疾患対策，高齢者への統合ケア，病院医療と介護への橋渡しの重要性の増加，リハビリテーションを反映して，医師以外の医療者のさらなる活用を意識して設けられたものである。アキュートセンターは病院に入院するまでは必要ないが，入院の必要性が認められた患者に対してのもので，実験的に設けられた。ヘルスケアセンター

は病院医療が必要ではない市民を集めて行うサービスを提供しており，かかりつけ医もサポートしている。ナースを中心にした医療のサポートを行う施設もこの中にある。

リシュー病院

リシュー病院は，デンマークの主要な医療施設であり，患者は全国から来る。病院はコペンハーゲン大学で健康科学学部の関連病院の位置づけである。

この病院は，フレデリック5世の名にちなんで1757年に設立された8000人の従業員を有する巨大病院である。医師は約1000人，看護師は約3000人という。6つの治療センターと学際的な2つのセンターを持ち，JCIの認証は2002年というかなり初期に取得し，3回の更新を行っている。

ここは，デンマークの最高峰医療機関として3次救急を行っており，ヘリポートが自慢である。平均在院日数は4.5日で，ベッド占有率は84.1％である。経営に関しては，院長に当たるCEO（Chief Executive officer）がアムトと目標設定をして行っている。

オーデンセ大学病院

北欧神話の主神オーディンから名前をとった都市であるオーデンセは，アンデルセンの生家があることで知られるデンマーク第3の都市である（といっても人口は14万人ほど）。

ここでは，オーデンセ大学病院を見学した。この地域最大の大学病院で1000床を有する。充実した患者図書館，アットホームな小児病棟を持つ。リーンメソッドの導入も行われていた。

5　介護施設と日本との比較

介護施設

介護施設もISO9000の取得が義務づけられている。

24時間介護の付いた高齢者住宅であるプライエボーリといわれる94人が在住する施設を視察したが，ケアをしてくれる人が非常に多く，部屋が広かった

(狭い部屋もあるが)。「プライエ(介護)ボーリ(住宅)」という概念は，ミニキッチン付きのリビングと寝室が別になっている住居である。同じような概念をスウェーデンでは，「特別な住宅」と呼んでいる。

実はこの点については，筆者が2011年の5月にスウェーデンに行った視察において(真野「スウェーデンの医療とその変化」)，フランスの介護施設の長から下記のような意見をいただいた。

「個人的にはデンマークが世界一のモデルだと思う。デンマークは人員配置がほぼ10：10で手厚い。また住居施設であり，病院ではない。私もそのように病院色の薄い，できるだけ住居ということを強調したい。その証拠に私たちのメディカルスタッフは白衣を付けていない。しかし残念ながら病院志向が強いのがフランスの現状である。」

「スウェーデンでは少々メディカル色が濃すぎるので，スウェーデンよりも医療色を落として家というような雰囲気にしたい。スウェーデンのよいところは，フランスより1人の使っている面積が広いこと(なお，デンマークが40平方メートルで，スウェーデン30平方メートル)。一方，デンマークのよいところは，さまざまな個人施設(プライエ*等のことか)があったが，それらを閉める傾向にあること。デンマークなどでは介護施設を閉めて在宅を増やしていった時期があったが，在宅を広げるには一定の限界があった。その時点では既に施設を閉めてしまっていたため，新しくグループホームなどを建てるようにした。**」

まさに，この言葉を体現しているのがデンマークの介護施設であった。

介護施設での中心は(スウェーデンもそうだが)看護師であって，ヘルパーの上位資格者の看護助手，さらに看護師があるという位置づけである。在宅も施設も看護師が中心といってもいいかもしれない。訪問した施設は夜も1名の看護師が常駐しているという。

看護助手についての医療行為は，たとえばインシュリン注射とか静脈注射であっても，その施設が適切な教育を施していればその施設においてのみ可能で

ある。

　医師については，かかりつけ医が診察に来るのが原則である。年に1回は最低のチェックということである。しかし，一方，施設側からは多くの医師が診察に来るし，コントロールがしにくくて困るという声が聞かれた。この施設では25人の医師が出入りしているという。なお，かかりつけ医の対応時間外（おおむね午後4時以降）の急変は救急センターに電話して，状況に応じて病院受診等の対応をとる。こういった高齢者のみの軽度な患者用の救急施設もコペンハーゲンでは建設されたとのことであった。

　人工呼吸器装着の患者もいるし，PEG（Percutaneous Endoscopic Gastrostomy），の患者も少数ながらいるとのことであった。なお，入所期間は平均すると3年とのことである。費用は医療等の必要度で異なるが4000Dkr（1クローネ20円で，8万円）から10000Dkr（20万円）くらいであり，払えない人には住居としての家賃補助があり，無料になる場合もある。

　また，外国人であっても入居は可能であるし，ヘルパーの国籍も多様で，アフリカやイラン等からも多く来ている。国籍はなんと36に上るという説明があった。

　コミューンからの監査はかなり細かいようで，多くの資料を役所に提出しなければならないので大変であると，施設庁の担当官が嘆いていた。

　デンマークの高齢者支援における特徴は，「個別サービス」があることである。高齢者が買い物等で移動するとき，病院へ行くときにタクシーを無料で使えるようなケースもある。バスや鉄道等公共機関は65歳以上は半額で利用できる。たとえば，眼の手術という医療サービスを受けに行く老人に，市はバスを使えとはいわないようである。

　　　＊　1988年に新規建設が廃止になったタイプの介護付き高齢者施設，パッシブからアクティブへのスローガンのもとにプライエボーリへの流れが作られた。
　　　＊＊　スウェーデンでも同様であるが，グループホームもプライエボーリに含まれる。

日本に似た問題点をかかえるデンマーク

　デンマーク医療研究所においてのプレゼンテーションでは，デンマークにお

ける医療の問題は，きわめて日本に似ている。それらは，
① 患者の期待の増加　ITの進歩による，また権威に対する尊敬心の低下が原因。
② また，患者はもっと詳しく聞きたがっており，医療に参加する気持ちが高まっている
③ それに対して説明の時間が増えている
④ 一方で，GPの訪問回数は増している
⑤ また，高齢者ほど入院医療が多くなる

といったことである。

　一方，介護施設において，多くの従業員が働いているのを見て，まさにここに雇用があると感じた。もちろん効率化を求めていないわけではない。イメージであるが，昔でいうギルド，今でいえば業界団体を重視している感じを受けた。これは中小企業が多い国であり，NPM（ニュー・パブリック・マネジメント：新公共経営）の流れもさほど強くないことを反映しているかもしれない。

　たとえば，スウェーデンでは薬局の半分は民営化され，株式会社も参入しているが，デンマークでは個人商店のままである。株式会社の参入は許されていない。クリニックも同じで，株式会社の参入は認められていない。

　また，日本の医師同様に他人の専門分野にはあまり介入しない感覚が見受けられ，勤務医には論文の作成が重視されているようだ。古き良き時代の日本を見るような気がする光景である。

　各論で学ぶこととしては，DRGでの支払いにおける出来高の割合の高さと，あまり極端ではないかかりつけ医制度ということになろうか。前者は，出来高の割合を高めることで，一入院包括払いの弊害を減らすこともできようし，後者は，日本があらたにかかりつけ医制度を導入するときの参考という感じになろう。

参考文献

浅野仁・牧野正憲・平林孝裕編『デンマークの歴史・文化・社会』創元社，2006年。
猪飼周平『病院の世紀の理論』有斐閣，2010年。
大西淳也『PRI Discussion Paper Series (No.07A‐07)』2007年。

ケンジ・ステファン・スズキ『消費税25％で世界一幸せな国　デンマークの暮らし』角川SSC新書，2010年．

菅沼隆「デンマークにおける保健医療予算の決定メカニズム——中央政府と県議会連合との経済交渉を中心として」『立教経済学研究』第58巻，第3号，2005年．

菅沼隆「デンマークの平均寿命はなぜ短いのか？」『週刊社会保障』No.2426，42-47頁，2007年．

鈴木優美『デンマークの光と影——福祉社会とネオリベラリズム』壱生舎，2010年．

千葉忠夫『格差と貧困のないデンマーク——世界一幸福な国の人づくり』PHP新書，2011年．

マイケル・E. ポーター，エリザベス・オルムステッド・ティスバーグ著／山本雄士訳『医療戦略の本質——価値を向上させる競争』日経BP，2009年．

松岡洋子「デンマークの高齢者住宅とケア政策」『海外社会保障研究』Autumn 2008，No.164，2008年．

真野俊樹『医療マーケティング　実践編』日本評論社，2009年．

真野俊樹「スウェーデンの医療とその変化」『日本医事新報』No.4555，2011年．

ヤン・カールソン著／堤猶二訳『真実の瞬間——SAS（スカンジナビア航空）のサービス戦略はなぜ成功したか』ダイヤモンド社，1990年．

ロバート・チャリス著／真野俊樹監訳・福岡藤乃訳『世界標準のトヨタ流病院経営』薬事日報社，2011年．

http://www.sum.dk/Aktuelt/Publikationer/Publikationer/~/media/Filer%20-%20Publikationer_i_pdf/2008/UK_Healthcare_in_dk/pdf.ashx

http://www.rigshospitalet.dk/RHenglish/Menu/About/?WBCMODE=p

第4章
米国の医療と医療政策

1 米国の状況と医療の特徴

米国という国

　米国は，北アメリカ大陸および北太平洋に位置する連邦共和国である。英国の北米植民地が1776年7月4日に独立を宣言して成立した50州とコロンビア特別区で構成される連邦国である。共和党と民主党による二大政党制で，それぞれの州は高度な自治権を持っているが，連邦政府の有する権限は非常に強大である。これは医療においても同じである。2010年の米国のGDPは世界第1位の14兆6241億ドル（約1200兆円）であり，1人当たりのGDPも4万6859ドルと高い。

　世界第2位の経済大国である中国の約2.5倍の経済規模を持つ。またドルもドル安ではあるが，依然として基軸通貨の位置づけを持っている。また，米国文化が資本主義社会の基本である「大量生産・大量消費」の側面を強く持っており，他の先進国と比べても1人当たりの資源消費量が格段に大きい。このあたりが，かつての勢いはおとろえたとはいえ，米国は世界第1位の超大国なのである。

米国の医療保険

　米国の医療費は2兆5095億ドル（1ドル＝100円として約250兆円，2009年）に上り，2007年の医療費が34.1兆円と伝えられた日本の7倍以上である。ここで簡単に米国の医療保険の仕組みを眺めてみる。

　米国では，日本のように国民全員が公的な医療保険に加入するという「国民皆保険制度」ではなく，多くの人が民間医療保険に加入している。しかしなが

ケンジ・ステファン・スズキ『消費税25％で世界一幸せな国　デンマークの暮らし』角川SSC新書，2010年。

菅沼隆「デンマークにおける保健医療予算の決定メカニズム——中央政府と県議会連合との経済交渉を中心として」『立教経済学研究』第58巻，第3号，2005年。

菅沼隆「デンマークの平均寿命はなぜ短いのか？」『週刊社会保障』No.2426，42-47頁，2007年。

鈴木優美『デンマークの光と影——福祉社会とネオリベラリズム』壱生舎，2010年。

千葉忠夫『格差と貧困のないデンマーク——世界一幸福な国の人づくり』PHP新書，2011年。

マイケル・E.ポーター，エリザベス・オルムステッド・ティスバーグ著／山本雄士訳『医療戦略の本質——価値を向上させる競争』日経BP，2009年。

松岡洋子「デンマークの高齢者住宅とケア政策」『海外社会保障研究』Autumn 2008, No.164，2008年。

真野俊樹『医療マーケティング　実践編』日本評論社，2009年。

真野俊樹「スウェーデンの医療とその変化」『日本医事新報』No.4555，2011年。

ヤン・カールソン著／堤猶二訳『真実の瞬間——SAS（スカンジナビア航空）のサービス戦略はなぜ成功したか』ダイヤモンド社，1990年。

ロバート・チャリス著／真野俊樹監訳・福岡藤乃訳『世界標準のトヨタ流病院経営』薬事日報社，2011年。

http://www.sum.dk/Aktuelt/Publikationer/Publikationer/~/media/Filer%20-%20Publikationer_i_pdf/2008/UK_Healthcare_in_dk/pdf.ashx

http://www.rigshospitalet.dk/RHenglish/Menu/About/?WBCMODE=p

第4章
米国の医療と医療政策

1 米国の状況と医療の特徴

米国という国

　米国は，北アメリカ大陸および北太平洋に位置する連邦共和国である。英国の北米植民地が1776年7月4日に独立を宣言して成立した50州とコロンビア特別区で構成される連邦国である。共和党と民主党による二大政党制で，それぞれの州は高度な自治権を持っているが，連邦政府の有する権限は非常に強大である。これは医療においても同じである。2010年の米国のGDPは世界第1位の14兆6241億ドル（約1200兆円）であり，1人当たりのGDPも4万6859ドルと高い。

　世界第2位の経済大国である中国の約2.5倍の経済規模を持つ。またドルもドル安ではあるが，依然として基軸通貨の位置づけを持っている。また，米国文化が資本主義社会の基本である「大量生産・大量消費」の側面を強く持っており，他の先進国と比べても1人当たりの資源消費量が格段に大きい。このあたりが，かつての勢いはおとろえたとはいえ，米国は世界第1位の超大国なのである。

米国の医療保険

　米国の医療費は2兆5095億ドル（1ドル＝100円として約250兆円，2009年）に上り，2007年の医療費が34.1兆円と伝えられた日本の7倍以上である。ここで簡単に米国の医療保険の仕組みを眺めてみる。

　米国では，日本のように国民全員が公的な医療保険に加入するという「国民皆保険制度」ではなく，多くの人が民間医療保険に加入している。しかしなが

ら，国の支出は医療費全体の50％近くになっている。

なぜだろうか。米国の社会保障の中心となるのは，1935年に立法化されて1937年に発効した社会保障法（Social Security Act）である。当初，この社会保障法は給与所得者の退職給付と一部の公的扶助のみからスタートし，1965年にはメディケア，メディケイドの採用等，多くの改正を経て現在に至っている。

1965年に65歳以上の人の公的な医療保険として「メディケア」が成立した。同年に，生活困窮者に対する医療保障として「メディケイド」が作られた。さらにメディケアは，1972年の改正で対象が65歳以上の者だけでなく24カ月以上就業不能の者，腎臓透析，腎臓移植を必要とする者に拡大された。メディケアは全国単一の保険者であり，加入者は4700万人ほど，米保健社会福祉省（HHS, U. S. Department of Health & Human Services）の中の組織であるCMS（Centers for Medicare & Medicaid Services）が運営に当たり，保険請求等事務手続きは各州で事務を委託された保険会社や非営利団体（ブルークロス・ブルーシールド等）を通して行われる。

メディケアは，全員加入の入院保険（Hospital Insurance）のPart Aと任意加入の追加医療保険（Supplemental Medical Insurance）のPart Bに分けられる。Part Bについては，米国では医師への支払いと医療機関に対する支払いが分離されているため，主として病院外来やその医師への部分の支払い，その他在宅医療や予防医学サービスの支払いに充てられる。さらに2006年からは，Part Dが追加され，薬剤の償還が決まった。ちなみに，Part Cとは，米保健社会福祉省から許可を得た民間医療保険会社が運営するマネジドケア型の保険で，メディケアに追加する形で消費者から選ばれる。このような公的医療も絶対額では米国は日本より多い。

なお，Part Aの支払いには，1983年から包括支払い方式であるDRG（Diagnosi Related Group）／PPS（Prospective Payment System）を導入している。最近では，メディケアにプラスして後述するマネジドケア型へも並行して加入することもできる。また，メディケアには入院期間に応じて定額の自己負担や，2割の自己負担になる病院外来への支払い等の自己負担部分を補う「メデギャップ」という保険もある。

さらに，高齢者で収入が少ない場合にはメディケアが基本となり，メディケ

イドが追加になる。メディケイドの連邦ガイドラインによる受給対象者は，生活保護に当たる追加保障所得受給者，児童のいる貧困家庭補助の受給者，さらに生活保護の給付は受けないものの医療費用を支払う余裕のない人，すなわち医療困窮者と呼ばれる人を州のレベルで追加できることとなっている。

米国の医療

米国で行われている医療は，果たして優れているのだろうか。

医療者の目から一言で言うと，医療機関の効率性・質については優れているかもしれないが，全体のマクロシステムについては，「そこそこ」から「悪い」といった評価ではないか。

理科系の学問である医学とは異なり，医療あるいは医療制度についてはただ一つの正解や真理はない。むしろその国の考え方，歴史，政策の在り方によって大きく異なってくる。その点では米国の医療を解釈するのは，実はとても難しいことである。なぜなら，米国は地方分権が非常に進んだ連邦国家であり，州の権限が大きく，米国の50州でそれぞれの医療制度があるといってもいい過ぎではないからである。米国社会では，ともすれば社会主義的，と批判されることもある，マサチューセッツ州における皆保険制度，メリーランド州における弱者に優しい独自の支払い方式などがそれに当たる。

病院の経営に限っていえば，日本の病院に比して質が外部から保証されている，あるいはする努力が外部に表現されているとはいえる。特に近年，後述するメディケアの支払いを担当するCMSが積極的に医療の質に介入するようになった。

たとえば，P4P (pay for performance) のプログラムがそれである。この仕組みは，医療の質をいくつかの指標で評価しようというものである。ちなみに，P4Pというのは，VBP (Value Based Purchasing) というCMSにおける質に見合った医療サービスの購入というプランでは，その一部分になる。VBPが，米国の保険制度の本質ともいえる。すなわち，提供者の提供する価値を購入する保険者が厳密に見きわめ，いいものを購入するという姿勢である。

CMSでは質の担保に大きく分けて2つの考え方を持っていて，1つは支払いでのインセンティブ，もう1つは情報公開によるインセンティブである。

P4Pは前者に当たるが，同時にCMSは情報も吸い上げており，情報公開をも考えている。

しかしながら米国の病院は資源の投入量が日本と比してとても多い。たとえば人的資源についていえば，病床当たりの看護師や医師数は国際基準から見ればきわめて高く，当然，医療費支出も高くなっている。

いい方を変えれば，膨大な医療費・人件費をかけて医療を行っている。しかし一方では，平均寿命や，乳幼児死亡率といった公衆衛生学的な医療の指標は必ずしもいいとはいえない。このような流れを受け，米国では医療政策は大統領選挙の一番大きな課題であるといってもいい過ぎではない。

社会資本とは

ここで，アンチテーゼとして，米国での医療の状況が，まったく医療とは関係ない書籍に載っていたので紹介したい。以下の引用は，田中秀臣の『不謹慎な経済学』による。

「「そこそこうまく行っている」人間関係の濃密化を，フランシス・フクヤマは「社会資本」と形容した。フクヤマによれば，「簡単に言えば『社会資本』とは，ある集団のなかで共有され，人びとの協力の基盤となる一連のインフォーマルな価値観や規範だと定義できる。集団のなかに，たがいが信用できる誠実な行動をするはずだという確信が生まれれば，つまるところ『信頼』が生まれたということである。信頼とは潤滑油のようなもので，その集団なり組織なりをいっそう円滑に機能させる役割をはたす。（略）もちろん，社会資本がなくても集団をうまく機能させることはできる。契約，ヒエラルキー，法制度といったフォーマルな調整機能を使えばよい。しかし，インフォーマルな規範は，経済学者が『取引のコスト』と称するもの——公式の合意が下されるまでの検討や判断，およびその後の実施にかかるコスト——を大きく下げてくれる。」（フランシス・フクヤマ著／鈴木主税訳『「大崩壊」の時代』上巻，早川書房，31〜33頁）

社会資本は，フクヤマのいうように「信頼」の関数である。年功序列等で長

期雇用が継続すればするほど，職場での信頼感は増加する可能性がある。信頼感の増加は，その人が有している社会資本の量を増加させるだろう。そして，社会資本を有している人ほど，余分な交渉時間や人間関係の構築に手間を要することなく，仕事の生産性を上げることができる。米国の効率性重視がもたらす弊害には驚くべきものがある。

映画『シッコ』

ここからは，同じ書籍の中からだが，マイケル・ムーア氏の映画「シッコ」についての言及である。

「映画に登場するのは，民間の医療保険に加入している人たちが中心である。まず，医療保険の多様な免責条項のために保険金を受け取れず，医療費の支払いができなくなって，住居を放棄せざるを得なくなったごく普通の中流家庭が出てくる。そして，やはり保険が適用されないために緊急治療を受けられなかった子どもの死や，病院の患者が点滴の管をつけたまま車で路上に捨てられていくエピソードなどが続く。アメリカの乳児死亡率の高さと，先進国各国と比べた医療制度レベルの低さなどが，繰り返し強調される。

この映画が描いたアメリカの医療制度は，「患者からの請求をカットするために病人の切り捨て（効率化）を行うシステム」といえる。その一方で，本作品で描かれたカナダ，フランス，イギリス，キューバなどの医療制度は，「病人を救うことで，経費を切り捨てる（効率化する）システム」とでも表現できる。少なくともムーアは『シッコ』でそう示唆している。もちろん，国民の税負担の問題も指摘しているが，それでも国民の厚生の改善は効率一辺倒よりよっぽどいい——というのがムーアのメッセージだろう。

『クーリエ・ジャポン』（2007年9月号）に，経済学者ポール・クルーグマンの『シッコ』評が掲載されていた。彼もムーアと類似の指摘をしている。」

このように，日本では米国との違いが強調されることがよくある。しかし，すべての米国の医療がよくないというわけではない。

2　主流の民間医療保険

米国民間医療保険の仕組み

米国では日本のように国民がみな公的な医療保険に加入するという国民皆保険制度ではない。公的医療保険のメディケアについては既に述べたので，ここでは民間医療保険，いわゆるマネジドケアについて述べよう。

マネジドケア

中高年の労働の中心の人は，民間の医療保険に加入している。約500万人は以前の米国型の保険，すなわち出来高払いの医療保険に加入している。この場合には保険料が高額になる。この患者に対して保険者は，医療費を出来高払いで支払うので，医療機関にとっては昔ながらの裁量権が利かせやすいことになる。

しかし，米国の民間医療保険の主流はなんといってもマネジドケアである。1930年代の米国にも先払いグループ医療という形で，きわめて早期のマネジドケアの形は見られた。その後，50年ほどして，その代表的な形態である HMO（Health Maintenance Organization）加入者，PPO（Preferred Provider Organizations）加入者は増加し，被保険者の70％を超える割合が加入する形態になった。

マネジドケアは制度において競争条件が確保された中での競争である。準市場の中での競争といってもいいであろう。ただし英国での準市場の考え方とは異なり，管理するのは国家ではない。管理というかチェックするのは保険者で，管理されるのは医療提供者になる。また，金銭の管理のみをしているわけでないことも忘れてはならない。保険者は医療の質の管理もしているのである。

マネジドケアの目的は，渋谷博史・中浜隆の『アメリカの年金と医療』（日本経済評論社，2006年）によれば下記の3つである。

① 医療費と保険料負担の抑制を通して加入者拡大を図り，健康診断を含むプライマリケアを中心に医療を提供する

② 医療市場における競争と選択の機会を拡大させ，これにより医療の提供システムと保険システムを維持する

③　医療保険の経営組織，さらに経済と財政の安定化を図る

マネジドケアの代表的な形態は，HMO（Health Maintenance Organization），PPO（Preffered Provider Organization），POS（Point of Service Plan），EPO（Exclusive Provider Organization）の4形態である。

＊　準市場は，通常の市場が自分自身の資源を持って，サービスやモノを購入するために市場に来るのに対し，準市場ではモノやサービスは国家によって支払われる。しかも，バウチャーや使途が特定された予算などの形式を通して，購入者の選択によって支払われる。（ジュリアン・ルグラン『準市場――もう一つの見えざる手』2010年）

HMO

HMOは「すべての医療サービスが，HMOに参加している病院，医師などから提供されること，いいかえれば加盟していない組織／個人からのサービスは受けることができない仕組みである。保険者は医師に対して人頭払いで支払うことになる。

これがマネジドケアの原型とでもいうものなので，詳しく紹介したい。HMOは医師との契約関係においていくつかのパターンに分けられる。

①　スタッフモデル

保険者が給与を支払う形態で医師を雇用している場合を指す。保険者が給与を支払う形態で医師を雇用している場合を指すので，給与は医師の技術（最優先），生産性（診察する患者数），臨床ガイドラインの遵守度，医療の結果等といった基準で雇用している医師に対する報酬額を決めている。

②　グループモデル

保険者がいくつかの医師集団と契約する。医師はHMOではなく，医師集団との雇用関係になる。いくつかの医師集団と，契約する場合と唯一，排他的な医師集団と契約する場合がある。

③　ネットワークモデル

単独の医師あるいは医師グループとHMOが個々に契約する場合を指す。

④　IPA（Independent Practice Association）モデル

IPAは単独の医師あるいは医師グループの集合体であり，HMOに対する医

師側の交渉力強化の意味合いが強い。つまり法的に HMO とは別の組織形態である IPA が HMO と契約する形態を指す。IPA が形成された目的は HMO に対する医師側の交渉力強化の意味合いが強い。法的な組織，多くは営利企業の形態をとっているために，上記の①②③のモデルより参加医師数は多く，それゆえに HMO との交渉力も高いといえよう。逆に，HMO の医師に対する干渉力は弱くなる。

ＰＰＯ

近年，PPO は数・増加率ともに HMO を超えている。PPO はシェア拡大を続け，2002年には50％を超え，2005年には61％に達している一方，POS，HMO，出来高払いであるインデムニティは減少傾向にある（図4-1）。PPO は医師への出来高払いだが，一定の割引率があり，疾患群別定額払いである DRG／PPS 方式をとっていることもある。HMO が参加医師以外のサービスに対して償還しないのに対し，償還額こそ減少するがこの組織に参加していない医師・医療機関からのサービス提供に対しても，PPO は償還を行う。ただし，ネットワーク内の医療プロバイダーの利用においては PCP (Primary Care Physician：かかりつけ医) への訪問が義務づけられる。

ＰＯＳ

HMO と PPO の折衷様式で，HMO 的な部分は人頭払い等の規制の強い支払方法をとったり，参加医師によるゲートキーパー制度を厳密に施行していることであり，PPO 的な部分は，ゲートキーパーである PCP 受診後に当該の POS 参加医師以外のサービスを受けることが可能である。

ＥＰＯ

これは，ネットワーク外での受診を PPO より制限しているタイプである。すなわち，緊急や状況によってはネットワーク外での受診を可能にしているが，条件が厳しい。HMO との違いは，HMO がすべての医療サービスの利用について PCP を経由することを必須としているのに対して，EPO ではネットワーク内の医療機関であれば PCP を経由しなくても受診が可能である。

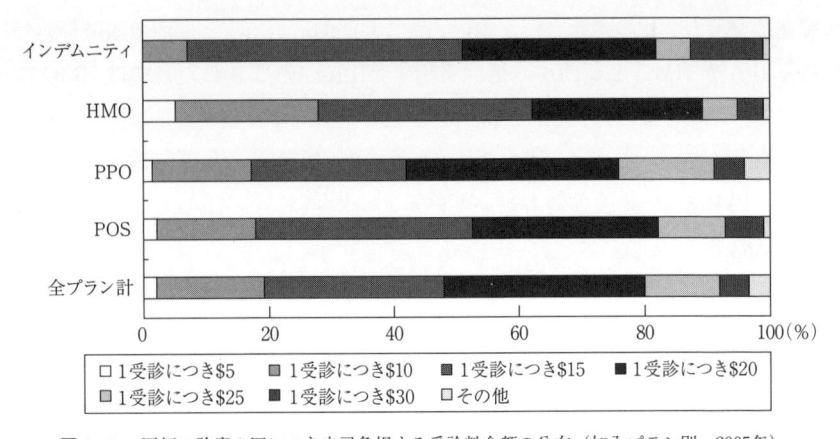

図4-1 医師の診察1回につき自己負担する受診料金額の分布（加入プラン別, 2005年）

注　％の表示のない部分（インデムニティ, HMOおよびPOSの「その他」, PPOの「1受診につき＄5」）は, 1％またはそれ未満であることを示す。

出所　The Kaiser Family Foundation and Health Research and Educational Trust, Sept. 2005, *supra*, Exhibit PP. 7・8.

なお, 図4-1にこれらのマネジドケアプランを受診する場合の1回の自己負担金額を示す。外来1回当たりの受診科金額はさほど高くないことが見てとれる。

3　米国医療の問題点

米国医療の問題点とマネジドケア

日本から見る米国医療の問題点の大きなものは, 病院や診療所等の医療提供者側の問題ではなく, それを規制する保険者側との関係にある。そこで, 上述した米国医療の特徴であるマネジドケアについて考えてみたい。確かに, 医療の効率性の指標である平均在院日数については米国は短い。しかし, これはある意味で米国ほどの人的資源を医療に投入していれば不可能ではないともいえる。逆に, 術前検査を外来で行い, 入院当日に手術を行い, 早々に退院させる, ことで達成されている数値ともいえる。米国では出産をしても軽産であればその日のうちに帰宅するのが常識であるというくらいである。さらにいえば, 平均在院日数をここまで短くすれば, ベッドの空床率は増す。そんなわけで米国

の病院の病床占有率は70～80％台が多くなっている。そして日本でも在院日数短縮に伴う空床増加による経営悪化が問題になっているが, 20年ほど前に既に米国では, その結果, 病院が倒産に追い込まれたり, M&Aが起こったというわけである。

政府の介入

　多くの人が民間の医療保険に加入している米国だが, 近年様相が変わってきた。すなわち, 高齢化の進展, 失業者の増加のために, 医療費全体の中での国の支出は50％近くになったのである。ベースの金額が大きい米国の医療費であるから, この金額は大きい。米国の対GDP比当たりの医療費は日本の2倍なので, GDP比でみても日本の医療費と同じ, 金額でみれば120兆円ほどのコントロールを米国政府（州が管理しているメディケイドについても最終責任は政府にある）が行っていることになる。

　上述したように, このことに対しての警戒感は強い。民主党案では共和党時代より1000万人以上の小児を登録しようというものであって, 5年間で600億ドル, 現制度より350億ドル, ジョージ・W・ブッシュ案より300億ドル予算増となるが, 当時のエドワード・M.ケネディ上院議員は,「イラクで5000億ドルを捨てているが, 小児医療にはそのほんの一部を使いしぶっている」と述べていた。

　もちろん, オバマはこの法案に賛成し2009年の2月4日に法案に署名, 成立した。なお, この財源はたばこに対する増税で行うという。

　なお, 途中のブッシュの言葉にも出てくるが, 中間層に対して厳しい。これは, 実は公的（平等）な皆医療保険がない国の特徴でもある。非常に貧しい層には, 米国でもそうであるように, 何らかの保障制度があるので医療を受けられないということにはならない。むしろ, 中間層が, 選択枝があると見なされる分だけ, もし保険に入らないという選択をした場合に（金銭的にそうせざるを得ない場合も含めてであるが）厳しい結果になる。

　保険加入の状況を図4-2に示す。雇用主保険は2つのタイプに分かれる。民間保険会社へのカフェテリアプランが1つで, この場合は, 従業員が保険者を選び, 給付は民間保険会社から医療提供者に渡る形となる。

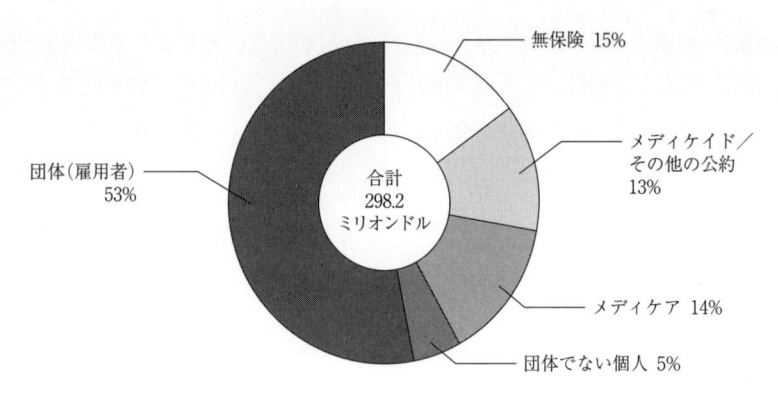

図4-2 2007年における医療保険のカバー割合

団体(雇用者) 53%
合計 298.2 ミリオンドル
無保険 15%
メディケイド／その他の公約 13%
メディケア 14%
団体でない個人 5%

注　メディケイドは65歳以上，メディケイド／他の公的とはメディケイド，SCHIP（子供に対して），その他の州のプログラム，軍関連の保障である。メディケイドとメディケア両方に加入している人（全体の1.7%）はメディケアとされた。

出所　Kaiser Commission on Medicaid and the Uninsured / Urban Institute analysis of March 2008 CPS.

しかし，7割以上がセルフ（自家保険）で，自分でお金を徴収して従業員への給付にお金を払う形になっている。ただし，事務手続きが大変なので，そこを担当する会社もある。100人程度の従業員がいれば，大数の法則が働くので，1000人であれば必ず行っている。部門としては福利厚生部門が行っている。

個人保険は自営業者や個人で入るが，この割合は低い。これは雇用主保険が伝統的（第二次世界大戦中の話で，労働市場が過熱していたときに政府が賃金規制を敷き，抜け道として雇用保険を提供することを条件に雇用を行い始めたことが伝統となった）であり，個人向けの保険は異常に保険料が高いので，なかなか入れない。たとえば，雇用主保険であれば300ドルの保険料のうち，従業員は半分出せばいい。しかし，個人保険になると，1人で月に500〜700ドル支払わなければならない。それは個人で加入する人に病気である人が多いためである。だから，高いレートになってしまう。これが理由で個人の保険に加入する人が少ない。

なお，毎月の保険料の例であるが，そこそこの保障を受ける場合には，会社負担の金額にもより，自己負担額が2人で300ドル以上，1人で180ドル以上というところである。

ちなみに，米国の民間医療保険は，年齢が上がると保険料が上がるほうが問題かもしれない。金額だけであれば日本もそれなりに高い。たとえば日本の健

康保険は，下限9万8000円，上限98万円となっていたのが，2007年4月より下限が5万8千円，上限は121万円となり，ボーナスがない場合には，これに保険料をかけるので，たとえば7％の保険料率だとすれば最大では，月に8万円強，労使折半だとして約4万円である。

このあたりも，中所得層に厳しい米国といえるかもしれない。これは保険理論でいう，健康リスクの上昇が年齢による部分が大きく，一方では，所得の増加による健康リスクはそこまで上昇しないことによる。

米国での医療保険償還制度の実態

きわめて簡単に米国医療保険の償還制度を患者の立場で紹介してみよう。個人の選択は重視されているが，きわめてややこしいことになっている。

まず，Aさんが医師に行く，この場合に保険の有無，あるいは種類がまず第1に聞かれる点である。すなわち，その保険をその医師が扱っているかが第1なのである。その後，問診や診察は医師のもとで行うが，検査やレントゲンは原則ほかの場所で行うことになる。入院すればこれらは病院で行われるが，外来では別の場所になることが普通である。請求書も，これら何カ所かからあとで送られてくることになる。

請求の仕組みはさらに複雑である。医師は保険会社に請求書を出す。このあとに，米国流の交渉がはじまる。いいかえれば医師が出した請求金額がそのまま認められることはまずない。交渉の末，いくらか減った金額が保険会社から支払われることになる。ややこしいのは，この減った金額でも保険会社が支払わないという場合である。免責金額が決まっている場合や，安い保険で上限が定められている場合などがそうなのだが，その場合には，患者側はその分は，医師からの請求書に上乗せされてくるので，余分に支払わなければならない。

4　米国の医師と医師会

米国医師会（AMA）

AMA（American Medical Association：米国医師会）は1847年に創立され，全米で最大の医師・医学生の団体である。従業員は1200人。医療と公衆衛生の改善

とその教育促進，医師や患者のための利益向上や法律制定の働きかけ，医療教育のための募金活動等をミッションとしている。永続性のあるヘルスケアシステムの構築により，病気，怪我，障害の金銭的，精神的な負担を減らし，生活の質を向上させることが目標である。

全米の医師数80万人の内，直接的な会員数は20万人ほどだが，専門医等関連団体経由の会員を合算すると，本会の医師登録率は約100%となり，すべての医師が本会から影響を受けていることになる。

1883年よりJAMA（Journal of American Medical Association）という雑誌を発行し，医師，医療関係者に最新の治療，医療情報を提供している。JAMAはNEJM（New England Journal of Medicine）と並んで米国で最も権威がある臨床医学雑誌であり，すべての専門領域，医薬品情報をカバーした医学雑誌の1つとなっている。

AMAでは，連邦政府，米国病院会，JC（Joint Commission）（AMAの理事の内，6人はJCの常任理事にもなっており，両者の関係は深い），雇用者，保険者，DM（Disease Management）業者等，さまざまな関係者と委員会を設立し，医療の質の改善，安全の向上を実現し，測定可能な診療ガイドラインの開発を行っている。また，AMAでは，診療報酬の請求時のコードであるCPT（Current Protcedural Terminology）コードも作っている。

また，メディケアのVBP（Value Based Purchasing）のプログラムの1つPay for reportingをCMSと協力して開発し，質向上のためのデータ収集を実行中でもある。なお，VBPはメディケアという医療サービスの購入者である政府の考えで，Value（価値）はCost（費用）とQuality（品質）を意味しており，従来のPay（支払い・費用）という点から，よりQuality（質）を強調して購入するというものである。

電子カルテの普及にも並々ならぬ関心を持ち，英国でのGP（Goveral Practionner：かかりつけ医）での電子カルテ普及がほぼ100%であることを見習い，英国医師会での電子カルテ普及を見習おうとしている。

米国の医師

米国の医師の特徴は，近年少しずつ変化があるとはいえ，専門性が非常に重

第4章 米国の医療と医療政策

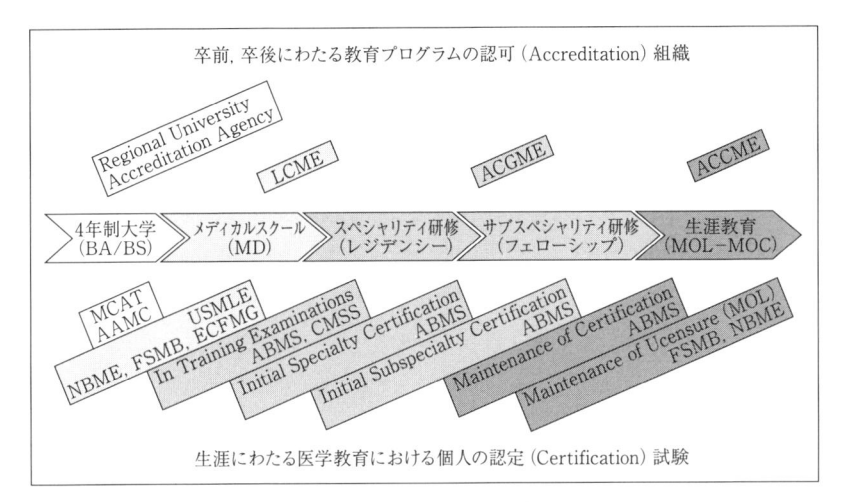

図4-3　米国での医師教育

卒前,卒後にわたる教育プログラムの認可(Accreditation)組織

- Regional University Accreditation Agency
- LCME
- ACGME
- ACCME

4年制大学(BA/BS) → メディカルスクール(MD) → スペシャリティ研修(レジデンシー) → サブスペシャリティ研修(フェローシップ) → 生涯教育(MOL-MOC)

- MCAT AAMC
- NBME, FSMB, USMLE, ECFMG
- In Training Examinations ABMS, CMSS
- Initial Specialty Certification ABMS
- Initial Subspecialty Certification ABMS
- Maintenance of Certification ABMS
- Maintenance of Licensure (MOL) FSMB, NBME

生涯にわたる医学教育における個人の認定(Certification)試験

出所　『週刊医学界新聞』(第2912号,2011年1月17日)

視されることである。これは,医師の給与がその専門性によって大きく変わることでも裏づけられる。たとえば,2012年現在,家庭医が平均年収21万ドルに対して,産婦人科医27万ドル,一般外科医36万ドル,消化器内科医41万ドル,循環器内科医40万ドル,心臓胸部・外科医53万ドル*,ホスピタリスト22万ドル,麻酔科医37万ドル,美容整形医39万ドル,婦人科医28万ドル(http://www.ce-jkasearch.com/view-compensation-data/physician-compensation-data/#)とある。

しかし一方では,米国医師はワークライフバランスがとれている。後述するが,そもそも主治医という概念が日本より乏しく,病院におけるホスピタリストの充実により,病院には手術や術後フォローといったいわゆるオンコールが減っている。また,1回のオンコールは副収入になる。特に大学病院では,バイトに行かなくても収入が確保されている。

日本で過重労働が指摘される研修医においても,2003年に法律で,労働時間が週平均80時間以内かつ連続勤務24時間以内とされた。また週1回は24時間以上の連続した休暇をとることも規定された。この制限を超過する研修プログラムは研修を管理しているのはACGME(卒後医学教育認可評議会)**という組織である。図4-3に米国での医師教育を示す。

米国医療への批判として聞かれるものの代表は,保険者により医師の自由が

奪われている，医療訴訟が大きな問題になっている，といった点である。

保険者対医師・医療機関という構図は存在する。

マネジドケア組織には，医師でありながらMBAを取得して経営もわかる専門家が管理者として参画していることもあり，医学と経営の両方に優れた専門家が管理していることになる。対立の例としては，医療者側がマネジドケアと対抗しなければならない，という点から生まれてきた医師のグループ化がその代表である。1人の医師ではマネジドケアに対抗できないのでグループになって対抗する。しかし，医師個人はグループ化された中にいれば，医療の質を上げることにフォーカスしていればいい。

米国では州によって医師以外による医師の雇用が禁じられていることもあり，米国で最も医師を組織内にとりこんでいるマネジドケアの非営利組織であるKaiser／Permanenteでも中心のカリフォルニア州では医師を雇用していない。そのかわりに医師集団であるPermanente Medical Groupが診療業務を行う医師の管理を行っている，上記グループモデルの代表例である。この場合，医師集団であるPermanente Medical Group所属医師は，Kaiser Foundationと雇用関係にはないが，Kaiser Foundationの紹介以外の患者を診察することは禁じられている。

Kaiser／Permanenteでは，専門家である医師集団の中で医師の専門性を認めた（法的な拘束がある場合もあるが，専門家の別集団として独立させ，管理も医師が行っている）管理が行われている。

訴訟は多い。しかし，医師への最初のクレームについては，別の医師が対応する制度になっているという。コーディネーターがまず対応し，その上で弁護士や医師が対応するようになっているとのことである。

　　　＊　以前に比べると差が縮小している。
　　　＊＊　ACGMEは1981年に誕生した米国の卒後臨床教育の規格づくりを行っている非営利組織。学会等の利害団体から独立しており，ACGMEの理事会は医師会，病院協会，医学会，専門医会，大学の医学部等の専門職の代表ほか，政府や研修医，一般国民の代表から構成される。

医師への支払い

ドクターフィーは，主に医師の技術料を根拠として，医師に対して支払われ

る診療報酬のことである。多くの先進国ではこのドクターフィーを独立させていることは少ないが、先進国であっても株式会社による民間病院ではホスピタルフィーとドクターフィーを分離させている例がある。米国では国としての支払い方式にドクターフィーが取り入れられている点に特徴がある。

医師への支払い方式に対しては、出来高払いから、RBRVS（Resource Based relative Value Scale：資源基準相対価値点数制度）、また一部はDRGの外来版とでもいうべきAPC（Ambulatory Patient Classification）／PPSに移っている。

RBRVSは、医師の技術料、諸費用、保険料の3つのコストが反映され、医療サービスに投入された資源のコストにもとづいて当該サービスの相対価値を評定する指数である。この指数は、ハーバード大学のウィリアム・C・ヒシアオ教授のグループが開発し、1989年のメディケア改正に明記された。RBRVSの支払いはCPTというコード体系をベースとする。CPTの主要な特徴の1つは、患者を診察した際に、患者の経歴の範囲、診察の範囲、医学的判断の難易度、カウンセリング、ケアの調整、問題点の性質、要した時間等の各要素の難易度および重みづけにより、その患者の評価・管理水準を識別することである。このような識別を実施することにより、診察した医師がその能力をどのくらいの時間費やしたかにより診療報酬が異なるという、適切な診療報酬請求が可能となる。なお、メディケア医師報酬全体の伸びを管理するための基準もあり、実際の医師報酬の伸びがこの基準を上回る場合には、ドル換算係数（すなわち1点単価）が引き下げられる仕組みがある。

> ＊ 逆に、ホスピタルフィーは、医師以外の医療系スタッフの技術料を含めた施設関連諸費用（その他の人件費を含む）として、病院に対して支払われる診療報酬のことである。

かかりつけ医とホスピタリスト

HMOではかかりつけ医を重視している。また米国医師会もかかりつけ医を重視しているが、米国の医師が専門性を重視し、前述のように収入がかかりつけ医と専門医で大きく異なるために、なかなか数が増えない。

最近では、病院勤務のホスピタリストという、病院内のかかりつけ医というべき医師が増えている。この言葉が最初に現れたのは、1996年の *The New*

England Journal of Medicine 誌における記事である。ホスピタリストは急性期の重篤な入院患者を治療するほかに，次のような役割を担う（http://medical.nikkeibp.co.jp/leaf/mem/pub/blog/kurofunet/snagamatsu/201004/515087_2.html）。

① 診断・治療・手技を含む，患者が必要としているすべてのものを，迅速かつ網羅的に提供する。
② quality improvement という，診療の質を向上させる方法論を実践する。
③ 入院患者にかかわるすべての医師や医療従事者とコミュニケーションを取り，協力する。
④ 患者が他の病院や長期療養施設に転院する際や，自宅へ退院する際に，安全に次のステップに移れるようにする。
⑤ 病院内の資源や医療資源を効率的に利用する。

　　＊　かかりつけ医も専門医であるが,議論をわかりやすくするためにこう表現した。

5　皆保険制度へ向けて

皆保険制度への模索

　米国では，国民全体をカバーできる国民健康保険制度の必要性が常に議論されている。無保険者は全米で4700万人いるといわれている。数は違えど，どこの国にも若干の無保険者はいるが，米国の場合，問題なのはその数の中に，普通の勤労者で，給与が安いために保険料が支払えない人が多く入っていることであろう。

　地方分権が進んでいる米国では，州によって医療に対する取組みが違う。たとえば，ボストンがあるマサチューセッツ州では，人口の9％に当たる55万人が，無保険者であるといわれていた。無保険者問題に対する州議会の関心が高かったこともあって，議会が上院37対0，下院154対2で法案を可決した。同法ではその方策として，州政府が企業や無保険者に補助金を出して民間保険加入を促す一方，意図的未加入者については税免除措置の停止といった罰則を与えるとしている。具体的には，マサチューセッツ州で「コネクター」という制度が開始された。無保険者がコネクターに集められ，ランダムに保険会社に割り当てられることで，逆選択＊が発生しにくくなる。これによって安い個人保険

に入れるようになり，無保険者を減らすことに成功し始めている。しかし，貧しい人も低いレベルの保険に無理やり加入させられるため，受けられる治療が限られてしまい，診療に影響が出てくる，といった批判もなされている。

医学でも有名なジョンズホプキンス大学があるメリーランド州も比較的リベラル（民主党的）な州といわれているが，ここでも無保険者や貧しい人に対して独自の制度をとっている。

> * 逆選択とは，病気がちである人は，健康な人よりも医療費がかかるから保険に加入したがるとしよう。その人が病気がちであるかどうかは本人のほうがよく知っており，保険者は検査で異常が検出できなければ保険に加入することを受け入れるであろう。そのような人が多くなると，その保険の支出が増える。当然，保険料は高くならざるをえない。そうすると，本当に健康に自信のある人は，嫌がって保険に加入しなくなるか，すでに加入している人はより安く自分にふさわしいと思う保険に移っていく。その結果，その保険はますます病気がちの人が増えて保険料を高くせざるをえなくなり，保険者のあいだに競争がある場合にはその保険者は，生き残ることはできないことになる。つまり，保険者と加入者のあいだに情報に非対称性があるために安定的な状態は得られず，保険の目的は達せられないことになる。このような現象を逆選択と呼ぶ。

キーワードを2つ

「国民皆保険は，社会主義者（socialist）のいうことだ。」
「政府が値段を決めるのではなく，個々の交渉で行うべきだ。」

この2つの言葉は，ともに政府関係者や公的な色彩の強い業界団体の人の口から，直接聞いた言葉である。

前者は，皆保険制度についてのきわめて典型的な米国人の表現であろう。この時はまだ子ブッシュ政権下であり，共和党的な人物が政府の要職にもついていたのかもしれない。下記するように，小児の医療についても，ブッシュは同じようなスタンスであった。

後者は，民主党になってからの言葉である。このトーンには，思想的なものと現実的なものの2つが見え隠れする。1つは，民主党政権下とはいえ，多くの米国人には政府の介入を嫌う意識が強いことである。この個別交渉がすべてというニュアンスは，オーストリア人ではあるが，シカゴ学派につながる思想

を持つ経済学者ハイエク等が，個別市場での競争や交渉，あるいは知識伝搬を重視した点に共通する。また，新古典派総合を唱えた経済学者のサミュエルソン等も個人の選択を最重要視し，これらが政府からの介入を嫌う米国の真骨頂でもあろう。

　一方，現実的な側面では，メディケアやメディケイドからの支払いが厳しいという面があろう。すなわち，民間保険会社であれば交渉の余地はあるが，政府ではそれがないということである。

　このように，政府の介入を強烈に嫌うのが米国の考え方なのである。

6　米国における医療の質へのフォーカス

質へのフォーカス

　無保険者を含む医療保険が米国における最も大きな課題だとすれば，今，米国の病院での最も大きな課題は，安全の問題を含む医療の質の担保である。

　官民挙げての医療の質改善，これが米国の医療を急変させているといってもいい。

　ここからは，そういった取組みを促す4つの組織と，取組みに熱心ないくつかの病院を紹介したい。

ザ・ジョイント・コミッション

　TJC（The Joint Commission）は，シカゴの郊外にある政府から独立した第三者の視点から医療機関を評価する民間団体であり，日本における日本医療機能評価機構の原型となった組織である。

　1910年代に米国，ハーバード大学外科医のコールドマン教授が，「自ら行っている診療行為を第三者的立場にいる別の専門医，外科の専門医に評価をしてもらいたい」と，考えたのが誕生のきっかけといわれている。1951年にアメリカ外科学会，内科学会，病院協会，医師会，カナダの病院協会の5つが理事者となり，JCAH（Joint Commission on Accreditation of Hospitals：病院認定合同委員会）としてスタートした。当初は病院を中心に認証をしていたが，1987年に現在のJCAHO（Joint Commission on Accreditation Healthcare Organizations）に改名

し，いまではTJCとして病院のみならず診療所，リハビリ施設，在宅医療，在宅に関連する介護機器・医療機器会社等の認証も行っている

　認証は，病院等の組織を対象にしたものであるが，場合によっては，ケアのプログラム自体への保証も行っている。これは，医療の質という視点からはきわめて重要である。それは，その施設の良しあしではなく，その施設で行われている治療自体の善し悪しにつながるからである。

　TJCは医療関連施設の評価機関としては米国最大であり，医療機関情報の真実性，正確性，適正性を確保し，国民に必要な情報を提供する推進役を担っているといっても過言ではない。認証を受けるメリットは，政府や州からの監査を受けなくてすむ，公的保険制度であるメディケア・メディケイドが，当団体の審査を必須にする等，他機関あるいは政府からも信頼される評価機関であることである。

　ただ，そういった制度上のメリットだけではない。

　TJCは一般への情報公開と医療機関の品質改善の促進という2つの大きな役割を果たしている。設立以来，Jointの持つ"みんなで"あるいは"一緒に"という意味を重視している。実際にヒアリングをしてみても行うのは監査ではないという。行政や医師会のみが行うのではなく，中立・第三者的であり，学術性のある評価ならびに医療施設との共同しての質改善を目指しているといえる。

　質改善の一環として臨床の評価指標（Quality Indicator）の作成も行っている。たとえば，後述するCMSが行っているパフォーマンス評価指標のいくつかはJCAHOが作成したものである。また安全に関しては，医療機関や患者その他からのイベントの報告やクレームを受け付けている。日本でいうヒヤリハットに当たるもので，患者からのクレームも受けている。また，新聞等で医療機関におけるイベント情報も収集している。医療機関からのイベントの報告は自主的なものであるが，JCAHOが新聞等から先に情報を得ることもあり，その場合には医療機関に問い合わせを行う。

　重大な事故が発見された場合には，医療機関と共同して原因を追究していく。ここでは，RCA（Route Cause Analysis）の手法を使っている。

　さらに，JCI（Joint Commission International）といった国際組織を持って，海

外の病院にも認証を行っている。

　JCIによる認証の基準は米国内と同様だが，その国の制度・法律をある程度反映させるとのことである。

CMS

　米保健社会福祉省（HHS）の一部で，わが国の社会保険庁に相当する組織である。高齢者保険制度であるメディケアの運用，州の低所得者保障であるメディケイドの促進等を行っている。1977年に創設されたCMS（Centers for Medicare and Medicaid Services）では，2007年現在4800人に上る従業員が，本部と全米各地にある10の地域事務所で活動している。主に65歳以上の高齢者や一部の身体障害者，65歳未満の低所得者層，身体障害者を対象にした公的医療保険制度を，民間の保険会社が主流である米国において6兆500億ドルの予算のもと，約9000万人に上る受益者のため運営している。

　米国においても，コスト削減や医療過誤等医療に対し厳しい目が向けられており，CMSでも国民の期待に応えられるようさまざまな取組みが行われている。その1つとして挙げられるのが，診療の質が高いと評価された病院に診療報酬を多く支払い，一方で低いと評価された病院には減額とするP4R（Pay for Reporting）制度である。2003年に，公的機関としては初めて，試行プロジェクトを導入し，参加病院は約270で，2005年度には病院に約10億円のボーナスが支払われた。2006年度に一応の終了をみたが，すべての参加病院の質が向上したために減額された病院はなく，変更を加え現在も施行中である。

　また，医師（開業医）や病院の情報を集めるP4Rといったものもある。Payという言葉がつくように，データ収集に対しての支払いがあるのだが，病院に対しては,データを出さないと罰則があるという仕組みになっているようである。

　CMSでは現在，中期計画"CMS' Strategic Action Plan 2006-2009"を作成し，①優秀な人材の確保と適材適所，②適切で予想可能な支給，③高価値なヘルスケアの提供，④顧客への信頼と情報公開，⑤協力的なパートナーシップの構築，の5つを軸に，公的機関として医療の質の向上と医療費の有効活用の実現に向け，積極的な取組みを展開している。

IHI

　IHI (Institute for Healthcare Improvement) は1991年にレジーナ・M・ベンジャミン医師によって設立されたボストンにある非営利・非政府組織で，2004年12月に，「10万人の命を救え The 100,000 Lives Campaign」というキャンペーンをはじめたことで知られる*。この IHI の活動は，日本でも医療安全全国共同行動 として行われている。日本から無料でインターネット会員になり情報を入手することも可能である。

　オバマ大統領は2010年4月19日，メディケア・メディケイドの最高責任者 (the chief of the Centers for Medicare and Medicaid Services) として，IHI 理事長のドナルド・バーウィック氏を正式に任命した。前 IHI 理事長が，現在は政府組織のメディケアの責任者ということは，個人のみならず，組織を政府が認めていることになる。

　100人程度の職員ながら，さまざまな組織や研究者との連携・協力を通じて，患者ケアの改善に寄与する新しいコンセプトの創造・モデル作り，実際の医療機関への改善支援，セミナーや教育プログラムの開発，専門的な人材の育成を推進している。IHI は，

① 個人への働きかけ → 教育
② ICU 等の特定部門への働きかけ → 改善を伴った研修
③ システムへの働きかけ → キャンペーン活動（ペルー・スコットランド等世界中へ展開）

という形で展開している。

　質の管理の手法はさまざまで，日本のリーンメソッド，KAIZEN も使用している。デミング（Deming）やジュラン（Juran），シューハート（Shewhart）といった品質管理の大御所の手法も取り入れている。

　デミングは，特に日本では，1950年から日本の企業経営者に，設計／製品品質／製品検査／販売等を強化する方法を伝授したことで知られる。彼が伝授した方法は，分散分析や仮説検定といった統計学的手法の応用等である。

　ジュランは不具合を発生頻度順に並べると，比較的少ない種類の不具合が発生件数の大半を占めていることに気づいた。後述するマルコム・ボールドリッジ国家品質賞（MB賞）の設立にも参加した。

シューハートは問題を「特殊原因」と「共通原因（偶然原因）」から構成されるものとした。また「統計的品質管理の父」といわれる。デミングの師匠筋に当たる。

IHIはこのような品質管理の手法を医療に適応させ，サービスの質と組織内部の成長とを上手くバランスさせ，2，3年毎に経営戦略を見直しながら発展を続けている。

* ①チームで迅速に対応すること。②急性心筋梗塞に対する信頼性のある証拠にもとづいたケア提供。③薬の誤投与防止。④中心静脈の感染予防。⑤周手術期の感染予防。⑥人工呼吸器関連の肺炎の防止。すべての病院がこれに真剣に取り組めば，18カ月で防げるはずの死（unnecessary death）は10万人になるという。

アメリカ国立標準技術研究所（NIST）

NIST（National Institute of Standards and Technology）は米国において，大統領が表彰する品質に関する最高位の国家品質賞制度であるMB賞の運営を行っているワシントンにある政府組織である。NIST自体は，もともとは米国が海外に製品を輸出しようとした際に，各州でばらばらだった単位をメートルに統一し，徹底を図るために設けられた政府機関であった。同組織は，製品やサービスの評価基準や評価方法に関する研究を通して，米国の国際競争力の維持・強化に貢献していくことがミッションとなっており，そのためのさまざまな活動を行っている。特に，最も重要なものとしては，アメリカの標準時の決定をNISTが行っているという。また，ほかにも9.11時のワールドトレードセンターがなぜ倒れたのかについて研究が進められる等，幅の広い活動が行われている。

MB賞はもともと米国の競争力強化を大きな目的として創設された。そのため，最も重要なポイントだったのが，どの業種・業態でも使えるマネジメントの審査基準（Criteria）の開発であった。

この審査基準は常にマネジメントにおいて最新・最先端の基準にすべきだという考えの下，これまで毎年改定が重ねられ，現在も2年毎に改定が行われている。

また一方で、受賞組織には他組織が受賞組織の事例から学び、それぞれの競争力を高めていけるよう、実践しているマネジメントについて情報公開を求める仕組みになっている。

MB 賞の審査基準は、大きく以下の7つのカテゴリーから構成されている。

MB 賞のクライテリア・カテゴリー（大項目）

① リーダーシップ（Leadership）
② 戦略プランニング（Strategic Planning）
③ 患者，他の顧客，市場へのフォーカス（Focus on Patients, Other Customer and Markets）
④ 測定，分析，知識マネジメント（Measurement, Analysis, and Knowledge management）
⑤ 労働力（Workforce Focus）
⑥ プロセスマネジメント（Process Management）
⑦ 結果（Results）

各カテゴリーはさらに小項目として74の設問から成り、さらに細かい項目として450項目にわたってマネジメントの状態を評価する構成となっている。

さらに、この審査基準に沿った経営を行うことで、11の重要な原則（Core Value and Concepts）に従った経営が実践できるように設計されている。

11の重要な原則

① ビジョンのあるリーダーシップ（Visionary Leadership）
② 患者（Patient‐focused excellence）
③ 組織と個人学習（Organizational and personal learning）
④ 患者や同僚への敬意（Valuing workforce members and partners）
⑤ 機敏さ（Agility）
⑥ 未来志向（Focus on the future）
⑦ イノベーション志向（Managing for innovation）
⑧ 事実に基づくマネジメント（Management by fact）
⑨ 社会責任と地域医療（Societal responsibility and community health）
⑩ 結果と価値創造へのフォーカス（Focus on results and creating value）
⑪ システム思考（Systems perspective）

このMB賞が継続している一番の理由は，やはり高い学習効果があることであり，その蓄積を活かして医療機関や教育機関への展開も行われ始めた（なお，2007年の医療機関の審査においては，審査員の半分が医療機関の関係者であるという）。特に，公的な機関である医療機関と教育機関は抱えていた問題が共通していることが普及を通してわかっていった。以下が明らかになった問題である。

①今まで，医師，看護師，事務と役割が明確に分かれていたため，システム思考で組織を見る観点が乏しかった。

②マネジメントを振り返るためには組織内のコミュニケーションを活発化する必要があった（従来，組織内のコミュニケーションが活発に行われていなかった）。

③これまで，病院は結果を気にしていなかったため，測定段階からきちんとデータを取らなければならなかった（データや事実に基づくマネジメントの欠如）。

④（上記のような状態だったため，）MB賞へのチャレンジが各部門の壁を壊す役割を果たした。

⑤申請を通して，さらに院内コミュニケーションを改善していく必要性が明らかとなった。

⑥多くの取組みにおいて，これまで"何"をすべきかだけが指示され，"どのように"という指示がなかったことがわかった。

⑦患者がそもそも顧客だという観点が欠如していた。

⑧問題点を指摘するのではなく，改善のために指摘することがこれまでなかった。

⑨プロセス自体が学習を促すものであるという認識がこれまで薄かった。

　MB賞にチャレンジする病院は，審査基準を活用して，上記のような問題に気づき，（長いところであれば）10年間かけて改善を図った上でMB賞に申請をしてきている。実際に受賞した病院は，患者満足度，および従業員満足度（離職率）等の実績に関して，競合病院や全米トップクラスの病院の結果を上回る成果を挙げている。

疾病管理とは何か

　米国で疾病管理（Disease Management）という用語をはじめて使ったのは，

ミネソタにあるメイヨークリニックである。メイヨークリニックは，1980年後半に，疾病管理の考え方にもとづいて，診療ガイドラインおよび関連する管理ツールの作成に取り組んだ。

疾病管理の考え方が概念としてはじめて公表されたのは，1993年9月のことである。ボストン・コンサルティング・グループ社が，ファイザー社等の製薬会社をスポンサーとして行った研究の成果を報告書"What's at Stake for America: The Contribution of Pharmaceutical Companies"(『何が米国のためになるのか――製薬企業の貢献』)にまとめた。

報告書は，「疾病管理とは個々の疾病について患者の生涯にわたるコスト構造全体に着目するものである」として，疾病管理を通じて，医療費抑制と医療サービスの質の向上が実現する可能性が高いと指摘している。

その後，1999年3月に疾病管理に関する学会ともいえるDMAA (Disease management Association of America: 米国疾病管理協会, http://www.dmaa.org/) が設立された。

DMAAによれば疾病管理とは，「自己管理の努力が重要とされる患者集団のためにつくられた，ヘルスケアにおける介入・コミュニケーションのシステム」と定義され，次のように特徴づけられている。
① 医師と患者の関係や医療の計画をサポートする。
② エビデンスにもとづく診療ガイドライン，患者を主体とする医療の戦略にもとづき，症状悪化・合併症の防止に重点を置く。
③ 総体的な健康の改善を目標として，臨床的・人間的・経済的アウトカムを評価する。

また，疾病管理には，次の6つの構成要素があるとされている。
① 集団を特定するプロセス
② エビデンスにもとづく診療ガイドライン
③ 医師とサポートサービスの供給者の提携による診療モデル
④ 患者の自己管理を促進するための教育
⑤ プロセスとアウトカムの測定，評価，管理
⑥ 定例的な報告とフィードバック

疾病管理サービスのねらいの1つに，医師と患者の関係や医療の計画のサ

ポートということがある。医療のように，多くの知識や情報を必要とするサービスを利用する場合には，適切に情報を管理し提供してくれる人，あるいは組織が必要である。

たとえば，インターネット上には，おびただしい量の医療情報が氾濫しているが，情報を必要とする人が目的とする情報にたどりつくのはむずかしい。医療情報の水先案内人が必要なのである。

残念ながら医療界には，「医療は複雑なので，患者にはわからない」という考え方が根強く残っている。その一方で，情報を知りたいという患者の要求はますます高まっている。行政もこれに応えて医療機関の情報提供制度を創設して，患者1人ひとりの状態やニーズに応じて情報を分析し，提供することがなければ，最終的な要求水準を満たすことはむずかしいだろう。

しかし，医療者の1人として考えると，これは現実にはたいへん困難なことである。最近の医療者は以前にも増して忙しくなっており，なかなか医師と患者のギャップは埋まらない。

すなわち医療の目的を達成するためには，情報を管理し，指導してくれるコンシェルジェのような人が必要であり，こうしたニーズを疾病管理サービスが満たすことができると考えられる。

薬剤給付管理（PBM）

米国の総医療費は2.2兆ドルに達し，そのうち処方薬のコストは約10％の2000億ドルを占めている。PBMは1970年代に保険者を対象として薬剤費の請求や支払い手続きの代行，薬剤使用データの管理，保険給付による処方薬のコスト削減等を目的として誕生した。その後，1990年代以降に急成長した事業モデルである。2009年，70社から100社に上るPBM（Pharmaceutical Benefit Management）企業が存在するが，2004年に発表された米連邦取引委員会の報告書では，「PBMは，医療保険に加入している患者の95％の薬剤給付に関与している」と述べられている。

PBMは，医療費の支払い者である民間医療保険，メディケア等の公的医療保険，大手企業の健康保険，労働組合の保険等といった顧客の求めに応じて，製薬企業，医薬品卸，薬局，病院，患者といったさまざまなステークホルダー

との間に立って，薬剤給付の管理サービスを提供する立場にある。

　PBMの主業務としては，「保険者の代理としての薬剤費請求や支払い（薬剤償還）」「薬剤の価格交渉」「保険の支払い対象となる薬剤リストの作成（フォーミュラリ作成）」があり，またこれらの業務に加えてメールオーダー事業（処方薬の宅配），ジェネリック医薬品の活用，専門薬局の運営（Specialty Pharmacy：バイオ医薬品，血液製剤，オーファンドラッグ等），オーダーメイド医療等への取組みを積極的に行っている。医薬品の物流とコスト構造の複雑さに加えて急増する医療費に対応するため，PBMが提供するさまざまなサービスを活用して経済的合理性を追求する保険者が増加することは不思議ではないだろう。逆に薬剤に関するマネジドケアがPBMと見ることもできる。

　　＊　Lisa C. Gill, J. P. Morgan Securities Inc.「Wall Street Perspective：PBM Sector-Rx for Growth」http://www.amcp.org/WorkArea/DownloadAsset.aspx?id=12903
　　＊＊　Federal Trade Commission and the Department of Justice「Improvement Health Care：Dose of Competition」July 2004 http://www.ftc.gov/reports/healthcare/040723healthcarerpt.pdf

情報インフラ

　米国での動きは，患者の医療情報を保護する法律であるHIPAA（Health Insurance Portability and Accountability Act：医療保険の携行性と責任に関する法律）によって支えられている。米保健社会福祉省は2000年12月20日に，HIPAAの具体的な実施基準を公表している。この法律は，患者の医療情報保護の部分以外では，医療情報の電子伝送に関する規格の標準化を行うので，医療情報すべてが共通のフォーマットに載る可能性がある。またHIPAAの及ぼす影響については，実質的な内容は保存，伝送される医療情報の標準化であり，これによって患者の診療録管理に対する法規制環境が劇的に変化するとともに，事務管理コスト削減に向けて情報技術が広範に利用できるようになると考えられる。

　そのほかにも，米国ではNLM（National Library of Medicine：米国国立医学図書館）の機能も充実している。彼らは専門家である医師および消費者に向けて，

最先端の医学文献検索が可能なインフラを提供している。もちろん，一般の消費者に向けてこのサービスが拡大したのは，いかに米国といえども最近で，1998年10月のことである。1998年にスタートした消費者向け健康ウェブサイトのポータルサイト MEDLINE plus はこの10月22日で創設10年を迎えている。この健康情報ポータルサイトへは世界中の200カ国からこれまでに5億人の人々がアクセスし，毎月1200万人もの利用者がある。このサイトは一般の人々にとって健康情報に到達するために最良のものとされている[*]。最近，米国医師会もサイトで情報提供サービスを行っている。たとえば小児の肥満などについては，かなり詳細な情報が提供されている[**]。このように，米国ではしっかりした情報主体が種々の情報を提供している。また，インターネット上の情報についても認証機関がつくられているので，一般の消費者が誤誘導される可能性は日本より少ない。また，米国の病院では，米保健社会福祉省内の機関であるAHRQ（Agency for Healthcare Research and Quality）によって，HCAHPS（Hospital Consumer Assessment of Health Plans Study）と呼ばれる患者満足度調査の標準フォーマットが作成されて一般公開されている。

  [*] http://www.jamas.or.jp/news/nlmpubmed-main.html
  [**] http://www.ama-assn.org/ama/pub/physician-resources/public-health/promoting-healthy-lifestyles/obesity/childhood-obesity.page?

7 米国の病院

病院の良さ

一方，米国の病院の良さについても，少しだけ記載しておきたい。

簡単にいえば，最先端技術の導入・実行，効率的な経営への努力とそのための方法論の開発，消費者等ステークホルダーに対しての情報開示，経営の成果の実証を目標にした研究等が積極的に行われ，それらについて学ぶべきことが多いと思われる。また，日本ではIOM（Institute of Medicine）の『人は誰でも間違える』『医療の質——谷間を越えて21世紀システムへ』という書籍が翻訳されている。ただ，米国ではこういった書籍の内容が単なる書籍であるにとどまらず病院での運動になっている。具体的には，これらに書かれていることを

第4章 米国の医療と医療政策

病院で実践したりしている。

なお,米国では,医療費は公定価格ではない。したがって,価格は2者間の交渉で決まる。たとえば,病院から見れば,医療周辺の産業である医薬品流通業や製薬企業,マネジドケア組織が巨大化・寡占化しているので,病院が営利であろうと非営利であろうと,どちらも交渉力の強化のために規模の追求を行わざるをえない。

ハッケンサック大学メディカルセンター

ニューヨークのベッドタウンでもあるニュージャージーに位置するニュージャージー医科歯科大学の関連病院である。ここは,ニュージャージー州北部とニューヨーク都心におけるヘルスケアの中核として機能しており,米国を代表する病院の1つに数えられている。680床,平均在院日数は4日であるが,際立った特徴として,病床占有率が99～98%と米国の病院においてはきわめて高いことがある。これは人口が多いエリアに位置し,高い評価を受けている強みで,患者が集まる。

年収は約1200億円で,医療内容としては,PCI(Percutaneous Coronary Intervention: 経皮的冠動脈形成術):約5000件,開胸術:800例を誇る。年間6万8000人におよぶ入院患者は1400人の医師・歯科医,7200人の従業員,1600人のボランティアによって,781の病床で日々ケアされている。当メディカルセンターは,民間の製造業・サービス業の会社も含め,バーゲン郡で最も大きな雇用組織でもある。

ハッケンサック大学メディカルセンターの特徴として挙げられるのが,医師,看護師の枠にとらわれない高いコミュニケーションである。医療安全への取組みでも有名である。さらに,エクセレンスを目指す経営品質向上プログラムにおいても意欲的に取り組んでおり,2001年度には,ニュージャージー州クオリティーアワード(マルコム・ボルドリッジ賞の州賞)金賞を受賞した。経営の質を評価されるマルコム・ボルドリッジのニュージャージー州賞だけでなく,さまざまなプログラムを平行して導入し,高い成果を上げている。

当センターでは,活発なコミュニケーションにもとづく高いチーム力こそが質の高い医療を提供する上で不可欠との考えから,コミュニケーションの促進

とともに、それぞれの役割、とりわけ看護師への権限と責任を明確にした。その結果、従来は医師のアシスト役であった看護師に主体性が生まれ、看護師が医師に対して提案をする等、積極的に協力する土壌ができた。それが評価され、働く環境を整備し、定着率を向上させる組織に贈られる Magnet Award for ナーシング・エクセレンス（Nursing Excellence）という賞を受賞するに至った。

そのほかにもヘルスケアのパフォーマンスのレベルを上げることを目的としたライジング・ザ・バー（Raising the Bar）プログラムに応募し、260の医療機関の中から選ばれた7つに入り、その適用を受けた。またCMSが行っているP4Pの制度で、初年度最も優秀な成果を上げた。さらには、フィジカル、メンタル、エモーショナル、スピリチュアル、社会性といったすべての面での癒しを進めるホリスティックな方法を提供する非営利組織であるプレインツリーモデルを活用することで、より人間的で自然な環境を意識した患者中心の医療の提供を実施している。

ジョンズ・ホプキンズ病院

メリーランド州の都市、ボルチモアに位置するこの病院は、1889年に同名の篤志家により大学と共に創設された病院である。ボストンのハーバード大学医学部、ミネソタのメイヨークリニックと並ぶ、アメリカ医学界の頂点に立つ大学病院である。ボルチモアという港町は人口65万人、米国東海岸の都市で、メリーランド州最大、全米18番目に大きい都市だが、治安は必ずしもよくないといわれてきた。しかし現在では、港の部分を中心にして再開発が行われ、治安もかなり改善している。

ジョンズ・ホプキンズ病院では、研究と臨床が一体となった病院のスタイルを築いたパイオニアとして知られており、31人ものノーベル賞受賞者を輩出した実績を誇る。米国の由緒ある週刊誌『U.S. News & World Report』が毎年行う「ベスト・ホスピタル」ランキングにおいても、2006年度は、耳鼻咽喉科、産婦人科、泌尿器科をはじめとする5つの診療科が全米トップと評価された。総合評価においては、実に16年連続で1位を得ている。

「人種や性別、貧富の差なく、誰でもが診察を受けられる病院にすること」という創設者の遺言は、現在も病院のミッションとして掲げられている。実際

に病院のある地域に貧困者が多く，麻薬患者等の撲滅プログラムにも力を入れている。当病院はシンガポール，トルコをはじめとする30カ国の政府・大学・病院と提携をしており，国際的な活動にも力を入れている。最近では，日本の六本木にも同じロゴを持つクリニックができるなどの展開が行われている。

当病院では，日本の平均入院日数が20〜24日（精神科入院を除く）であるのに対し，当病院は4.6〜6日，ICUに至っては，1.5日と，劇的な短縮を実現している。「Patient First（患者が一番大切）」を実践する，他の追随を許さない医療のリーダーとして「より良い医療と新しい知識への探求」を，ジョンズ・ホプキンス病院は今日も続けている。

メイヨークリニック

ミネソタ州ロチェスター市に本拠地を置く，米国を代表するだけでなく世界的にも著名な総合病院で，研究・教育機能を併せ持つ医療機関である。ロチェスターに移り住んだイギリス出身の医師メイヨー兄弟が，1883年に南ミネソタ州に竜巻が襲ったことから最初の総合病院を作ることに協力し，1889年にセント・マリース・ホスピタル（Saint Marys Hospital）を開院したのがその始まりである。1915年に米国で最初のグラデュエイト・メディカル・スクール（Graduate Medical School）を創立したことでも有名で，現在もPractice（臨床），Education（教育）およびResearch（研究）をクリニックの3本の柱に添え，病院のロゴマークにこれらを意味する「3つ盾」が掲げられている。

現在はロチェスターに2つの病院と1つのクリニックを持つ以外に，16の病院，8つのナーシングホーム，45のクリニックのネットワークを持っている。

総収入は年5000億円以上，医師は3000人以上，総スタッフ数は5万人以上で，人口8万人のロチェスターの町の一大産業である。

このクリニックの特徴として挙げられるのが，1900年代から通し番号をつけた全科共通のカルテ，レントゲン写真の中央管理体制を導入し，徹底された管理システムを実現している点である。1つの疾患の症例について調べようと思えば1日のうちに100例以上のカルテと写真が用意でき，そのほかにも病理標本の整理システム，患者のFollow-upシステムをはじめ，適切なシステムのもと，効率的かつ患者本位な医療サービスを可能としている。また，医療は直

接手にとって見ることの出来ない性質を持つサービスであるということをいち早く認識し，医者の服装からクリニック内の内装等，メイヨークリニックの姿勢の手がかりとなりうるものすべてに細心の注意を払うエビデンスマネージメントを通じて，一貫した患者第一主義を実行している。さらに，患者のためにチームを編成し一丸となって協力する医療体制は，ほかに類を見ない包括的な医療ケアの提供を可能にしており，このアプローチも，このクリニックの最も重要な特徴の1つといえる。

もう1つの取組みとしては，MB賞への取組みが挙げられる。MB賞の認証は組織全体に対して行われるという特徴がある。したがって大きな組織であるメイヨークリニックでは，いくつかの関連病院や病院の中の循環器事業部で，ミネソタの州賞に対してその取組みが行われている。

ロバートウッドジョンソン病院

ロバートウッドジョンソン病院は，ニュージャージーのハミルトンにある，5つの病院からなるロバートウッドジョンソンヘルスシステムの病院の1つで，増床して200床くらいの中規模病院である。

医師は契約も含めて750人，従業員は1400人，収入が2770万円くらい（1ドル100円として）と，中規模の病院である。周辺にいくつかのライバル病院があり，競争が厳しい地域に位置している。その中で，この病院はいわゆる生き残り策を模索している。

この病院は，2004年の米国MB賞の受賞病院であるが，先立つこと5年前からMB賞のフレームワークを使い，経営の改善に努めていた。また，応募1回で受賞になったわけではないし，MB賞の州賞に当たる，ニュージャージー州の賞を受賞してからの本賞受賞になったのである。

MB賞を受賞すると，文字通り世界各国から，病院のみならずさまざまな企業から見学に訪れる。この病院もそうであり，われわれへのプレゼンテーションも，MB賞のフレームワークに従ったわかりやすいものであった。

MB賞のフレームワークを選んだ理由は，事実にもとづくことを重視し，バランスがとれたフレームワークを持ち，フィードバックレポートが充実しており，徐々に卓越した経営を目指すジャーニー（旅）であるという点であると

いう。

ニューヨーク長老派病院

　コロンビア大学とコーネル大学という2つのアイビーリーグの大学がある。その各々が、ニューヨークに大学の付属病院を持っていた。1つは、マンハッタンの高級住宅街であるアッパーイーストに、あとの1つはハーレムにあり、後者の分院がブルックリンにある。

　これらの病院が1997年に合併され、1つとなった。合わせて2200床の巨大病院グループの誕生である。今回訪問したのは長老派病院の中でも貧しいエリアにあるブルックリンの長老派病院の分院であった。

　一番の悩みは、これは日本でも同じと思われるが、いくつかの病院の異なった文化、異なった医療のやり方を統一することのようで、今現在でもこれはなかなかうまくいっていない面もあるようだ。1つの原因は、医師の供給の問題である。

　米国の場合には、研修医は、経済学的にもすぐれたマッチングの例として挙げられるのだが、病院と研修希望者のマッチングで希望研修先が決まる。しかし、その後の医師は、レジデントにせよ、勤務医にせよ、1カ所とは限らないがどこかの病院に契約あるいは所属することになる。ただし、大学関連病院で当該大学との関連が強い場合には、大学病院に勤務している医師が、その病院の医師の大半を占める。つまり、日本の大学医学部と大学病院のような関係になり、ある大学医学部の考え方ややり方が色濃く反映されることになる。

　その意味で、この長老派病院は、コロンビア大学医学部の考え方を引っ張っている。M&A先のコーネルとの融合は、通常の米国の病院のように、いろいろな価値観や手法を持った医師の集合体である場合とは違う難しさが要求されるのである。

　救急での問題点は、患者が多すぎることであるとのことであった。ちなみに、米国では、いわゆる患者の「タライ回し」は存在しない。それは、ＥＲ（緊急救命室）に来た患者はすべて受けなければならないという法律があるからである。これは、保険の有無にも関係ないので貧富の差を埋めるためにも役立つが、それと同様に、「タライ回し」もあり得ないことになる。

プロビデンス病院

　今まで眺めてきた病院とは異なり，貧しいエリアにあり，貧しい患者が多い病院である。カトリック系の病院であり，病院の隣接した場所に，ナージングホームを併設している。また，リタイアした牧師用の施設も持っている。

　この，ナージングホームは素晴らしい施設で，調査参加者の中にも，こんな施設なら入所したいとの声が出たほどである。施設長は尼で，患者の車いすを押すなど，現場に参加していた。なお，この施設長は70歳を超える高齢である。

　歴史がある病院で1861年の創立，その後国会議事堂のあたりから移転して現在の場所にある。しかし病院の経営状態は決して芳しくない。これには，貧しい患者が多く，政府系の保険か，あるいは未収になりがちである。そんな中で，コスト削減のいくつかの試みをしている。収入増としては，寄付も努力しているが，場所柄難しいようだ。

　まず，外部から優秀な人材を招き，財務改善を行っている。たとえば，縦割りの弊害を排するために，食事サービスや環境サービスについて，施設と病院で別々に行っていたものをシェアードサービスとして一元化，さらに無駄を省いていった。

　また，急性期の67病院等からなるカトリック系の病院グループ，アスセンション・ヘルスケア（Ascension healthcare）で経営の状況比較，ベンチマークを行っている。ベンチマークは，自院を時系列的に行う，グループの中の同じような他病院と比較，ベストと比較する。

　地域格差が大きいのが米国医療の特徴である。http://www.americashealthrankings.org/Rankings のようなサイトもある。地域での差が見て取れる。

参考文献

　アンディ・ケスラー著／桐谷知未訳『シリコンバレー式で医療費は安くなるのか』オープンナレッジ，2007年。
磯部広貴『アメリカの民間医療保険』保険毎日新聞社，2006年。
医療経済研究機構『アメリカ医療調査報告書』2010年。
加藤貴子「米国における Pharmacy Benefit Management（PBM：薬剤給付管理）の動向」『国際医薬品情報』通巻第905号，2010年1月11日。
北野正躬『アメリカと日本の臨床医療――これからの日本医療への提言』慶應義塾大

学出版会，2010年。

ジョナサン・コーン著／鈴木研一訳『ルポ アメリカの医療破綻』東洋経済新報社，2011年。

高山一夫「米国医療の営利化と公立病院の役割」『公営企業』40号，2008年。

堤未果『ルポ 貧困大国アメリカ』岩波新書，2008年。

中田敏博『医療鎖国』文藝春秋，2011年。

中浜隆『アメリカの民間医療保険』日本経済評論社，2006年。

西田在賢『マネジドケア医療革命』日本経済出版社，1999年。

長谷川千春『アメリカの医療保障――グローバル化と企業保障のゆくえ』（シリーズ・アメリカ・モデル経済社会）昭和堂，2010年。

広井良典『医療改革とマネジドケア』東洋経済新報社，1999年。

米国医療の質委員会医学研究所，L・コーン，J・コリガン，M・ドナルドソン著／医学ジャーナリスト協会訳『人は誰でも間違える――より安全な医療システムを目指して』日本評論社，2000年。

堀田一吉『民間医療保険の戦略と課題』勁草書房，2006年。

マーク・ホール，ダニエル・ストラウス，アイラ・エルマン著／吉田邦彦・石黒一憲，アメリカビジネス法研究グループ訳『アメリカ医事法』第2版 木鐸社，2005年。

真野俊樹『日本の医療はそんなに悪いのか？――正したほうがいい30の誤解』薬事日報社，2002年。

真野俊樹『医療マーケティング 実践編』日本評論社，2009年。

水町浩之『医療経営品質――世界的な経営革新の基準ボルドリッジ賞に学ぶ』生産性出版，2007年。

森宏一郎・法坂千代「諸外国（英・仏・独・米）の診療報酬 診療原価やドクター・フィーは明確化されているか？」『日医総研ワーキングペーパー』日本医師会総合政策研究機構，2010年11月9日。

李啓充『米国医療の光と影』医学書院，2000年。

『日本生産性本部 米国 調査団報告書』（2006年～2010年）。

「米国における健康保険市場と保険会社のヘルスケア事業」『損保ジャパン総研クォータリー』2004年。

「米国における健康保険市場と保険会社のヘルスケア事業」『損保ジャパン総研クォータリー』2005年。

「米国における健康保険市場と保険会社のヘルスケア事業」『損保ジャパン総研クォータリー』2010年。

Wachter, R. M., Goldman, L. "The emerging role of "hospitalists" in the American health care system." *N Engl J Med*, 1996 Aug 15; 335 (7): 514-7.

http://www.humed.com/
http://www.cms.hhs.gov/
http://www.jointcommission.org/
http://www.hopkinshospital.org/
http://uk.geocities.com/misuzum/rochester/MayoClinic.htm
http://www.mayoclinic.org/rochester/
http://www.whitehouse.gov/blog/
http://www.ascensionhealth.org/
http://www.provhosp.org/
http://www.jjasp.jp/common/pdf/academic/teach/ihi_improvinghandhygiene.pdf
http://kyodokodo.jp/now_info.html
http://www.ihi.org/IHI/Programs/ConferencesAndSeminars/8thAnnualOfficePracticeSummitMarch2007.htm?TabId=1
http://www.americashealthrankings.org/Rankings
http://www.bls.gov/oes/current/oes_nat.htm#29-0000
http://www.cejkasearch.com/view-compensation-data/physician-compensation-data/#
http://www.hhs.gov/about/index.html
http://medical.nikkeibp.co.jp/leaf/mem/pub/blog/kurofunet/snagamatsu/201004/515087_2.html
http://www.dir.co.jp/consulting/report/library/social-security/06051001 social-security.html（大和総研　第11回 マサチューセッツ州の医療改革に対する評価）

第5章
イギリスの医療と医療政策

1 イギリスとはどのような国なのか

イギリスという国

イギリスの人口は6097.5万人（2007年），面積は24.3万平方キロメートル（日本の約3分の2），首都のロンドンは人口約751万人（2007年）である。

いま，イギリスと呼んだが，いわゆるイギリスは歴史的に異なる4つの連邦からなる。グレート・ブリテンおよび北アイルランド連合王国，いわゆるイギリスは，イングランド，スコットランド，ウェールズ，北アイルランドから構成されている王国であり，英連邦王国の一国である。上記のほかにも，海外領土を有する。

それぞれの国は首都を持ち，ロンドン（イングランド），エディンバラ（スコットランド），カーディフ（ウェールズ），ベルファスト（北アイルランド）がそれである。NHS（National Health Service: 国民保健サービス）も独自にあるし，独自に議会もある。ここでは主にイングランドの話をするが，行政区分は，地域医療計画との関連で重要なので，確認したい。ロンドンのような特別なエリアもあるが，基本的には，日本の県に当たる州（カウンティ）は71あり，その下が区や市になる。

イングランドは，ユナイテッド・キングダムの人口の83％に当たる4910万人（2001年）を持つ。なお，スコットランドは510万人，ウェールズは290万人，北アイルランドは170万人である。

医療制度の概観

第二次世界大戦直後，労働党のクレメント・アトリー政権が「ゆりかごから

墓場まで」をスローガンにいち早く作り上げたイギリスの医療制度は，1946年に制定された国民保健サービス法にもとづいて，1948年より開始されたNHSにより運営されている。この制度によって，今日のイギリス医療を特徴づける家庭医による初期医療システムが構築された。

総医療費は2000年時点で1038億USドル（約12兆4000億円）で，GDPに占める医療費の割合は7.3％と比較的低率であった。OTC（Over the Counter drug）も含めた薬剤費は2001年時点で169億USドル（約2兆円）で総医療費の中の約16.3％を占め，国民1人当たりの年間薬剤使用額は280USドル（約3万3000円）で日本の約55％でありかなり少ないといえる。薬剤に関する傾向は現在も同じである。

マーガレット・サッチャーやメージャーの新自由主義的な改革を受けて，第三の道を目指す労働党のトニー・ブレアの改革で10年間で医療費が2倍，5年間で医療関係の雇用が20％増加したといわれる。2004年に対GDP比での医療費が日本を上回ったことでも知られる。また，イギリスはEUの加盟国ではあるが，通貨はポンドのままで統一しておらず，大陸の社会民主主義，医療でいえば社会保険で医療をファイナンスしている国とも一線を引いているといえよう。
*

総括としていえることは，サッチャーが医療費上昇の抑制を行い，医療と介護を分離し，医療費の支払いと提供の組織を分離した。ブレア改革によって，医療費を上げる方向に舵が切られ，特にGPに対しての報酬が増加したが，経済の低迷によって，こんどはそこにメスが加えられようとしているということである。

　　　　＊　ただし，マーストリヒト条約にもとづく財政指標の制限は受ける。

イギリスでの動き

OECDヘルスデータ2008によれば，対GDP比の医療費が2000年7.7％から2006年8.2％になっていった。金額的には1人当たり1848ドルから2760ドルになった。なお，日本では2000年7.2％から2006年には8.4％になっていった。WHO2000年のヘルスレポートによる評価は世界第9位であった。

労働党政権は1997年の新NHS白書で，待機患者の10万人削減，18カ月以上

の待機患者をゼロにする，ことを公約とした。

また，The NHS Plan-a plan for investment, a plan for reform,2000によれば，診療所300カ所以上の現代化，2004年までに病院7000増床，100件以上の新設，医師1万人（専門医7500人），看護師2万人増員，インターメディエイトケア（亜急性でのケア）の構築に4年間で900億ポンド，その他患者苦情処理の仕組みなどをつくる，とした。

なお，医療の質の指標としては，イギリスは，平均寿命は2006年で女性が，81.1歳，男性が77.1歳であるから，日本とは，女性で4.4歳の差，男性で1.5歳差があり，米国とは，女性で0.7歳勝り，男性で1.9歳勝る，フランスでは女性は2.6歳劣り，男性は0.4歳劣った。1歳以下の乳児死亡率（infant mortality）はイギリスで5.1％，日本は2.8％，フランスは3.8％である。

この改革は，おおむね医療者の支持を得たようだ。特に，後述するＰ４Ｐの導入により，かかりつけ医である開業医の収入水準は，一部の専門医を除きおおむね専門医と同水準になった。

しかし，税金が主なる財源であるNHSにおいては，景気の変動を受けやすいので，サブプライムローンの問題に始まる税収の減少は大きな問題であり，DOH（Department of Health：保健者）も方針の転換，すなわち医療費の上昇抑制からゼロ成長のアナウンスを行いだしたようだ。

すなわちこれは，NHSの予算が2007年までのこの10年間で45Bポンドから105Bポンド（1ポンド150円とすれば，15兆7000億円。レートの変動が大きかったので日本円での比較はあまり意味がない）に増え，医師は4万1800人増員（ちなみに2008年に新たに海外からの流入を含めて医師登録があった数は1万1276人，2008年度にイギリスの医師数は23万2402人，なおイギリスでの医学部は35ある），看護師は8万4700人増加したが，生産性は4.3％落ち，そして，次の3年間で新たに10Bポンド（1ポンド150円とすれば1兆5000億円）が必要であるというもので，これに対しての対策である。

2 イギリスの医療改革

NHS の歴史とサッチャー改革

　イギリスでは階級社会の伝統が根強いこともあって経済の停滞を招き，1960年代以降は「イギリス病」とまで呼ばれる不景気に苦しんだ。

　そんな中で，NHS 自体がどのような組織なのか。そして，サッチャーの改革で NHS がどうなり，ブレアの改革でどうなったのか。これはある意味，定番の質問であるが，ここでもふれておきたい。

　イギリスの公的医療保障としては，1911年に健康保険が始まった。これは低所得者層のみに適応されるものだったので，高所得者層や中所得者層は，自費や組合共済を行っていた。第一次世界大戦，大恐慌を経て低所得者層の健康保険の適応漏れが頻出し（被保険者の家族が多かった），1940年のベヴァリッジ報告の際，健康保険を補完し，全所得者層に適応する形で1948年に NHS が創設された。このときに，ナイ・ベバン（Aneurin Bevan, Nye Bevan で知られる）という労働党の政治家がアトリー首相時代の厚生大臣であり，福祉国家というマニフェストのもとで，当時の BMA（英国医師会）の反対を押し切り，政府が費用をすべて支払い，サービスを受けた時点での自己負担はゼロであるという NHS を創設したのである。1946年に NHS 法が制定された後にも，1年半の議論が起き，ここで3000弱あったといわれるイングランドとウェールズの病院は国営化されたのである。NHS は医療保険の発展補完であったため，他の社会保障はベヴァリッジ報告にて他の枠組みで発展していった。また介護保険に相当するものは，少なくとも NHS で保障するものはあまりなく，他の社会保障で補っている。ちなみに，介護や福祉といったソーシャルケア部門の予算は2007年で125億ドルである。

　現在，NHS という国民保健サービス制度については，イギリス国民の誇りの1つであり，強い愛着を持ち，財産として守り続ける，という暗黙の了解があるようだ。イギリス医療は完全に無料ではないが，約8割は税金でまかなわれており，国民は保険料（一部は国民保険の国民保健サービス保険料が国民保健サービスに使われている，詳細は後述）のあるなしにかかわらず，この恩恵を受ける

ことができる。すなわち，①すべての国民を対象とする保険料を財源とする拠出制給付，②租税を財源とし，所得にかかわりなく支給される非拠出制給付，③租税を財源とし，低所得者を対象とした所得関連給付が特徴である。NHSの財源は，上述したように，税金と保険料からなる税金の比率が圧倒的に多いのであるが，ここに1つの問題が現れた。すなわち，サブプライムローンのトラブルで，ユーロに対するポンドの急速な弱体化に象徴されるように，イギリスの経済は厳しい（少なくともそう思われている）。したがって，税収が急速に減ったのである。実際，NHSの収入に占める保険料の割合は増加してきた。

NHSに雇用されている者は130万人に上り，NHSはイギリスだけでなくヨーロッパ最大の雇用者である。人数が非常に多い点は重要であり，イギリスの人口が約6000万人なので，イギリスの住民が40〜50人いれば，その中に1人のNHS職員がいる計算になる。なお，病院医師は9万人，GP（かかりつけ医，一般家庭医）は3.5万人，看護師は40万人である。

この中にはGP等も含むが，このGPは日本でいうフルタイムの雇用ではなく，非常勤の職員であり，契約職員に近いと考えていい。実際，GPは，自分の意志で夜間の診療をしたりとかすることができるので，余分の収入を得ることができるのである。

ちなみに，NHS以上の雇用者がいる組織は中国の軍隊とインドの国鉄だという。この巨大さと無競争状態が，官僚的な体質を生み，危機的状態を生み出したととらえ，サッチャーが首相になった保守党はNHS改革に取り組んだ。

サッチャーは医療や福祉に対しても新自由主義の考え方を持ち込んだことで知られる。すなわち，こういったサービスは価格を持たないために（イギリスにおいて）無制限な需要を生み出し，その結果，官僚機構が巨大化するというものだ。その結果，国家サービスを私的サービスに置き換えていくという発想が生まれる。ただ，ここで私的といってもサッチャーは家族の役割を重視し，企業は家計の派生といった位置づけであった。

実際に，患者負担が少なく（処方箋代金くらい），患者や消費者としての利害が表面化することは少ない。逆に国民の不満は，患者から直接上がらず，医療従事者が予算不足として政府に訴えることが多くなってしまう。

イギリスではこのような組織は，主として医療，教育，警察，軍隊が対象で

あった。

医療に対する政策の中心は，医療の購入者と提供者を分離する政策PPS (Purchaser Provider Split) である。それまで，医療費を支払う者（購入者，purchaser）も，医療を提供する者（provider）も，ともにNHSであった。これでは，競争が生じない。そこでNHSトラストを設立して病院の運営を任せて医療サービスの提供者として独立させ，NHS本体から分離した。いわゆる1991年の内部市場の創設である。

これにより，医療費を払うのは従来通りNHSだが，1990年に成立した，NHS並びにコミュニティケア法により提供者は1991年からNHSトラストとなり，両者が交渉の上，契約することになった。しかも，近隣のNHSトラストと比較して優れている方との契約を可能とすることで，トラスト間に医療サービスの質や価格面での競争を持ち込んだのである。予算保持GP（GP fundholder）と呼ばれる新しい医療費支払い方法も導入した。予算が初めから病院に割り当てられていた状態から，患者を予算保持GPから紹介してもらわなければ病院が収入を得られなくなった。これによっても近隣の病院との競争が促進された。また，人頭制で，患者や住民から見れば済む場所で割り当てられていた，「くじ」のようなものであったかかりつけ医を，年ごとである程度変更できるような制度も導入され，住民の選択の範囲を広げた。

メージャーは，1979年から1990年に政権を持ったサッチャーの後継者として，政策面でもサッチャーの構造改革を引き継ぎ，公共施設の建設や運営を民間に委ねる政策を打ち出した。この政策にもとづき1992年にPFI (private finance initiative) と呼ばれる政策手法を実施し，病院にも応用された。

しかし，メージャーは1997年の総選挙で歴史的大敗を喫し退陣。サッチャー首相以来18年に及んだ保守党長期政権は終わりを告げ，その後は好景気を背景に，1997年から労働党ブレア政権が3期続けて政権を担当した。

ブレア政権の改革

ブレアは最初の3年間は公約通り，公的支出を拡大しなかった。ブレア政権は地方組織を細かくコントロールするのではなく，中央政府が誘因を与え，目標とした成果を地方が達成するように誘導している。根底にある新集権主義モ

デルは，一定の基準の達成に向けて，優れたサービス供給システムを構築することを念頭に置いている。これは，従来の地方支出コントロールという次元を超えて，地方でより優れた成果を達成させる手法と考えられている。そこでは地方自治体がもはや代理機関ではなくなり，フランチャイズと位置づけられている。保守党政府が業績評価とコスト低減を追求したのと違い，労働党政府はサービスの質とアカウンタビリティの改善を求めている。特に中央政府は，規制を通して，利用者保護と質の高いサービスを確保しようとしており，改善を着実に進める自治体に安定した財源を保障する一方で，改善を怠る自治体にはペナルティを用意するという仕組みをとっている。また業績基準では，サービス利用者のQOL，費用負担，ニーズと効果測定を盛りこんでいる。

イギリスでは，過去20年間で多くの公共サービスが外部委託され，またあるものは集権化され，新しい特殊法人が設けられた。その結果，地方自治体といえども，さまざまな機関のネットワークの1つのアクターに過ぎなくなった。

大きく分けると，医療に対するブレアの改革は，

第1ステージ（2000〜2004年）医療予算の倍増と医療サービスの供給増加，地方分権

第2ステージ（2004〜2008年）病院市場への競争の導入（民間事業者の参入），保険者機能の強化と患者による選択の推奨

第3ステージ（2006〜2010年）改革の定着と調整

を目標にしている。

上述したように2000年に，NHSプランが発表された。医療費水準をGDP比で1.5倍に拡大して，ドイツ・フランス並みにする計画である。NHSプランには，投入する医療費で新たに医師を1万人（専門医7500人増），看護師を2万人増やし，それにより手術患者の待機期間を6カ月以内に減らす等の数値目標も示されている。なお，医師，看護師に対する暴力の問題が起きている。年間に9万5000件以上（2001年，イングランド）というレベルである。

ロンドン大学公共政策学のジュリアン・ルグラン教授は，イギリス医療改革の鍵となった「準市場」は，市場原理が働きにくい医療政策の運営には4つのモデルがあるとして，①専門家の裁量に任せる，②専門家を管理統制する，③消費者の声を尊重する，④選択・競争を組み合わせた「準市場」を導入する，

の4型のうち，④の「準市場」を使っているという。「準市場」とは，特に医療や福祉といったサービスにおいて，市場メカニズムを導入してサービス提供者を競争させることにより，効率性や質の改善をめざすもの，価格メカニズムを使用しないので純粋な市場とはいえず，米国のマネジドケア（管理された競争といえる）とは異なる。

その他，ブレアの改革では，クリニカルガバナンス（Clinical Governance）システムの導入，HAZs（Health Action Zones：保健活動圏）の設置があるが，関心がある方は参考文献をご覧いただきたい。

2002年に出されたドレーク・ワンレス卿のワンレスレポートというものがある。ワンレス卿は銀行員であるが，英国政府のアドバイザーも務める。

このレポートは，今後20年間高い質の医療を提供するためには，もっと資源への投資が必要であるし，資源を有効活用するために改革も必要だというものだ。Wanless reportは，国民医療費の伸び率を最大5.2％，5年間での医療費の増加分を28億ポンド（1ポンド150円として4200億円）必要とすると推計した。さらに，支出の増加分の43％はGPや専門医の給与上昇になってしまい，医療サービスの向上に使われていないと指摘する。また，このレポートの暫定報告では，イギリスで女性の平均寿命，男女の65歳時点での平均余命の短さ，乳幼児死亡率，出生時死亡率，乳がん・肺がんの5年生存率，心臓病の死亡比率等が，ほかの先進諸国より劣っているといわれている。

また，NHSプラン2000等の改革実施を確実にするために，2002年7月，PSA（Public Service Agreement：公共サービス合意）が締結された。その主な内容は，

① 病院診療の最大待機期間を2005年末までに外来3カ月，入院6カ月とし，2008年には入院も3カ月とする。
② 救急患者の最大待機時間を，2004年末までに4時間とする。
③ 2004年末までに，一般家庭医（GP）へのアクセス待機時間を最大48時間以内とする。
④ 専門外来や入院を2005年までにすべて予約制とする。

である。

これらの改革で，医療費，医師数は増加し（図5-1，図5-2），6カ月以

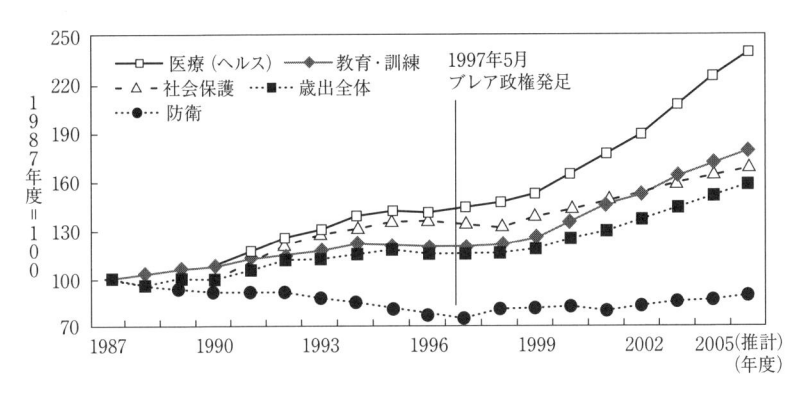

図5-1 実質ベースで見た医療への国家歳出の伸び（イギリス）
出所　森宏一郎「イギリスの医療制度（NHS）改革——サッチャー政権からブレア政権および現在」（日医総研ワーキングペーパー No.140. 2007年2月）から作成。

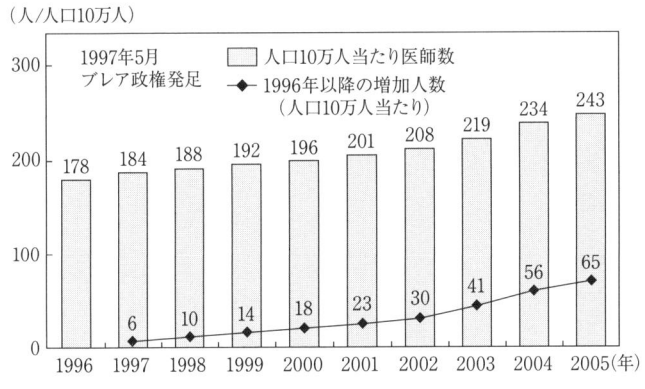

図5-2 イギリスにおける医師数の推移（人口10万人当たり）
出所　森宏一郎「イギリスの医療制度（NHS）改革——サッチャー政権からブレア政権および現在」（日医総研ワーキングペーパー No.140. 2007年2月）から作成。

上手術の順番待ちをする人は，2000年3月の25万人あまりから，2004年3月には7万人足らず，2006年にはほとんどいないほどにまで減ったのである（図5-3）。

最近では2007年の，現役の外科医でもあるダージ保健政務次官による『High Quality Care For All：高度のケアをすべての人に（通称ダージ・レポート）』が注目を集めた。ダージ・レポートは現場の医療職員がもっと力を持つ

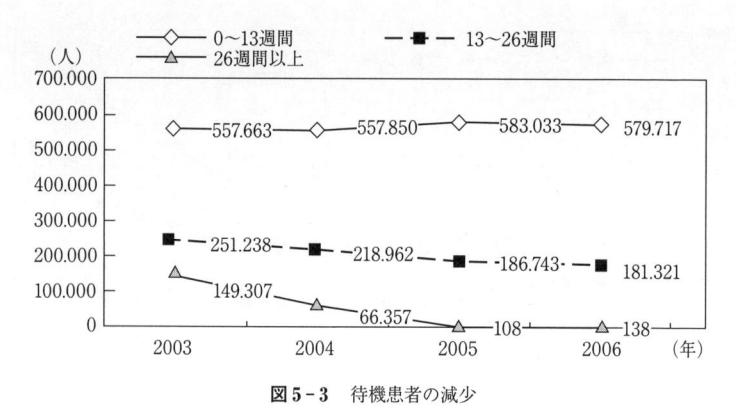

```
(人)
700.000 ┤    ◇ 0～13週間    ■ 13～26週間
600.000 ┤    △ 26週間以上
500.000 ┤ ─557.663──────557.850──────583.033──◇ 579.717
400.000 ┤
300.000 ┤
200.000 ┤ ─251.238──────218.962──────186.743── 181.321
100.000 ┤  149.307
      0 ┤         66.357       108          138
         2003    2004    2005    2006  (年)
```

図 5-3　待機患者の減少

出所　DePartment of Health "NHS inpatient and outpatient waiting times figures-Dec2006".

ようにし，患者はより幅広い選択を行えるようにするというもので，安全で最も効率的な治療，公平性，個別化したケア，予防・健康維持等が鍵になるとする。具体的には，患者の治療とサービス提供者に対する選択の権利を導入し，慢性病患者は担当専門職と個別的なケアプランに同意する，GPについての選択内容を拡大する，GPが予防や健康維持に力を入れるような仕組みをつくる，といった内容である。

英国の医療改革の背景

　政権3期10年を務めたブレア首相は，2007年5月，北アイルランドにおける自治政府の再開を機に辞任表明し，同年6月27日に退任し，28日，蔵相としてブレア労働党政権を発足時から支えてきたゴードン・ブラウン氏が首相に就任した。

　2008年10月3日，ブラウン首相は世界的な金融危機が深刻化する中で，得意分野である経済・金融への万全の対策をとること等を念頭に内閣改造を実施した。2008年9月半ばに起きたリーマン・ブラザーズの破綻をきっかけとする金融市場の混乱で，イギリスではインターバンク金利の急騰，信用収縮による住宅ローン市場の機能不全，投資・消費マインドの低下が生じている。イギリスはすでに景気後退にあるとの見方があり，当面は消費・投資の低迷と財政赤字の増大が続くと予想された。ここで，山口二郎『ブレア時代のイギリス』から

引用しよう。

「リスクにはいくつかの段階がある。第一は,戦争,テロ,犯罪など人間生活の基本となる秩序を破壊し,生命や身体に対して脅威となるリスクである。これを『生存のリスク』と呼んでおこう。

第二は,社会経済的なリスクである。人間らしい豊かで健康な生活を脅かす失業,インフレやデフレ,医療や教育の荒廃など様々なリスクがある。このようなリスクを『生活のリスク』と呼んでおく。グローバル化にともなう経済的競争の激化,それにともなう雇用の流動化,財政赤字の累積や年金制度の破綻などがこうしたリスクの例である。

第三は,地球環境問題や資源枯渇のように短期的には実感しにくいが,長期的には人類の生存を脅かす『長期的リスク』である。人類が地球社会を維持するためには長期的なリスクへの対応が不可欠であるが,変化が緩慢であるためにこれを政策争点化することは難しい。とくに二酸化炭素排出量の削減を思い浮かべればわかるように,『長期的リスク』に対応するためには生活上の不便や負担が必要な場合が多い。このことも,『長期的リスク』への対応を難しくしている。多くの国では緑の党など,脱物質的な価値観をもつ新しい社会運動がこの問題を追及している。

従来の社会民主主義と新自由主義の対立は,もっぱら第二のレベル,『生活のリスク』をめぐるものであった。社会民主主義は,文字通り『生活のリスク』を社会全体で引き受け,医療保険,年金,公教育,公営住宅など生活の基盤を国民全体(とりわけ富裕層や企業)の負担によって提供することを主張した。第二次世界大戦後の世界では,『生活のリスク』を社会化する仕組みが整備され,先進国にある程度共通した公式となった。とくにイギリスでは終戦直後の1945年の総選挙で労働党が勝利し,医療費の無料化,公営住宅の建設など福祉国家の政策が他国に先駆けて推進された」

という。しかし,この構造に変化が訪れている。

『緑色革命』(広瀬順弘訳,早川書房)という本を書いて有名になったチャールズ・A. ライクは『システムという名の支配者』の中で,「変革をもたらす努

力はすべて2つの実体——市民と政府——の関係の調整を目指していた。だが，そのような努力は「左」へ傾こうが「右」へ傾こうが，第三の実体——経済的政府の存在を無視する限り失敗に終わるであろう」と述べる。すなわち，経済支配が大きな政府とか小さな政府といった議論を超えてしまった，支配者になっているというのだ。医療の位置づけも同じであり，イギリスでも経済の要請から「生活のリスク」を支える医療費削減方向に舵が切られたといえる。

最近の医療提供体制の状況と変化

現在のNHSは4つに分かれている。すなわち，

イングランド（National Health Service）

スコットランド（NHS Scotland）

ウェールズ（NHS Wales）

北アイルランド（Health and Social Care in Northern Ireland）

の4つである。

NHSでは約80％が国の一般財源から賄われている。内訳として，税収による一般財源（80％），国民保険（約12％），受益者負担（2～3％），その他となっている。国民は原則的に1次医療である開業医（GP），二次医療である病院（専門医）での診療に加えて，薬剤支給，その他の予防接種，学校保健，訪問看護，リハビリテーション，救急医療，環境衛生等のサービスを無料で受けられる。医療は原則として無料であり，介護については，地方が担当するので金額に差はあるが，収入や受けるサービスによって自己負担額が異なり，無料ではない。

ナーシングホーム，レジデンシャルケアホーム等の入所施設においては，1万～1万6000ポンド（約200～320万円）以上の資産保有者からは費用徴収があり，1万6000ポンド以上の資産保有者には公費助成は行われない（全額自費）。

これらのサービスは，予防から治療，アフターサービスまでの総合的なサービスであり，国民が効率的かつ公平に受けられるように，設計されている。原則として，病院はGPの紹介のもとに治療を行い，救急患者以外の外来患者は診ない。

GPについての詳細は後述するが，1次医療であるGPはゲートキーパーの

役割を果たしている政府と契約を結んだ自営業者的な公務員である。GPは登録住民の診療だけでなく，健康管理，健康増進の指示も与える。入院治療，専門医診療が必要であれば，患者を病院に紹介する。

2次医療の種類は，一般病院，専門病院，結核病院，伝染病棟，精神病院，精神障害者用施設等である。従来はNHSトラストの病院だけでしか医療保障制度の枠で利用できなかったが，NHS改革により，民間病院とも契約を交わすことが可能となり，そのサービスがNHSで利用できない場合，たとえばそのサービスがその地域で提供できない場合とか，緊急のためにNHS病院では間に合わない場合は，民間病院で医療を受けたとしても支払いはNHSが行うのである。

ブレア政権の時代に地方分権化と，医療の市場化ははさらに進んだ。BMAによれば，当初，ブレアは医療も含め市場化には反対していたが，途中で意見を翻し，内部市場による競争政策を含めさらなる市場化を行ったという。

1997年12月に，①GPファンドフォルダーを廃止し，地域（人口10万人程度）内のGP等が共同で予算管理を行うPCG（Primary Core Group：プライマリーケアグループ）制度へ移行すること，②一定の標準的な診療基準の設定を行う機関を新設すること，③保険医療と福祉の連携を向上させるためNHS担当部局と地方公共団体の事業運営の共同化を推進することなどを内容とするNHS改革の白書が作られ，人口10万人を目安に，全国で481のPCGグループを作った。ここに地域の一般開業医や看護師らをまとめて，受け持つ人口をもとに予算を与え，グループごとに病院と契約するようにした。より住民の近くへと，予算と権限をおろしたのである。たとえば，ソーホーの診療センターは，住民約10万6000人を50人の一般開業医のグループで担当し，予算は年間約83億円である。

PCGの狙いは，①医者や保健師，ソーシャルワーカーらが一体となって地域医療に取り組む（従来は，住居や失業等も病気の原因となるのに，これまでは別々に対応していた），②病院で行われていた診察の一部を開業医にも認め，コストを下げる，③予算を供給者側ではなく利用者側のニーズに合わせて使い，効率化する，といった点である。イギリスは社会保険による医療へのファイナンスではないことから，日本の健康保険組合や支払基金に相当するものはない。

この機能は，PCGを受け継いだPCT（Primary Care Trust, 2002年4月導入）

として受け継がれている。地方分権の流れで，NHSは保健省を頂点とし，各地方に10カ所あるSHA（Strategic Health Authority）を運営し，SHAは，2000年の改革で旧来のHA（Health Authority）が解体されできた組織で，PCTを管理，モニタリング等を行う組織である。薬剤に関しては，地域内の医師はこのSHAが決定したフォーミュラリー（処方薬集）による薬剤使用を義務づけられた。1人の医師は患者数が3500人（平均2200人）以内なら担当患者登録を受け付ける。

特にPCTは，地域ごとの疾病構造を調査し，地域で必要な医療資源を予測し，医療機関と協議しつつ整備していくという役割を持ち，保険者機能を持っているといってもいい。具体的には，①保健・医療目標の設定と政策の立案，②医療機関との年間取扱い症例数，価格（一部）の交渉，③新規医療機関の参入承認，医療サービス供給量の調整である。ここでは，病院，開業医，さらにはNHSの管轄の外であるが，介護についての連携も行っている（ケアトラストとして，PCTの進化形にしたかったようだ）。PCTの取締役会は，一般的に地方自治体の幹部，医師の代表，経営経験の豊富な外部取締役，PCTの主要役員によって構成されている。

もう1つのポイントはPCTの下にNHSトラストという病院の経営主体があるということである（なお，NHSトラストという場合，病院の経営主体をacute（急性期）トラストと記載する場合もあるので注意を要する。）名前がプライマリケアトラストであるが，保険者的な機能も持っているといったのはその点で，病院やクリニック（イギリスではサージェリーというが，ここではクリニックとする），後述するウォークインセンター等の機能の予算を握っている。

PCTの下に30〜40くらいのGPないしはGPの集合体であるクリニックがある。PCTとGPないしはGPのクリニックは契約を持っている。今までは，イギリスの医師，特にGPにおいては時間外の対応が良くない，という批判があったが，イギリスではそれを批判するのではなく，逆に時間外の対応に別の費用をつけた。この考え方は，ウォークインセンターという考え方にも現れている。これはNP（ナースプラクティショナー）が中心になって，1998年から24時間健康電話相談サービス「NHSダイレクト」が開始され，インターネットで質問を参照することができるようになったイングランドの救急対応システムに

も現れている。

　なお，PCTすなわちプライマリケアという言葉はつくが，この組織は医師の組織ではなく，医師がトップではあるが事務系も関与している組織である。その意味では，旧来のPCGが医師中心であったのに比して，保険者機能も持っている点に特徴がある。もちろん現在のPCTでも医師も参加し，住民も参加している。2004年までにPCTにNHS予算の75％を分配という目標のもとで，約80％を使うのはPCTで，内訳は人件費：約60％，薬剤・材料費：20％，設備投資・教育・給食・清掃費：20％といった配分である。

　PCTの予算は年度ごと，PCTごとに決定する。政府から人頭払い（Weighted Capitation Funding Formula）でPCTに配分する。そのあとPCTはHRG（Healthcare Resource Group）にもとづいて，病院に，GPに，またその他のトラストにも予算を分配する。2007年は，患者1人当たり平均で1388ポンド支払われた。

　この数は，303（2002年設立時）から152（2006年10月再編現在まで）に減らされている。PCTはより良い医療サービスを提供するため，各医療機関やGP，歯医者，眼科，薬剤師等々と密な連携を行っている。

　1991年から作られている支払い機能とサービスの提供機能を分離したNHSトラストは153（当初は300あったが，M&Aが起きている）あり，支払はPBR（Payment by Results）というのだが，2004年4月からHRGという米国DRGに類似の仕組みで，FT（Foundation Trust）に対し，2005年からすべてのNHSトラストに対して支払われる。HRGがDRGに相当し，DRG／PPSがPBRに相当すると考えればわかりやすい。病気の重症度や症状，年齢等でリスクの調整が行われている。2006年の全体の60％の支払いがPBRにもとづき，各トラストは，個々の診療行為にかかったコスト明細を公開している。なお，PBRは日本やフランス同様に，徐々に導入されていった。

　なお，ほかのトラストは，搬送をする（Ambulance Trusts）（13），メンタルヘルスを行うMental health Trust（55），ヘルスケア（プライマリケア）とソーシャルケアを統合的に提供する（圏域，財源）Care Trusts（9）と2003年から導入されたFTがある。これは，こと医療の世界にとどまらず，画期的なものといわれている。

FTは，DOH（Department of Health）から独立した組織（Monitor）の認可を得て設立される共同組織的な公益法人であり，その運営には住民も参加する。イングランドには121つくられている。FTは，NHSの基本方針を順守するが，SHAではないモニタリングのもとで運営に自由度があり，銀行からの直接金融が可能である。剰余金を外部に流出させることはできないが，再投資は可能。また，説明責任も住民に対してである。これは，後述するGPプラクティスも同様であり，労働党によるNHS改革の方向性である。余剰資金があれば自由に使える。NHSトラストが日本でいう独立行政法人のような政府から一定の独立性を有する公営事業体的な法人であるのに比べて，公益法人といったところであろうか。2008年に，すべてのNHSトラストをFT化する目標であったが，残念ながらこの目標は達成されていない。移行には，財務内容が完全であることや，医療の質が監査等で保証されていることといった要件のほかに，地域からの支援が不可欠である。

　イギリスの医療は徐々に分権化されているが，基本的にはDOHやNHSによる中央集権であり，中央政府からの指令によって情報収集が容易に行え，指示も行いえる。また，イギリスのように公的セクターの運営する病院やGPは，税金が投入されているためアカウンタビリティ（説明責任）を根拠とする情報公開の義務を負わせやすい。後述するP4Pにおいても1000項目に増えたQOFのデータは，費用も政府負担という形での政府主導でのオンライン化のために，瞬時にデータが収集できる。このデータを使用して病院や診療所を評価することも容易である。

　国家的なITプロジェクト（"Connecting for Health"）を総額62億ポンドの予算を投入して進めているところもあり，オンラインでの病院予約システムや，2020年までに3万人のGPと300の病院を結び，約5000万人の患者情報を管理・共有するシステムの構築，電子処方の実現等が予定されている。

3　イギリス医療でのいくつかのキーワード

かかりつけ医（一般家庭医，GP）
　イギリスにおける医師の数は，人口10万人当たり，2007年で2.5人（OECD

ヘルスデータ2008)，約18万人である。GPはイギリスの全医師の約4割である。年間新規登録医師数は回復し，1858年に設立された医師の登録管理を行っているGMC（General Medical Council：英国医事委員会）によれば，2008年の新規医師登録者は1万1276名（新規卒業者は1年の研修後に登録），全登録医師数は23万2402名である。この差は，GMCのデータはあくまで登録医師であって，国内で実際に働いている医師数ではないからだという。

国際的に人口当たりの医師数は，OECD平均では約3人であるために，平均以下である。救命救急部門受診者の入院待機時間は平均3時間32分，一般医療（原則予約制）は半数が2日以上待機（2000年），専門医療ではブレア首相が待機者10万人分以上を削減したが，100万人が残っていたという。その背景には人手不足がある。年間新規登録医師数は，2000年には5年前と比べて26%減少し，減少分は海外に流出したのではないかと想像されている。

研修医の労働時間の基準は欧州連合（EU）より8時間長い週56時間だが，これを超えた者が6割いた。医療従事者の士気低下が起こり，医師の自殺率は他の専門職の2倍，看護師の自殺率は同学歴他職種の女性の4倍，看護師は毎年21%が職場を離れた。

イギリス医療の中で特徴的なことは，GPおよびGP制度の確立である。医師離れの中でやはりGP制度も大きなダメージを受けた。

最初にGPについて述べ，次にGP制度について述べよう。

イギリスでのGPは米国のFP（Family Physcian：家庭医）ほど守備範囲は広くない，たとえば，米国のFPがお産などの内科以外の疾患を扱うのに比べれば，イギリスのGPの守備範囲は主に内科である。もちろん，アルナマタ宣言等でかかりつけ医の要件である，社会的な部分や継続性は同じである。

NHSのできた1948年には自由開業で自由標榜であった。1960年代に徐々にGP制度が充実してきた。それにより，GPの地位が向上した。

一方では，1961年ホワイト，2001年グリーンにより，専門医療を必要とする患者数はそれほど多くはないのではないかという視点，すなわちデマンドコントロールの視点が導入される。また，「最大多数の最大幸福」といった功利主義的な視点ともいえるかもしれないが，この考え方で，ファーストコンタクト，あるいはゲートキーパーとしてのGPの役割が明確化していった。

なお、イギリスでは中等教育修了の18歳時に統一試験があり、その結果と面接、その他の書類審査により、医学校の入学が決まる。全国の医学校入学者数は2003年で6030名、イギリスでは医学部は5年間、大学の卒業試験はきわめて難しい。特に国家試験はない。卒後研修は1年（現在2年）、GPは3年間の専門医研修がある。さらに、試験でMRCGP（Member of Royal College of GP）になる。なお、この組織の組織率はGPの3分の2であるが、将来的にはGPを行うための必須のものとし、組織率を100％にしたいという意向があるようだ。

GP1人当たりの登録住民数は、イングランドで1850人、スコットランドで1440人（ともに1999年）である。GPは増員され、イングランドで2005年には1600人ほどが平均である。都会のほうが登録者が多い傾向がある。また、平均すると国民は年に4回GPを受診する計算になる。

GPは、わが国の健康保険給付の範囲とはやや異なり、1次予防を中心にしたプライマリケアも行っている。予防接種や健康診断に代表される予防活動に加え、禁煙や避妊や夫婦の問題まで相談に応じている。たとえば、患者の受診した診療所の待合室に貼ってあったポスターには、8歳くらいの泣いている子どもの写真の脇に、「離婚は子どもたちを傷つけます。診療所のスタッフが相談に応じます」というものまであった。

GPによって異なるのかもしれないが、1次予防が中心で、日本的な考えでいえば2次予防も手薄なように見える。すなわち、がん検診も子宮がんや大腸がん、乳がん（紹介してマンモグラフィーを行う）くらいで、肺がんに関しては、もちろんエビデンスの問題はあるがレントゲンも含めて行っておらず、肺がんが疑われた時にすでにそれが肺がんである確率は50％に上るという。もちろん、日本の検診や健診は世界的に見ても充実している制度なので、他の国にどこまでそれを求めるのかという問題はある。

制度としてのGP

次に、制度としてのGPについて考えたい。イギリスでは、ゲートキーパーとしてGPが規定されており、制度として厳密に運用されており、専門医はGPになれない。ここが同じように2004年にかかりつけ医の登録制度をはじめたフランスとは大きな違いである。もちろんフランスでも、かかりつけ医を制

度化したのだが,病院の医師でもかかりつけ医になれたり,イギリスでは専門医とみなされる診療科目の医師でもかかりつけ医になりえる。

最近では,数人のGPが同じ建物の中に診察室を持ち,受付や看護師等を共有するグループ診療が多い。単独で診療所を構えているのはわずかに9.3％のみで,6人以上のグループ診療が31.6％（2000年）を占めている。日本は単独で開業することが多いが,欧米の家庭医やGPの多くは,グループで診療している。イギリスのGPは6人以上のグループが多く,1人で診療しているものは約5％という。クリニックでは,すぐに駆けつけることができるように5マイル圏内に住むようにしている。アメリカでも複数の医師でオフィスを共用するのが普通である。これは,安い給与制の医師を雇うことで効率化にもつながる。また,医師が辞めたりして空きが出た場合には,BMJ（British Medical Journal）等の雑誌に広告をだすという。

研修医もいるし,血圧の測定や採血等は訓練されたアシスタントがする。メンタルケアに力を入れたり,外国語対応に力を入れたり,専門医を呼んだり,その地域でのニーズを汲み取っているようだ。小児については,正常分娩であれば生まれたときからケアする。なお,訪問したクリニックでは,10分置きの診察で,午前に19名くらい,午後に14名くらいの患者を診ており,追加で4～5名が飛び込みとのことであった。厳密に予約制でない場合もあるようだ。また,グループ診療の場合には,管理チームも充実しており,数が多い慢性疾患に対して定期的な診察を呼び掛けている。

医師の負担軽減と業務効率の向上にプラス面が大きいからで,日本でも,こうした形態がもっと検討されてもよいかもしれない。

住民は原則,自分が住む地区内のGPを選んで登録するが,GPは予め予算が決まっているので,薬剤も高額なものは避ける傾向にあり,原則はフォーミュラリー（薬剤のリスト）にあるGE（ジェネリック）薬品を使用する。

また,在宅医療には積極的で,イギリスで進んでいるとされる緩和ケアや,場合によっては人工呼吸器つきの患者も診るようである。ただし,携帯番号などの電話番号を教えることもなく,1日でまわる在宅患者は数名と少なく,年に何回かしか行かない患者も多い。自転車でまわったりもするとのことであった。在宅に関しては,訪問看護師との連携も充実している。

経営的には，さほど厳しい様子はないが，内部市場の導入に批判的な声はあった。たとえばある GP はコーリン・レイス（Colin Leys）(Goldsmiths College London, Queen's University Canada）氏の発表から，1970年には NHS 予算の5％を占めるにすぎなかった管理費用がいまでは20％に上昇している点を指摘した。

N3というオンラインシステムがあり，基本的なデータは電子化されている。こういった費用は NHS が負担する。いわゆる電子カルテまでいっていないまでも，診療所同士のデータの電子化はかなり進んでいる。一方，病院や薬局との電子化はそこまで進んでいないので，データの交換は FAX が中心である。

GP への支払い

PCT と GP の契約であるが，2004年4月から新しい契約方法になった。すなわち旧来は GP 個人と PCT との契約であったのだが，GP の診療施設との契約になった。この方向転換の目的は，個人診療（ソロプラクティス）からグループ診療（GP プラクティス）への移行の促進や，GP プラクティスに借り入れ等を起こさせて，サービスの充実を図らせようとしたり，QOF（Quality Outcome Framework）にもとづく P4P を導入し，経済的インセンティブを持たせようとした点にある。地域特性に応じた契約にし，以前から特に患者サイドで問題になっていた時間外診療の除外を行った。さらに専門医と GP との給与格差の解消も狙っている。

まず提供されるサービスとしては，①全診療所が提供しなければならない Basic Service，②診療所が行うかどうかを選択できる Additional Service（がん検診，避妊教育，児童健診，簡単な外科手術等），③やや高度な外科的処置，暴力的な患者へのサービス提供，児童の予防接種，ホームレス，アルコールや薬物中毒対応等の Enhanced Service に分けられる。

支払いについては4つの部分からなる。

すなわち，基礎となる① Global Sum は支払の30％，地域特性（地域住民の性別，年齢，罹患率，死亡率，住民の回転率，人口分布，生計費水準で調整），50％におよぶ② QOF（Quality Outcome Framework）による支払い，③支払いの20％を上述した Enhanced Service への評価である。また，診療時間を GP は午前8時から午後6時30分に責任があると定めたので，夜間祭日時間外診療は④ Out of Hours（時間外）として出来高払いとした。

　すなわち，診療時間外の診療と，4つの項目がPCTとの間に契約としてむすばれ，この4つにおいてPCTが支払いをするのである。

　なお，General Medical Serviceとは保健省と英国医師会の交渉による基準で，3分の2のGPがこれで契約し，Personal Medical ServiceとはPCTとの地域協定に基づく支払い地域で定めた基準で，3分の1のGPが契約している。

　さらに，Practice Based Commissioningという考え方があり，PCTに病院やGPに支払う予算権限を与え，後述するウォークインセンターや，メンタルヘルスのトラスト等の診療施設，GP等が，サービスの委託・購入（コミッショニング）を行う上での関与を拡大し，複数の診療所が協力してさまざまな補完的なサービスも提供する。また，余剰金が出れば保持できる。なお，ここでいう補完的とは，基本的にGPは血圧を測ったり，便潜血，子宮がん検診を行ったりといった基本的ながん検診を行う，禁煙の教育を行う，避妊の教育を行う，といったことが中心なので，逆に，夜間の診療を行うとか，医療レベルまで必要がない前のリハビリを行うPTやOT等の集合体を作っている。その他GPは小児の診療も行っており，婦人科もふくめてかなり広い守備範囲である。これは，地方分権，地方自治の流れで，「Patient First」を徹底するために，患者に近いところにどんどん権限を移していこう，という一貫した流れである。

　またPCT自体もGPを雇用したり，グループ開業のGPプラクティスを直接運営するケースもあるために，地域によって医療提供の形はかなり異なっている。約90％が，診療施設（GP Practice, あるいはDoctor's Surgery, 言い方は違うが同じもの）に所属してグループ診療をしている。

　個々のGPに対してGPのクリニックがいくら支払うのかは，基本的にGPに対しての給与のあるレンジの中で決まる。しかし，時間外診療に対しては別契約となる。GPが追加で時間外診療を行った場合には，追加の給与がもらえる。これは，自らのクリニックでなくても同じである。GPプラクティスには，2種類の医師がいる，1つは，パートナー経営をしている契約GPで，年間平均給与は11万3614ポンド（2005／06）で，58％のアップ（7万2011ポンド2002／03），若い医師は，給与制GPで，4万6905ポンド（2005／06）。平均の労働時間は，1週間に23.8時間でフルタイムに換算すれば，7万4000ポンドと高額で

ある。

　また，一般患者の登録の必要性がなく，特定のニーズ患者に対する特別な専門的ケアを中心に提供するGP診療室との特化PMS契約（基礎的サービス提供免除）も生まれてきている。この背景には，GPの在り方，GPのアイデンティティの問題があるように見える。すなわち，GPであっても専門性が必要ということで，初期にはGPに教育を受けているGPが講習を受けて，専門性を持つという流れがあるという。

GPと国との関連

　これは制度論を離れ，GPという機能を見た時にきわめて示唆に富む話で，日本では逆に専門教育を受けた後にGPになっているわけで，GPの医師としてのニーズと患者の希望や期待の行き着くところを象徴しているような気はする。

　一方では，フランス等から真のGPをしたいと，移動してくる医師もあるようである。

　なお，GPの診療所は国の所有であることが多く，家賃を支払う必要な場合はほとんどないようである。たとえばあるグループ診療についてはNPに関しては人件費の70％の支払いを国が行い，30％はクリニックが支払う仕組みになっているという。

　ほかのGPにおいても，家賃が必要な場合でも，計算式によってPCTから家賃が補助され，GPプラクティスの経営者は特に支払いが必要がないことを意味する。あるクリニックでは年間3000万円といった補助がされていた。

　GPプラクティスの経営者が，当初出資し，ローンを組み，いわばそのローンを支払い終わった後には所有できる場合でも同じである。すなわち，国がローンの肩代わりもしているといっていい。また，そのGPプラクティスでの持ち分については売却が可能で，また相続もできるようだ。もちろん，相続の場合には，GPであることが要件なので，そうでない人が相続した場合には，速やかに売却することになろう。

　なお，イギリスでの相続税は，日本に比して少なく，32万5000ポンド以上の資産に40％課せられるというものである。

予防に対する取組みもGPの役割である。1998年に公表された国民健康増進計画（Our Healthier Nation）において，公衆衛生も含めた国民の健康維持増進政策の推進が謳われ，国民がより快適な環境で元気に長生きできるような環境整備，有病率や死亡率の地域間格差の是正等が掲げられている。

GPが各種の介入を行うことに費用対効果があるという論文は，ジョンスホプキンス公衆衛生大学院教授のBarbara Starfieldの論考，参考文献に挙げたCost-effectiveness of a family-based GP-mediated intervention targeting overweight and moderately obese children Moodieのようにいくつかみられる。最近では，NPとGPの比較についても同様な議論があり，同じく参考文献（BMJ 2000）に挙げたが，NPのほうが患者満足度が高いという。しかし，複雑な医療，合併症が多いような医療についてはやはりGPのほうがいいのではないかと医師である筆者は考える次第である。

P4P

P4P（pay for performance）とは，高質の医療提供に対して経済的インセンテイブを，EBMにもとづいた基準を測定する方法である。その目的は単に高質で効率的な医療にボーナスを与えることにとどまらず，高質の医療への改善プロセスを促すことにある（Institute of Medicine 2006年）。

このP4Pは医療機関向けで米国で行われているものと，医師向け（プライマリケア）で米国でもイギリスでも行われているものの2種類がある。医師の待遇が悪いため，医師の流出を招いたイギリスは，逆に海外から医師を輸入する羽目になった。

イギリスのGPは，3年間の試行ののち2004年に導入したP4Pで，GPは10の慢性疾患や組織的ケア，患者満足に関連する146の指標に対してのボーナスをもらえた。当初は，満点が1050点で，1ポイントにつき128ポンドの支払いであった。なお，米国でも病院以外に医師に対してもP4Pが行われており，その指標は，イギリスのものと類似である。イギリスの当初のP4Pの臨床面での指標は，心臓病の患者にコレステロール値を測定しているか，組織の指標としては，スタッフの教育をしているかとか，患者にリーフレットを渡しているかといったそんなに難しくないもので，家庭医は平均95.5％の目標を達成し，

このプログラムに加わった8000人の医師は平均で年間500万円くらいの追加収入があった。GP全体の予算も増加している。

一部の勤務医は高給である。すなわち，民間保険加入の高収入患者を診察している医師や，また，開業医でもロンドンのハーレイストリートのような，自由診療クリニックが並んでいる場所もあり，1億円以上の年収を上げている場合もある。

しかし，このP4Pによって，平均30％の増収が得られ，GPも多ければ2000万円以上の年収を得られるようになったのである。なお，平均すると1つのQOFを達成すれば100ポンドくらいになる。

しかし，最近ではP4Pの指標であるQOFの数を増やす，という方向に移ってきた。当初のQOFが項目数が少なく，GPによる達成度が90％以上と高くなり，当然支払いが増えてしまったからである。

QOFの項目を増やす意味で，後述するNICE（National Institute for Chinical Excellence）や現場のGPの意見をとりいれるようにしているようだ。

P4P，すなわちQOFによる支払いに連動してQuality Management and Analysis SystemというITのシステムを導入している。QOFとリンクしており，QOFの中の行った行為をチェックすると集計され，ボーナス報酬が計算される，診断から本来は行うべき行為をしていないと警告が出る。そして，PCTにデータは報告される。すなわち，医療の質の分析，現場へのフィードバックの仕組みである。

なお，P4Pに対する評価はさまざまで，批判では項目にないものに対して手を抜くのではないかとか，あまりにプロトコール的であるとか，モラルやモチベーションがわかないという意見が代表的であった。

BMB

英国医師会（BMA）のビルは，BMA（British Medical Association）ハウスと呼ばれている。このビルは，最初は神智学協会（The Theosophical Society. 1875年にMadame Blavatskyらによって ニューヨークに創設された宗教団体）のために建てられる予定で1911年に建築が始まったが，第一次世界大戦で工事が中断され，終戦後は神智学協会が財政難に陥り，未完成の建物をBMAに5万ポンドで譲渡した。

BMAハウスは1925年,ジョージ5世とメアリー妃により公式に開館された。その後,今日に至るまで,数回の拡張工事を行っている由緒あるビルである。

BMAでは,医師の労働組合としての機能,BMJなどの出版を通しての学術や教育の機能,さらに専門家集団としての機能の3つを持っている。

BMJは米国の医師会の雑誌であるJAMAとならぶ雑誌である。生涯教育であるCMEのエビデンスセンターになろうというものだ。また,ここではEBM(Evidence Based Medicine:エビデンスにもとづく医療)等のジャーナルも創刊し,その普及に努めている。しかし,敢えてであろうか,学術団体とせずに,医師の組合というスタンスを貫いている。また,医師の年金や保険等も提供し,その他,加盟医師への福利厚生も行っている。

医師会への加盟は任意で,現在,全医師の3分の2くらいの組織率で,勤務医が少なく,GPは70%くらいであるという。

RCGP

GPの質の担保においては,RCGP(Royal College of General Practitioners:英国家庭医学会)が重要な役割を担う。1952年,研究と教育を通して家庭医の専門性を追求するために設立された。

RCGPの主な機能は,学術団体として家庭医の診療能力の標準化や生涯教育のサポート,家庭医療領域の研究推進,医学的知識・技術の維持・向上を目的として標準化された質の高い専門医研修と,研修を終えた医師の専門医認定である。

2009年,GPの中での加入率は3分の2くらいであるが,メンバーになるためには試験があり,いずれはこのメンバーではないとGPになれないようにしたいという。

以降,個別にトピックスをとりあげて解説していきたい。

4 医療と保険のトピックス

権限委譲とNP

2007年12月25日に内閣府の規制改革会議の第2次答申で「医師と他の医療従

事者の役割分担の見直し」が提言された。その中で、医師が行うとされている医療行為のうち看護師が実施できるものについては、海外のNPを参考に、積極的な役割分担を進めるという方針が出された。そもそも医療とは多くの専門職からなる医療チームなしには成立しないが、その専門職の役割分担の見直しの議論が先進各国で始まっている。この議論は国際的にはスキルミックス（Skill Mix）という概念のもとで、1990年代から医師不足、看護師不足に悩むOECD諸国の中で盛んになっている。

　厚生労働省は、これを推進するため、2009年度に看護師を対象とする研修をし、20日間で、①薬剤の投与量の調整、②静脈注射、③救急医療等の優先順位の決定（トリアージ）、④入院中の療養生活に関する対応、⑤患者・家族への説明（インフォームドコンセント）について実施した。ただ、これらの役割分担は、イギリス等先進的な施設では既に実施されている。そこで、もう一歩進んだ、米国や韓国等で活躍するNPの養成が、医師不足に対する有効な方策となる可能性を秘めているのではないだろうか。

　米国のNPは各保健分野で活躍し高い評価をうけており、約14万人が活躍している。

　イギリスでは、看護師はかなり細分化され、訪問保健師（Health visitors）、地区看護師（District nurses）、助産師（Midwives）等の資格があり、その他、講習を受けておのおのの行見ができる場合もあるようだ。

　また、看護師、パラメデックスへの権限移譲が進んでいる。たとえば、採血に関しても、半日の講習で可能で、パラメデックスの挿管も可能である。医師以外の専門職による処方を認める。NPにはなんと麻薬の処方も可能というし、SW（ソーシャル・ワーカー）は日本の精神指定のように、観察入院をさせる権限もあるという。反面、細かく研修が分かれており、ケアについては、この研修を受ければ何ができる、この研修を受ければ別の何かができるというようになっている。

　グループ開業のGP3〜4人につき、NP1人がサポートにつく体制になっている。この費用もNHSが一部負担していたり、PCTに雇われているという。もちろん、自費用でさらに多くのNPを雇用することも可能である。大きなクリニックでは、その他OTやPT、メンタル対応のカウンセラーなどが常勤や

非常勤で多く出入りしている。人数が大きくなるとポリクリニックといういい方をするが、どの規模が効率的かという議論もされている。

GPとNPは補完関係にある、というのが、イギリスの医師や政府の考え方である。

GPよりもさらに手前で患者を診ていこうという、2000年にNHSにより導入されたウォークインセンターはNPが中心で、軽いけがや病気の治療を行うことができ、2007年には、駅の構内やスーパーマーケットの一角等利便性のいい場所に全国で85カ所あるという。ここでは予約はいらない。

なお、救急に関しては、民間の救急会社もあるが、有料になる。

民間医療組織と民間医療保険

イギリスの民間医療保険は、共済保険という形で90％以上が補完的に民間医療保険にはいっているフランスに比べると小さい。また、シェアの半分近くをBUPA（British United Provident Association）が占めている。BUPAやWPA（Western Provident Association）は非営利の組合組織である。

BUPAや後述するHCA等の経営する民間病院等で診療を受けた場合や、入院した場合の保険であるし、またNHSトラストの病院の一部には、入院費、診療費は全額自己負担になるが、私費診療を希望する患者用に私費ベッドがあり、コンサルタントによる治療を受けることができる。

医療費用やPMI（Private Medical Insurance）と定額給付で日本での医療保険の大半を占めるタイプのHealth Cash Planの2種類の保険が販売されており、2003年12月末時点での加入者数はそれぞれ6635万人（人口の112％）、4796万人（人口の8.1％）である。PMIは、補償内容の違いに応じて一般的に「マキシマム」「スタンダード」および「バジェット」に分類される。マキシマムは入院関連費用および外来費用の全額を補償、スタンダードは入院関連費用を全額補償するが利用病院の範囲に制限があり、また外来サービスにも制限が加わる。バジェットは原則として入院関連費用のみ全額補償する。

2005年のイギリスでは人口の12.5％がPMIに加入している。全体の契約数は、360万件、被保険者数は650万人、PMIの保険料は31億5600万ポンドで、団体医療保険は約450万人が加入しており、個人医療保険には約200万人が加入

している。40歳での月額保険料を例に取ると、免責がない総合保険で月に127.52ポンドくらいという。

イギリスのPMIはプライベート病院、あるいはNHSの中での私費診療で治療を受けるための保険であるが、プライベート病院等での治療のすべてが対象になるわけではなく、既往症や慢性疾患の治療は対象外である等、給付の対象が限られている。

なお混合診療は認められていない。一度、「保険が利かない」抗がん剤を使った後で保険医療が利かなくなった、という論争もあったようだが、混合診療はできない。

なお、民間医療機関であっても地域に病院が少ない等、NHSができない医療の場合には、NHSの医療給付を使うことができる。

税と保険料

日本とイギリスでは、保険料に対する感覚が違う。基本的に医療費は税金で賄われている。すなわちNHSの財源のうち保険料は約20％と、日本やフランス等が保険料を中心に医療をファイナンスしているのとは大きく違う。

しかし、一方では、個人が支払う保険料は高い。累進性はあるが、税金より少ない。所得税はシンプルで3万7400ポンドまでは20～22％、それ以上は40％である。国民保険の保険料は、被用者と雇用主が負担する。2007年度における被用者の保険料は、週当たり所得のうち100～670ポンドの間については11％(2.05％)、670ポンドを超える部分については1.0％(1.0％)である（（　）内は保険料のうち、NHSに充当される分）。雇用主の保険料は、被用者の週当たり所得のうち100ポンドを超える部分につき12.8％(0.9％)である。

いずれにせよ、NHSにまわる保険料が少ないことになる。なお、ブラウン財務相（当時）は、2002年4月に、国民保険料の労使1％の引き上げがNHSの財源になったと述べた。

ただ、取材した現場および医師や研究者に、税と保険金について消費者や医療者が厳密に区別している様子は感じられなかった。

質の担保

　医療経済学では、コストとアクセスと質の問題の同時に解決は難しいとされる中で、イギリスでは、最初に待ち時間の解決に取り組んだ。ここでいう待ち時間とは、GPを受診した後で、専門医の病院での診察が必要となってからの、病院での診察ができるまでの時間を指す。

　医師、看護師の増員、病院施設の近代化等を推進することを掲げたブレア首相は、医療予算の対GDP比をそれまでの6.8％から、2006年までに他のヨーロッパ諸国並みの8％に引き上げると約束した。そして、就任2期目に入ると、医療予算が毎年10％以上増額され、医療サービスの改善が急ピッチで進んだ。その結果、6カ月以上手術の順番待ちをする人は、2000年3月の25万人あまりから、2004年3月には7万人足らずまで減った。政府は、2005年末までに6カ月以上の待機者をなくすことを目指している。また、救急医療について、4時間以内に治療を受けられた人は2002年に75％あまりだったのに対して、2004年9月には90％強まで増加している。

　この解決がある程度できたということで、政府は次に質の改善を試みる。ここで質の改善に対する最近の歴史を見てみよう。この内容は、河口（2003）を一部参考し、引用している。

　1999年にCHI（Commission for Health Improvement）が作られた。CHIは、NHS各組織のアセスメントを行う組織である。具体的には、NHSトラスト等が各種ガイドラインにもとづいて運営されているかといった調査を行ったり、NHS各組織に対してベストプラクティス達成のための助言勧告を行う。また、その調査結果を「星」でランクづけして、国民に公開した。併せて、各組織の運営に重大な問題が発生した場合には調査を行う。

　NSFs（National Service Frameworks）は、①医療サービスの国内標準となる水準とサービスモデルを確立する、②医療サービス改善のための支援戦略を策定する、③年度別のパフォーマンスの目標値を設定する、を含むサービス供給の疾患ごとのフレームワークである。

　NSFsによるサービス供給モデルの標準化が行われた後に、具体的な治療ガイドラインがNICE（National Institute for Clinical Excellence）によって開発され、その利用状況や遵守率等はCHIによってアセスメントされるという仕組みに

なっている。CHI は精神科領域も包含し，CHAI（The Commission for Healthcare Audit and Inspection）になり，その発展として2005年に Healthcare Commission が作られ，2009年4月1日にCQC（Care Quality Commission）が作られた。なお同様の仕組みが介護領域にも作られている。

NAO（National Audit Office）という，NHS トラスト等も含む政府組織の監査を行う組織は2000年の2月に，NHS トラストにおいて，9％の患者が院内で感染を起こしていると報告した。この組織は，医療機関への支払いには関係なく，特に感染防止等の医療や福祉の質を担保する組織であり，民間医療機関もその対象になる。日本では日本医療機能評価機構に当たる存在と考えられるが，その受審は病院や搬送サービスその他のNHS サービスは2009年4月から，福祉系は2010年から法律で必須とされている。

なお，2008年の予算はヘルスケア・コミッション（Healthcare Commission）は約7870万ポンド（150円換算で約118億円）であった。

NICE

NICE は，医療経済学の費用効果分析等を利用して，患者，病院に対してガイドラインを提供する。EBM による医療サービス供給の標準化が，医療サービスの品質の向上と効率化をもたらすとの考えにもとづいている。

予算は NHS からくるが，NHS とは独立し，2004年は，81人であった従業員が2009年では約500人と急速に拡大している組織である。患者も含む充実したアドバイザーや委員会を持つ。委員会はすべて公開である。ガイダンスの種別は，

① Clinical guidelines（ケアの仕方）
② Technology appraisal guidance and interventional procedure guidance（技術評価や侵襲的な手順のガイダンス）
③ Public health guidance（禁煙，ダイエット等）

の3種類がある。

特に②に関しては，NICE の推薦は大きな意味を持つ。ここでガイドラインに載った薬剤などについては，PCT はこの治療に対して予算化しなければならない。

1年間で1QALY当たりにかかる費用が3万ポンド以上の場合には推薦を得られにくく，2万ポンド未満で1QALY得られれば推薦，その結果，PCTは3カ月以内にその予算を確保しなければならない。もちろん，これ以下の場合にも，推薦は行われることがある。逆に，2万ポンド未満の場合で，かつコミィティーの判断が否定的であった場合は，その決定について詳細なリファレンスが示される。

NICE の予算は1760万ポンド（150円換算で約26億円）から2009年では5000ポンド（150円換算で75億円）とかなり大きい。

医療用医薬品の価格は基本的に自由価格であり，新薬の価格はPPRS（Pharmaceutical Price Regulation Scheme, 医薬品価格規制制度）にもとづく利益管理による間接的な規制下での自由価格となっている。

薬　剤

外来医療については完全医薬分業であり，最近では一般名処方が進展している。NHS は卸からの一括購入で値段を下げ，処方箋料でOTCへ，電子カルテで強制的にGEを使わせようとしている。

イギリスでは医薬品は薬事規制上の分類として，医薬品は要処方せん薬，薬局のみで販売できる薬，一般店で販売できる薬に3分類されている。これらを順にPOM（Prescription-only medicines），PM（Pharmacy medicines），GSL（General Sale list medicines）の3つに区分されている。POMからPMへのスイッチが推進されていることについて，イギリスでは風邪くらいでは薬を処方しないのが当たり前であり，日本のように，何％かはGEを使用しようというPM目標はないようだが，GPにおいては先発薬品の使用量が多いとPCTから指摘が入り，なぜ先発品でなければならなかったかの説明を要求されることがあるという。なお，イギリスでは，医薬分業が徹底されており，GPが原則一般名で処方した薬を，薬局で調剤する仕組みとなっている。

イギリスにおける医薬品の承認は，医薬品およびヘルスケア製品規制庁（MHRA）が行っている。また，欧州医薬品庁（EMEA）の承認を得た場合には，医薬品およびヘルスケア製品規制庁の承認は不要である。調剤報酬と医薬品価格についてはPPA（Prescription Pricing Authority）によって決められるが，新

薬に関してはメーカーの届け出の価格がそのままリストされる。ただ，製薬会社の年間利益率の上限が決まっており，価格交渉で値段を引き下げられることもある。

イギリスではコ・メディカルへの権限移譲が盛んである。薬剤師に関しては，薬局薬剤師の職能を活用する施策が採られている。そのうちの1つとして，積極的に POM から PM へのスイッチが行われている。複数年の使用により副作用がほとんどない，または問題とならない程度である場合には，医師の管理によらなくても安全に使用されることが可能と考えられることから，安全性の十分なエビデンスがある場合に薬剤師の管理下で処方せんがなくとも薬局で販売・供給できる PM にスイッチすることが認められている。

NHS は薬剤師も地域医療の重要なパートナーと見ている。地域の薬局は2004年に1万2120カ所で，NHS の処方せんを扱うので，PCT と契約をむすんでいる。薬局も GP と同様に，3種類のサービスを提供する。

医師免許更新制

また，医師全体に対しては医師免許の更新制が決定した。2012年からで5年間の医師免許の更新となる。これは，英国は GMC に医師が登録されており，ここでの更新になる。ただし，更新制といっても教育が中心であり，医師を厳しく評価するものではない。ただし，すべての医師が1年ごとに，その成果や実績を自ら振り返ることとなっており，ここには患者からのフィードバックも含まれる。内容には医学知識のみならず，医療安全やコミュニケーション，チームワークと言った内容も含まれる。

非常勤医師，たとえば EU 諸国では医師免許が共通であり，待遇がいい英国に海外からアルバイトに来る医師もあるが，そういった医師にも適応されるという。

なお，GP には明確ではないが70歳での定年といった形をとっており，健康上の問題も含めての更新制となる。

なお，医師登録には2つのカテゴリーがあり，

① License to practice

処方箋発行を含む臨床業務を行うことが出来るもので，日本の保険医登

録に近い。たとえばNHSで勤務ができるとか処方ができるとか，診断書を書くことができるといったことがある。

② Certification

いわゆる医師免許にあたり，研究職・教職・海外・退職といった臨床をしない医師が想定されている。当面は，①を中心にとのことであるが，②にもゆるく適応されるようであった。

NHS アライアンス

2011年に，NHS アライアンスのトップである議長のディクソン氏は，週に3日間GPをされている現役の医師である。

NHS アライアンスとは，NHSからは独立した地方分権的な全国組織である。1998年に設立された。NHSに対する労働組合のようなものであるが，プロフェッショナル組織としての色彩も強い。構成員は医師だけではなく医療の専門職を対象にしている。

見方としてはディクソン氏自らがGPでもあるせいか，特にコストに関しては病院に厳しい見方であった。すなわち，病院はHRGにもとづく出来高であるので，自由度が高く，逆にPCTへの予算権限の集中は好ましい。医療の質に関してはGPという見方である。

しかし，ブラウン首相が2009年5％を切っているプライベート病院の数がもう少し増えたほうがいいとする非公式の見解を持っている，という少し驚く話もディクソン氏からいただいた。

ここで記載するのが適切かどうかわからないが，勤務医師の待遇の変化について記載しておきたい。2009年130万人のNHS職員の労働契約について，17の組合との間で賃金水準の引き上げ，成果主義の導入等を内容とする見直しが行われた。同様に，病院の専門医については，20％昇給する見返りに割増賃金なしで一定の時間外診療・休日診療を行うこと等を内容とする新契約が結ばれた。もちろん，40時間の勤務時間をこなせばあとは院外にアルバイトに行くことは自由であり，当直明けの勤務もないし，休暇もフランス同様に年に30～35日保障されている。

5　イギリスの病院

病院の方向性

　上述したように，HRGによって支払いが行われる。問題としては，これはことイギリスだけの問題ではないが，合併症のある患者への支払いがあまり高くない点が挙げられ，今後の方向が注目される。

　一方では，インターメディエイトケア（中間期，回復期ケア）の充実がいわれる。また，急性期病院の日本でいう，亜急性や療養病床への転換もいわれる。これは，急性期のベッドの回転を良くするためにも，また疾病構造の変化のためにも必要なものである。1つの施設を見学しているので後述する。これは，社会的や精神的なつながりを重視した他職種連携の包括的なシステムであることが要求される。PCTが2001年の医療および社会ケア法によって創設されたヘルスとソーシャルケアの統合組織であるケアトラストも管轄しており，亜急性病院をも管轄している。ケアトラストは2001年の医療および社会ケア法によって創設されたヘルスとソーシャルケアの統合組織であるが，全英レベルでは普及していない。

　病院のM&Aが進んでいるし，DOH（Department of Health：保健省）はさらにM&Aを進めようとしている。また，病院からクリニックへのダウンサイズもある。

　2次医療（地区病院，専門医）として，住民約25万人に1カ所を置く，さらに3次医療（大学病院等）として，住民約200～300万人に1カ所置く。

　また，前述したように予防にも注力している。このような中で，病院の将来はかなり厳しく，病院経営者の危機意識は明らかにGPあるいはGPの経営者より大きかった。

ほかのエリア——スコットランド

　イングランド以外のエリアでの動きはどうであろうか。たとえばスコットランドは500万人の人口でも，プライマリケアの仕組みを持ち，医療は無料であるが，10年前の1999年に議会ができて（ウェールズも同様），独立性ができた。

それによって主なる財源はイングランドであるが，自由度は増している。

イングランドのSHAに当たるヘルスボードが12カ所あり，その下にPCTがあるという構造は同じである。

グラスゴーのような貧しいエリアでは，まだソロプラクティスも多く，20～25％も占める。スコットランドの平均では15％，グループは平均4～5名である。

サッチャー時代から民営化にはあまり積極的ではなかったスコットランドでも，5ポンドの処方料（イングランドは6.65ポンド）の自己負担があるが，16歳以下，60歳以上など免除が多く廃止方向にある。

医療と介護の統合されたCHP（Community Health Partnership）が2006年から始まった。CHPSはPCTの下にあり，介護と医療の連携として注目されている。財源は同じく税金なので受け入れられやすい。イングランドもそれを追いかけているのだが，成果は何ともいえない。成功しているところもあり，そうではないところもある。グラスゴーのように医師が独立しているところは医師が協力的でない場合もあり，また，医師の診療圏とCHPSのエリアが同じでない場合があるのも問題だ。以下，訪問先の医療機関を中心に現場の様子を見ていきたい。

ニューハム・ヘルスケア

ロンドンは1つのSHAで，5つのエリアに分かれている。この病院があるエリアは，ノースイーストエリアで，4つのNHSトラスト，ひとつのNHSファウンデーショントラストがある。ニューハム区はロンドン東部にあり，市内の中でもマルチカルチャー，すなわち人種が多様なエリアである。比較的若い世代が多く，1歳以下の人口はイギリス内でもトップで，16歳以下の人口に関しても国内3番目の多さである。

ニューハム・プライマリー・ケア・トラストの組織下には23カ所の医療機関があり，約1050名のスタッフを雇用しており，360床である。区内には，GPが65名，薬剤師が69名，眼科が55カ所，歯医者が80カ所ある。

NHSトラストで住民25万人の地域の担当，予算が150ミリオンポンド（約240億円）もし，周辺の4つの病院NHSトラストが合併した場合の予算は600ミリ

オンポンドである。

　地域医療連携に関しては，地区病院に当たり高度な治療はしていない，という。ここでいう高度な治療は，CABGとかがんの治療とかいったもので，合併症が多くなったり複雑になったりする医療も高度な医療に当たる。この病院の場合には，PFIで大規模な投資をしたために，FTになれない，バーツホスピタルという高機能病院があり，こちらと提携をしていて，高度な患者については，この病院に機能を任せている。患者についてのカンファレンスも含め，情報交換も緊密である。ここでは，機能分化としては，耳鼻科の手術や膝・股関節の手術，透析を考えているという。私費診療はこの病院では行っていない。

　なお，PCTのエリアを超えて受診があった場合には，その住民が所属しているPCTからの支払いになるという。

　M&Aについては，SHAの管轄になるようで，実際，M&AはSHAの指示で行われる。この病院でも近隣の病院との統合を示唆されているようであるが，特に救急（Accident and Emergency：A&E）への悪化が懸念される。そこで，M&Aが住民に影響を与えないように3カ月間，住民の意見を聞く期間を設けるようであるが，最終的にはSHAが断を下すとのことであった。

ロンドン・ブリッジ・ホスピタル

　HCA（Hospital Corporation America）は米国で20の州で163病院と105の手術センターを経営し，6つをイギリスで経営している株式会社である。また，2006年に株式非公開会社となっている。

　イギリスに6つのグループ医療機関がある。それはすべてロンドンにあるが，London Bridge Hospital, The Harley Street Clinic, Lister Hospital London, The Portland Hospital for Women and Children, Princess Grace Hospital, The Wellington Hospitalである。

　ロンドン・ブリッジ・ホスピタル（London Bridge Hospital）はHCAの病院であり，150床，3次医療が担当なので，心臓血管の手術，がんの手術，整形外科の中でも合併症がある等の複雑な医療を対象にしている。12床のICUを持ち，MRIは1.5テスラーが2台，CTは64列が1台，手術室は8室である。逆に救急はせず，140人のGPと契約し紹介をうけている。ただ，HCA管轄のほ

かの病院では専門別で小児科とか産婦人科に特化してではあるが、救急をしているところもある。平均在院日数は3.9日、病床占有率は平日は80％以上、収入は85ミリオンポンドで、収入の80％は民間医療保険からで、中東からの患者も10％くらいいるという。

　外来も金融街（シティ）の中の別の場所に持つ。400人のコンサルタントが契約しており、ロンドンのような人口が多い場合には、さざまな分野の対応が可能である。NHSの対応が迅速でないことにたいして、特にこの病院ではシティに近いことから、迅速な対応を売り物にしている。

　基本の考え方は、NHSに対する補完である。医師も、NHS病院のコンサルタントが、パートタイムで来ている。来る時間帯は、夜中や祭日、平日の遅い時間といった形である。NHSに関しては、医師はフルタイムの常勤であっても週に40時間働けばいいので、その他の時間を当てているようだ。逆に、常勤医師は3人と少ない。

　1960年代から70年代の民間病院での医療は非常に小さいエリアであった、小手術といったことが中心であった。しかし、PCTが中心になってきたことにより、関係が変わってきた。患者が自分の行きたい医療機関を選ぶことができるようになってきたからだ。

　徐々に国民の医療に対しての感性があがってきていて、民間医療機関で質の高い医療を提供することが評価されるようになってきたというのが、CEOの見方である。

　医師がガバナンスと標準化の担当で、担当の医師は9年間この仕事をしている。「ガバナンスとは管理をすることではない。管理しようとすれば、隠れて何かをするようになる。皆を引き付けるようにしなければならない」、という考え方のもとCQI（Continuous Quality Improvement）に取り組んでおり、ISOも取得している。インシデントレポート*、2週間に1回のミーティング、責めない文化、チーム医療、補完しあう文化がキーワードで、PDCAサイクルを回している。また、PACSは導入されていて、電子カルテは構築途中であるが、医師がなかなか賛成しない。

　20年の歴史を持つ患者安全を中心に医療の質保障のCHKS、1991年に始まったIIP（Investor in People）という認証を取得している。また、CQCは5年に

1回の評価だというが，それに加えて随時，突然の訪問もあるという。

NHSの病院にくらべての利点はNHSは時間がかかる点で，プライベート病院ではコンサルタントが中心で，対応もコンサルタント（およびそのアシスタント）が行う。

患者が自分の情報は患者が持つべきという考えで，NHSに比べてデータを共有化することに対して熱心である。スター医師である胸部外科等では，年収が1億円以上という医師もいるようであった。

   * インシデントポートとは，医療現場で患者をまきこむことはなかったが，日常診療で「ひやりはっと」経験（インシデント）の報告レポート。

セント・ジョージ大学病院

1753年創設のセント・ジョージ大学病院はロンドンの南部にあるおよそ400万人の人口をカバーする900床の巨大病院である。900人の研修医，500人のコンサルタントを含め，6000人のスタッフを擁する。イギリスでは，各診療科が揃っている，いわゆる総合病院は少ないのだが，ここは総合病院でもあり，教育病院でもある。

これだけの病院でもFTになっていない。以前に財務状況が悪かった（3年前は20ミリオンポンドの赤字，現在は5.9ミリオンポンドの黒字）ためということである。現在は約400ミリオンポンドの予算で，管理コストは約4％，人件費率は57％なのだが，経営改善のためにさまざまな目標を掲げている。たとえば改革プランとしては，収入は，平均在院日数を減少し，手術室のキャパシティを増し，より集学的な医療をすることで，23ミリオンポンドの増加，薬剤や医療材料の購入コストを見直すことで5ミリオンポンド，IT化を進めることで，1ミリオンポンドが目標である。なお，経営の透明化が徹底している国でもあり，経営陣や院長に当たるMedical Directorの給与は公開されている。CEOは17万5000〜18万ポンド（1ポンド150円として2700万円くらい），Medical Directorはそれよりやや少ないくらいの水準である。

また，関連施設でWilfson Rehabilitation Centerというリハビリの施設を持つ。これは，28床の日本でいう回復期リハビリテーションセンターで，外傷（17床）を中心に脳梗塞等のリハビリテーション（11床）を350万人のエリアを

カバーして行っている。平均で12週間の入院という。このような専門センターはロンドンには9つあるとのこと。外来は診ていない。スタッフは，PT10人，看護師38人，その他で70人ほどと手厚く，医師は常勤が1人，非常勤が2人である。また，ここでは，民間企業に勤務していた方が改革者としてNHSから派遣され，トヨタ式のQC（Quality Control）活動等を通して実績を挙げている。ベッド数は増床の予定である。このセンターとの関連で，本院である大学病院も脳梗塞や外傷に力を入れていく方針である。その他本院では，小児，周産期医療，救急の充実，後述するようなソーシャルケアとの連携，MRSA（メチミリン耐性ブドウ球菌），日本ではまだ大きな問題になっていないクロストリジウム・ディフィシル（強毒腸炎細菌）（2004年にイングランド，ウェールズ，北アイルランド全域のクロストリジウム・ディフィシル症例数が43万672件と報告〔Health Protection Agency, 2005〕され，2001年の2倍，またイギリスの病院全体で，クロストリジウム・ディフィシルでの死亡が4倍になった）の予防等が重点項目である。

　イギリスではあちこちでMDT（Multi Disciplinary Team），すなわちさまざまな専門家からなるチームのことだが，この言葉を聞いた。ここでも，MDTでリハビリを行っているとのことであった。このMDTには看護師，医師，OT，PT，ST（Speech Therapist），SWに加え心理の専門家もいるとのことである。もう1つ同じような意味で頻繁に使われる言葉に，スキルミックスがある。スキルミックスは1990年代に医師不足，看護師不足に悩んだOECD諸国で，その養成に時間とコストがかかるこれら職種の在り方や機能が議論された結果，生まれた概念である。もともとは看護職における職種混合を意味し，看護師，准看護師，看護助手というように，資格と能力が異なるスタッフを混合配置することを指していた。最近では，その概念が拡張されて，広く多職種のチーム内部における職種混合の在り方や職種間の権限委譲・代替，新たな職能の新設等を示す概念となっている。NP等の積極的な利用もこの概念のうちに入る。イギリスではこれは，医療の生産性を上げる方法と考えられているのである。

　ソーシャルケアに関しても重点項目でもあったが，充実している。130人のコンサルタントが協力しており，高齢者チームと，子どもやアルコール中毒，外傷等の特殊チームと2つに分かれている。施設等への紹介はCQC等の評価をもとにしており，入院患者が退院後の受け皿ができていないために退院遅延

する場合は，デンマークと同様に地方自治体が病院にペナルティとして費用を払わなければならない仕組みになっており，1日100ポンド（ロンドン120ポンド）のホテルコストが必要である。ただし，実際にどこまでこの規定が厳密に運用されているのかはわからない点でもある。また，ケアトラストについてはあまり機能していないのではないかという報告もあるが，このセント・ジョージ大学病院でもケアトラストとは関連はないようであった。このあたり，特にソーシャルケアの領域では，医療に比べると厳密に運用されていないような印象を持った。

NHSはどうなるのか

　NHSの問題はシステムの問題なのか国民性の問題なのか，きわめて判断が難しいところである。同じように，GPの問題も，果たしてGPの制度が日本的にいって機能しているのかどうか，制度として優れているのかどうか，こういった問題の判断には，かなり文化的な背景を考えなければならない。

　また，医療費が無料なのか，無料ではないのかの差は予想以上に大きい。自己負担が1割なのか3割なのかも，もちろん大きいが，その絶対額が直接に影響する。すなわち，5万円の自己負担があるのであれば受診を控えたい，といった行動変容であるが，無料か有料化は，日本の介護保険導入前後のような大きなものだ。つまり，無料であるといくらNHSが患者意識と叫んでも，権利意識が生まれないし，GPも保証が厚いので，もちろん以前に比べれば大きな変化はあるが，視察団に同行された多くの医師もやはり，「公務員的」なものを感じた。まず，ここの点をどう考えるのかが，重要である。

　もう1ついえることは，経済主導の波が非常に大きく，イギリス医療がその中に巻き込まれることは間違いない。いや，ブレア政権による医療再生や教育の再生も含めて，もともと巻き込まれていたのかもしれない，ということはいえそうである。

　この部分では，巨大なNHSで行われていることとのギャップが大きすぎ，経済とNHSが分離しているような感じを受けた。誤解を恐れずにいえば，「米国に近い資本主義の考えの中に医療制度が特別な形で鎮座している」ような印象である。市場を使ってNHSの改革をこころみたブレアに対しては，日

本では「医療費を増加した」「医師不足の解消に尽力した」といった正の面が指摘されることが多いが，その本質は，市場原理主義者ではないが，きわめて現実的な視点を持った市場を使った NHS 改革の実行者であり，基本的にはブラウン首相もそれを引き継いでいるといえるのではないだろうか。

参考文献

伊藤義典『ブレア政権の医療福祉改革』ミネルヴァ書房，2006年。
医療経済研究機構『イギリス医療保障制度に関する調査研究報告書　2007年版』2008年。
河口洋行「進んだ英国の病院評価」真野俊樹編『21世紀の医療経営――非営利と効率の両立を目指して』薬事日報社，2003年。
厚生労働省『世界の厚生労働――2007〜2008年海外情勢報告』TKC出版，2009年。
近藤克則『「医療費抑制の時代」を超えて』医学書院，2004年。
ジョーン・クラーク，ディビド・ボスウェル編／大山博・平岡公一・武川正吾訳『イギリスの社会政策論の新潮流――福祉国家の危機を超えて』法律文化社，1995年。
武内和久「英国社会保障事情」『週刊社会保障』連載，2006〜2007年。
田中滋・二木立編著『医療制度改革の国際比較』勁草書房，2007年。
冨塚太郎ら『日本医事新報』No.4372，2008年2月9日。
冨塚太郎『英国の医療改革に学ぶ』Nikkei Medical，2009年1月。
名古屋市医師会「『医師不足』に関連して――NPについて考える」『名古屋医報』2009年5月1日。
西村淳『社会保障の明日――日本と世界の潮流と課題』ぎょうせい，2006年。
福岡藤乃「医療保険事情　英国」『保険情報』第2416号，2009年1月23日，保険社。
堀真奈美「医療経済研究機構発表での資料」『Ihepレター』No.155，2007年。
堀真奈美「けんぽれん海外情報」No.75，2007年8月，同No.76，2007年11月。
松田亮三編『健康と医療の公平に挑む――国際的展開と英米の比較政策分析』勁草書房，2009年。
武藤正樹編著『P4Pのすべて』医療タイムズ社，2008年。
森宏一郎「イギリスの医療制度（NHS）改革――サッチャー政権からブレア政権および現在」日医総研，2007年（http://www.jmari.med.or.jp/research/working.html）。
森臨太郎『イギリスの医療は問いかける』医学書院，2008年。
矢部久美子『ケアを監視する――英国リポート』筒井書房，2000年。
山口二郎『ブレア時代のイギリス』岩波新書，2005年。

山本隆「新たなシティズンシップを求めて」『立命館産業社会論集』第38巻第4号,2003年。

渡辺満『イギリス医療と社会サービス制度の研究』渓水社,2005年。

Cost-effectiveness of a family-based GP-mediated intervention targeting overweight and moderately obese children Moodie, Marjory Haby, Michelle Wake, Melissa Gold, Lisa Carter, Robert Economics and Human Biology. Volume: 6 (2008) 3, pp.363-376.

Department of Health: Departmental Report 2008.

Establishing a minor illness nurse in a busy general practice Marsh G. N., Dawes M. L., British Medical Journal 1995; 310 (6982) : pp.778-780.

Iona Heath Julia Hippisley-Cox, Liam Smeeth, Measuring quality through performance Measuring performance and missing the point ? British Medical Journal 2007; 335: pp.1075-1076 (24 November).

Larry A. Green, George E. Fryer, jr., Barbara P. Yawn, M. D., David Lanier, M. D., Susan M. Dovey, The Ecology of Medical Care Revisited NEJM Volume 344: 2021-2025 June 28, 2001.

Randomised controlled trial comparing cost effectiveness of GPs and nurse practitioners in primary care Venning P., Durie A., Roland M., Roberts C., Leese B., British Medical Journal 2000; 320: pp.1048-1053.

Randomised controlled trial of nurse practitioner versus GP care for patients requesting same-day consultations in primary care Kinnersley P., Anderson E., Parry K., Clement J., Archard L., Turton P., Stainthorpe A., Fraser A., Butler C. C., Rogers C., British Medical Journal 2000; 320: pp.1043-1048.

Starfield B., et al.: The Milbank Quarterly 83: 457, 2005.3.

Starfield B, Lemke K. W., Bernhardt T., Foldes S. S., Forrest C. B., Weiner J. P., Co-morbidity: implications for the importance of primary care in 'case' management. Ann Fam Med. 2003 May-Jun;1 (1) : pp.8-14.

Tonai S., et al: Illness behavior of housewives in a rural area in Japan: a health diary study. Culture, Medicine and Psychiatry 13: pp.405-417, 1989.

外務省HP (http://www.mofa.go.jp/mofaj/area/uk/index.html)。

森臨太郎HP (http://rmori.blogspot.com/2009/01/blog: post_29.html)。

竹之下泰志HP (http://takenoshita.org/jp/index.htm)。

Guide to the methods of technology appraisal 2008 NICE.

NAO: NHS Pay Modernization: New contracts for general practice services in England (2009) http://www.nao.org.uk/publications/0809/nhs_summarised_accounts_07-08.aspx: Financial Management in the NHS: Report on the NHS Summarised Accounts 2007-08

http://www.telegraph.co.uk/news/1978017/Deaths-from-hospital-superbug-Clostridium-Difficile-quadruple.html

http://www.nao.org.uk/

第6章
ドイツの医療と医療政策

1 ドイツとはどのような国なのか

ドイツという国

　ドイツ連邦共和国は，ヨーロッパ中部にある連邦制の共和国である。国土の面積が35万7000km^{2}と，国土の広さは日本とほぼ同じである。1989年11月9日のベルリンの壁崩壊，1990年のドイツ再統一によって，ドイツ民主共和国（旧東ドイツ）を構成していた15県が6州として編入されて，現在の16州となった。医療においても同じだが，分権化が進んだ国である。歴史をひもとけば，そのことが明らかになる。

　純粋なドイツという国の起源はフランク王国の王ルートヴィヒ1世（敬虔王）の死後，遺子であるロタール，ルートヴィヒ，カールがフランク王国を3分割して，843年東フランク王国が成立したことにさかのぼる。東フランク王国はドイツ王国とも呼ばれるようになった。

　その後，1871年1月18日ヴィルヘルム1世がドイツ皇帝に即位し，ドイツ帝国が成立する。ヴィルヘルム1世はビスマルクを宰相として，穏健な保守派と協力しつつドイツ統一を達成した。ビスマルクはドイツ帝国成立後，彼の業績を評価して協力的になった穏健な自由主義勢力をパートナーとして，帝国の統一国家としての法整備に努めた。ビスマルクは1880年代に台頭し始めた社会主義運動に対して厳しい姿勢をとった一方で，この不満を抑えるために，老齢年金，医療保険，労災保険，失業保険といった各種の社会保障制度を整えた。われわれの関心が大きい医療保険制度はビスマルクのこの制度にさかのぼる。実際にこの影響は大きかったが，これらの方策は労働者を懐柔する効果は小さく，反対派のドイツ社会民主党（1875年に2つの社会主義政党が合同して社会主義労働

者党となり，それが1890年にドイツ社会民主党と改名）は帝国議会にも着々と議席を増やしていった。それにもかかわらず対社会主義強権政策に固執したことが命取りになって，ビスマルクは1890年に職を辞することになるのである。

現在のドイツは，GDPは2005年では2兆9066億ドルで，アメリカ合衆国，日本に次いで世界第3位（為替レート換算値による）のGDPを誇る経済大国であり，欧州連合（EU）の中核国でもある。人口は8190万人である。

欧州の主要5カ国の中で，2005年までの10年前と比べて高齢化が進んだのは，ドイツ（1995年15.5％，2005年18.8％），フランス（1995年15.6％，2005年16.3％）であった。翻って，日本は高齢化の速度が速く，世界一の高齢化国になりつつあり問題になっている。日本の高齢化率（総人口に占める65歳以上人口の割合）は，1995年の14.6％から2005年は19.7％へと5.1ポイント上昇した。

ドイツ的な考え方

筆者のように，いままでにドイツに足を踏み入れたことが数回あるだけの人間が，あまり文化的な背景を語ることは適切ではないかもしれないが，あえて述べさせてもらうと，専門職を重視し，自治あるいは参加型の意思決定を重んじる国であるということだ。たとえば，ドイツでの大学教授の位置づけは日本よりずっと高く，退職後も年金といった形で生活が保障される。中でも医学部の教授はステイタスが高いようである。

よく知られているように，日本での教授の力の源である医局制度自体はドイツではあまり機能していないが（たとえば教授になるためには1回母校を離れなければならない等），やはり医学部教授は地位と名誉，収入を兼ね備えたポストであるようだ。

自治については，徐々に話題が出てくると思われるが，最初に一例を挙げれば，ドイツで開業医に対する診療報酬の配分を行っている保険医協会は，医師の自治の仕組みである。日本的に考えれば疾病金庫というものが保険者であるから，医療保険の支払いに厳しく介入をするのではないかと考えるが，必ずしもそうではなく，むしろ公法人である保険医協会の方が，医師の医療行為を監査し，報酬を決定しているという仕組みなのである。

もう1つは，ドイツにおける法律にもとづくロジックである。実際に，われ

われのプレゼンテーションでも，何度となく社会法典〇〇条にもとづくという発言が何度か見られた。さらに，後述する保険医協会は，国の仕事を委託されている公法人であるという点を強調している。確かに，日本でも同様であって，公的な法人である独立行政法人や公益法人は国の仕事を委託されている部分もある。しかし，外国人へのプレゼンテーションでわざわざそれを強調して説明するとは思えない。おそらく自己の法人の歴史や役割から説明が始まるのではないだろうか。このあたりに，官僚主導主義の日本との法の位置づけの違いを感じた。

保険思想の差

　ミシェル・アルベールは『資本主義対資本主義』において，資本主義について対比を行っている。アルベールは，冷戦終結前には，対社会主義ということで目立たなかった資本主義の差に注目した。その著書において，ライン型資本主義とは，ライン川に沿ったヨーロッパ諸国に典型的に見られるような資本主義で，政府主導，結果の平等，雇用の安定，福祉等に重心を置いている資本主義であるとした。日本の資本主義もライン型と多くの共通項を持っているためライン型に属するという。

　一方，アングロサクソン型資本主義は，政府より市場を重視，結果の平等より機会の平等，雇用の安定より株主の利益を優先させるような資本主義であり，典型例はアメリカで，イギリス資本主義もこれに準じているという。さらに，アレベールは保険についても対比を行っている。

　『資本主義対資本主義』から引用すれば，

　「保険の最古のものは，アルプスの山々の村人たちが，16世紀に相互救援の会社を組織した時に始まる。このアルプスの伝統的組織から保険，共済の共同機関が派生した。ギルド，同業組合，職業組合，相互扶助運動等である。このアルプス型のやり方は，危険をみなで分かち合う方法である。各人が，リスクの生じる確率とは関係のない料金を負担する。つまり連帯観念があるのであり，それは，社会の内部へ再分配の形で移転する。このシステムはそれが生まれた土地に残った。スイス，ドイツ等である。それと，同じ感受性

を持つ国々。例えば日本にも存在する。

　もう1つの保険の起源は海のものである。ベニスの船の船荷に賭けられた，冒険的な貸し付け金である。それがその後ロンドンで発展した。形式としての特徴は，ロンドンの酒場ロイドで形成され，それは，イギリス船の紅茶の積荷に当てられるものだった。この系統はアルプス型とは異なる。安全よりも投機的で，競争力のあるリスク管理に関心を払っていた。再配分や連帯はここでは問題にされない。ただ各人のリスクの確率を正しく見積もることに徹する。

　これ2つの保険形態は，現代の社会の選択そのものに結びつく。アルペンのシステムでは，保険は，連帯組織の形態の1つである。『海運型』では，料金の高い契約によって連帯性は弱められる。その料金が非常に細分化されているからでもある。一方では社会の結びつきは否定され，他方では肯定されるのである。

　今日，資本主義2つの形に，新たな光明を伴ってこれらの2つの保険の起源が写し出される理由は，以上のようなことである。一方は短期収益，株主，個人の成功が優先されるアングロサクソン型キャピタリズムであり，他方は，ライン型キャピタリズムで，そこでの目標は長期的な配慮と，資本と労働を結びつける社会的共同体としての企業の優先である。」

という。

　アングロサクソン型では，社会保障たる保険制度が生まれにくく，逆にいえば，イギリスではその補完のために税での社会保障が生まれたという見方も可能である。この文脈からいえば，フランスにおいて助け合いの原型である共済保険が1945年の制度創設以前から行われ，公的保険制度の制度創設によって自分たちの守備範囲が狭められたことに対しても，さほど混乱はなかったことが想像される。

ドイツの政権交代

　次に，政治である。一般には2大政党制のほうが，その主義主張，たとえば右派か左派かといった点で政治のぶれが大きく，国民が翻弄されやすいはずで

ある。

　ドイツは，もちろん2大政党制ではない。しかし，医療が争点になると，まさに日本のように，ぶれが目立つ。もちろん，きわめて大きな流れとしては，ほかのEUあるいは最近では米国，あるいは日本でも民主党政権がそうであるがごとく，社会保障を効率化する一方で充実させながら経済の競争力を高めようとする方向についてはぶれはない。ぶれのなさは，具体的には国民皆保険への動き，効率化に向けての医療制度改革，企業の負担の軽減，といった点であるが，以下に順に述べていくような各論については混乱がある。

　この混乱は，最近の動きとしては，英国は，労働党政権から自由民主党と保守党の政権になり，NHSの仕事をプライマリケア医に大幅に移管し効率化を目指すこと，あるいは民主党が政権を取った米国での無保険者をなくす方向や，民主党が政権を取った日本に見られる動きのもとでの混乱と共通している。

　さて，SPD（Sozialdemokratische Partei Deutschlands：ドイツ社会民主党）は，1875年に起源を持つドイツの中道左派の政党である。マルクスと異なり階級闘争によって社会問題を解決するという思想を否定し，国家の干渉によって社会主義的要求の一部を実現しようとするものである。

　一方，中道右派のキリスト教民主同盟（CDU）は1945年に結成されたドイツ連邦共和国の政党である。中道右派のキリスト教民主主義・保守政党連邦議会では，バイエルン州のみを地盤とするキリスト教社会同盟（CSU）とともに統一会派（CDU／CSU）を形成している。

　歴史的にドイツでは1党が議席の過半数を獲得するのは難しく，これまではCDU／CSUとSPDの2大政党のどちらかを中心とした連立政権が国政を担ってきた。CDU／CSUは自由民主党（FDP），SPDは90年連合や緑の党と，それぞれ政治的立場が近い政党をパートナーとすることが多かった。しかし，2005年の選挙は，従来の政党の組み合わせでは連立が成立せず，大連立になった。すなわち，2005年7月，シュレーダー首相はCDU／CSUとキージンガー政権以来の保革「大連立」となったのである。しかし，CDU／CSUは2009年9月27日の総選挙では議席を伸ばし単独で第1党を確保，FDPとの中道右派連立による第2次メルケル政権を発足させたのである。

2　医療政策の変化

ドイツでの政治の変化と医療政策

ドイツでは2009年の政権交代により，FDP と CDU が政権を取ったが，これにより，日本の厚生労働省に当たる保健省の大臣であるレスター氏（医師，当時37歳）が，新自由主義的な方向を打ち出した。また，同盟を結んでいる CSU が前政権の医療政策を激しく批判している。CSU は前回も医療基金を CDU と一緒に決議したが，少し経ったら批判しはじめ，このときも後述する人頭制を連立協約で一緒に決めておきながら，大反対している，といった感じのようだ。CSU は豊かなバイエルンの州民や医師たちのために独自路線を行く，という方針だという。

さて，新自由主義的な方向は，具体的には，保険制度の思想の変化である。

そもそも，福祉国家の成立自体が労働者階級に対する対策であったという側面があることは知られている。これは，社会保険創設の祖であるビスマルクも例外ではないというか，まさにその思想の中心である。しかし，時が流れ，福祉国家の思想には，社会的な再分配の考え方が強くなった。すなわち，全国民に保険の加入を義務づけ，保険料を累進的にすることによって，たとえば医療保険であれば医療サービスを提供するというその保険本来の目的以外に，豊かな層から貧しい層への富の再分配機能を持つようになったのである。これは社会保険料が個々人のリスクとは無関係に設定されている点でも裏づけられる。この機能は，税金においてもっとも強いわけであるが，制度設計によっては必ずしもそうではなく，英国では新自由主義の旗手であったサッチャーが，人頭税という，人であればみな同じ税金（貧しい人への配慮はあったが）という考え方を打ち出して物議をかもし，結局サッチャーの退陣の1つのきっかけになったことが知られている。

官僚主義的規制に代わって信頼の文化を必要としている，という連立政権の方向に乗って，ドイツにおいては，保健大臣であるレスラー氏が，人頭保険料という考え方を打ち出した。すなわち，思想的には社会保険の再分配機能を排除しフラットな保険料率にする。一方では保険者機能の維持のために疾病金庫

が赤字にならないような保険料構造にし，さらに企業の負担を減らす，そして保険料を支払えない人には，税金から補塡をするというものである。これは，きわめて自由主義的な改革であるが，一方では，税金における再分配機能を高めるという意味では，まさに「第三の道」的な改革とも見える。たとえば，社会保険と税という2つの機能をわかりやすくするために，サービスの保障と再分配の機能を分けたという見方もできよう。さらに，これもサッチャー改革に類似しているが，資産に対する課税や保険料による分配の仕組みも盛り込まれた。

　いずれにせよ当然，この案は過激すぎる，ビスマルク以来の社会保険制度の解体であるといった批判を受け，全面導入は見送られ，2010年一部においての導入が試行されている状況である。

　もう1つは，医療のような社会サービスを現金給付で行うのか，スウェーデンのようなサービス給付を充実させて行うのかという軸がある。この点においては，ドイツの介護保険が徐々に現物給付の割合を強める等，少なくとも大連立政権の下では，サービス給付充実の方向になっていったといえよう。

　以降，これを背景にして各論を見ていこう。

ドイツの医療保険制度

　2004年のドイツの医療費はGDPの10.5％で，約2600億ユーロである。国民1人当たり負担分にすると2550ユーロ，日本は1900ユーロである。また，図6－1，表6－1に最近の支出の内訳や変動を示す。

　ドイツには，疾病金庫を保険者とする公的な医療保険制度があり，国民の約9割が加入している。日本と同様に高齢化の問題が議論されており，60歳以上国民は1991年に20.4％であったのが2007年には25.3％になった。

　ドイツにおいては，2005年秋に成立した連立政権の下で医療制度改革のための議論が進められ，2007年2月には，この改革を実現するための公的医療保険競争強化法（Gesetz zur Starkung des Wettbewerbs in der Gesetzlichen Krankenversicherung）が制定された。この法律の重要な目的の1つは，さまざまな問題が指摘される医療供給構造の改革を行い，医療の質と経済性を向上させることにある。

第6章　ドイツの医療と医療政策

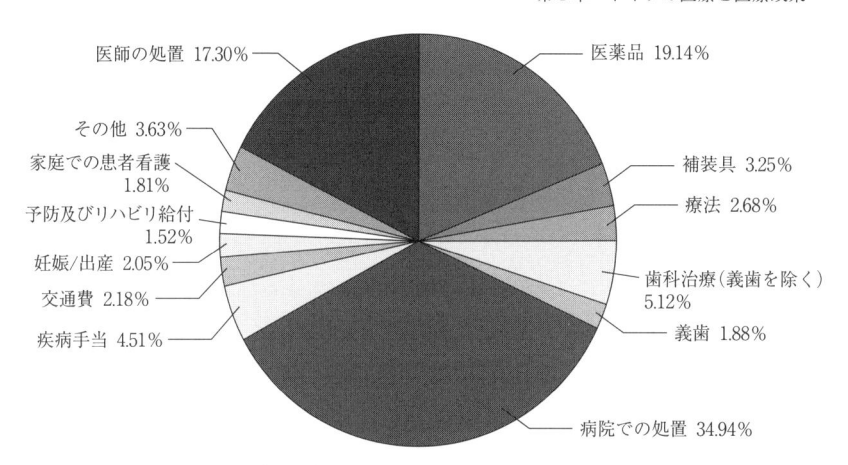

図6-1　各給付領域に対する公的医療保険の支出（2009年）
出所　岡島道夫の翻訳による。

表6-1　支出変動率の概観

ユーロ（10億）	2009年	2010年	2011年
診療所(外来)給付	+2.1 (+7.1％)	+1.2 (+3.8％)	+1.2 (+3.7％)
病院給付	+3.5 (+6.6％)	+3.5 (+6.2％)	+2.0 (+3.4％)
医薬品給付	+1.6 (+5.5％)	+1.6 (+5.2％)	+0.9 (+2.8％)
合　計	+4.1		

出所　岡島道夫の翻訳による。

　そういった背景もあり，若干ではあるが無保険者がいたドイツでは国民皆保険に変更になり，2009年1月から加入義務が行使されている。しかし，これは，全員が公的な保険制度に加入するということを意味するわけではない。米国のオバマの改革でもそうであるが，公的保険へ加入することが難しい自営業者の一部や，フリーランスの人にも何らかの医療保険に加入させることを主目的とするといっていい。
　さらに，この法改正で，従来，疾病金庫ごとに違っていた保険料は一律になるという激震が走った。
　2007年に作られ，2009年から施行されている公的医療保健競争強化法だがポ

イントは3つある。1つは，国民に強制的に何らかの医療保険への加入を義務づけたこと，ついで疾病金庫の保険料率を一律にしたこと，もう1つは開業医への支払いに上限をつけたことである。

2番目の，保険料率を一律にした点であるが，なぜ今までの自由料率から一定にして競争力が強化されるのか，という点がある。しかし，実際にはこの法の施行以降，保険者の統合や減少が起きている。

実は，2つの意味があった。1つは消費者の選択の難しさが減ったことである。すなわち，価格（保険料率）とサービス内容という2つの変数の兼ね合いで保険者を選択しなければならなかったのが，サービスの質に注目すれば良くなったことがある。もう1つは，保険料率が明確に一律になったことで，保険料率に対して赤字の保険者は1％まで，追加の料率が認められているのだが，明確に赤字の保険者である，あるいは効率が悪い保険者であることがわかるために，消費者がその保険者を選択しなくなってしまうことによる。

疾病金庫は，地域，職域等を基盤として組織されてきたが，1993年の改革により，疾病金庫間の競争を促進する目的で，国民は，加入する疾病金庫を任意に選択できるようになった。以降，疾病金庫の統合が進み，改革前の1993年，約1200だった疾病金庫数は，2007年には236にまで減少し，さらに競争強化法によって，2010年には166にまで減少している。上述したように，現在では保険料率での競争はなくなったのであるが，逆に保険者の保険料集金機能がなくなり，保健省直属の医療基金に一括徴収となった。さらに，これはフランス等でも見られる動きであるが，税金も投入されることになった（正確には2004年から連邦政府は租税財源を投入開始した）。

具体的には，高齢化あるいは最新の医療技術の導入で，赤字が予想されるのだが，このうち税金のさらなる投入，そして効率化で，改善する方向である。

マックス・プランク国際社会保障法研究所のマイデン教授によれば，残り50億ユーロをカバーするには3つの案があるという。1つは前述した人頭包括払い制度。これは合意の見込みが薄い。また追加保険料をとっていくという考え方もあるが，これも大きな短所があるので難しい。あとは普通の保険料率を上げていくという方法しかない。つまり7.9％の被用者の保険料をもっと上げていくという方法である。ただし一般保険料を上げることは政権の連立契約と矛

盾してしまう。連立契約ではこれ以上事業者の負担を増やさないで上げていくということを謳っているので、これとは矛盾する。

ただし、NHKのBS放送のドイツのニュースでは、2010年7月6日には上記に関連する動静を放送し、それによると、医療費不足は深刻で、2011年度は保険料率を再び15.5％に上げる、そして追加保険料を、所得の1％以内としていたのを、この枠を外すということが検討され、騒然となっている。

しかし、EU内でギリシアの財政破綻、またそれに続く可能性がある国がささやかれる中、優等生であるドイツからの支援が必要になる可能性も高く、そもそもEUの「財政安定化・成長協定」では、ユーロ導入後のインフレ抑制のために、参加各国の財政赤字を対GDP比3％、政府債務残高を同60％以内に抑制することが定められている。したがって、日本のように国債を発行するということもままならず、あくまで国内での財政の切り詰めを行わねばならないのが、現在のドイツの苦しい状況である。

なお、これらの改革は2007年の競争強化法によるものであり、上述したレスラー大臣の改革とは無関係である。ただ、これらの施行が2009年1月であり、すぐに政権交代があったために、話がさらにややこしくなっている。これは、日本の後期高齢者制度改革にも類似したことであるが、政権交代の時に前政権の医療政策は激しく攻撃されたという。

一方、国民皆保険であるが、ドイツにおいては収入が一定水準を（2010年現在月4050ユーロ、450万円くらい）上回っている、公務員等の一定の要件を満たしている者は、公的医療保険への加入義務がなく、民間医療保険会社が提供する医療保険に加入することができる。なお、この一定限度の水準は年々切り上がっているというが、昨今のユーロ安で、むしろ安く思える。

ここで、ポイントは公的医療保険に加入してもいいということで、民間の医療保険が公的医療保険の代替になっている点に大きな特徴がある。こうした医療保険は、完全医療保険と呼ばれている。しかし、最近では公的医療保険にプラスして民間の医療保険に補完的に加入する人も増えているという。公的医療保険ではカバーされない部分に対して、部分医療保険を提供している。このメリットは、入院時に教授を指名できる、入院時の個室料金をカバーできる、診察までの待ち時間が少ない、といった点である。

また，民間保険は代替であるが故に公からの管理もきびしく，保険として提供できるメニューのリストや金額は公的に決定されている。なお，公的医療保険でカバーできない疾患をどこまでカバーしているかどうかは微妙である。というのは提供できるメニューが，上述したように公的に決定されているのであるが，このリストが10年間改定されていないからである。逆に，公的保険での提供メニューは頻繁に改定されており，2010年にもそれが行われた。

　なお，民間保険の場合には全額自分で保険料を支払うことになるのだが，公的保険では労使折半が原則である。2009年から料率は一律になり，報酬の14.9％が医療における社会保険料で，うち，14％分が50％ずつで労使折半になっている。これ以上企業負担を重くしてはいけないという視点で，0.9％は自己負担になっているため，7.9％が個人負担，7％が企業負担という構造である。

　なお，日本と異なり，企業がコミュニティとしての福祉機能を持たないので，企業において労使折半の労の負担部分を上げたりすることはないようである。

疾病金庫

　日本の医療保険者に当たるものを疾病金庫というが，これの大きなものが8つある。たとえば，日本でいう市町村国保および協会健保に当たる，「地区疾病金庫（AOK-Bundesverband）」「職員金庫（Verband der Angestellten-Krankenkassen）」「労働者代替金庫（AEV-Arbeiter‐Ersatzkassen-Verband）」「企業疾病金庫（BKK-Bundesverband）」「同業者疾病金庫（IKK-Bundesverband）」「海員金庫（See-Krankenkasse）」「連邦鉱山従業員共済組合（Knappschaft）」「農業金庫（BLK-Bundesverband）」「地区疾病金庫（AOK）」「健康保険組合にあたる企業疾病金庫（BKK）」「同業者（医師や弁護士その他専門職等）の国民健康保険組合にあたる同業者疾病金庫（IKK）」がある。ヒアリングではIKKは条件がいいようで，診察も優遇されている可能性があるそうである。法治の要素が強いドイツでは，疾病金庫は「国家の監督の下で，法定された任務を民主的な自治及び自己責任という基本原則に基づいて遂行する」とされ，公法人である疾病金庫の活動は法律で定められている。

　ドイツの疾病金庫が日本の健康保険組合と異なる点は，加入者の疾病金庫に

対する選択権である。これは，1993年の疾病保険構造法（GSG）により，被保険者の疾病金庫選択が自由化されたことにはじまる。GSGは「連帯下の競争」の基本理念導入，医療費・保険医数のコントロール，被保険者による疾病金庫選択の自由度向上，リスク構造調整，疾病金庫の管理運営体制の強化その後，疾病金庫は加入者サービスの強化，IT化や合併統合によるコスト削減等によって他金庫との差別化を図り，競争をうながすものであった。

たとえばバイエルン州の場合には，シーメンスという医療機器の企業が巨大企業として存在するが，シーメンスの社員は自社の疾病金庫への加入も可能であるが，AOKへの加入も可能なのである。もちろん，ドイツ銀行やBMWのように外部からの受け入れを閉鎖している疾病金庫もあるが，この数は年々減少している。そこで，上述のようにIKKのほうが良さそうなのでそちらに加入するという会社員が出てきたりするのだ。

上述したように，各疾病金庫は，被保険者獲得のために，いろいろと工夫を凝らしている。ただし，財政的には，主に年齢によるリスク構造調整が行われるので，疾病金庫ごとに保険料も異なる。リスク構造調整とは，公的医療保険制度において，疾病金庫が収入水準，年齢といった要因により，加入者を選別することがないように，疾病金庫間で交付金の調整を行う制度である。これは，保険者のメリットとしては，保険者の努力とは無関係に保険料率格差を生み出す可能性のある不公平な要因（加入者の年齢・性別・障害の有無等）をあらかじめ調整しておく。具体的には，保険料収入，保険給付に影響を与える要素を考慮し，被保険者集団の所得水準が高い，年齢層が低い等，収益面で競争上有利に立つ疾病金庫が交付金の支払い側となり，逆に収益面で競争上不利となる疾病金庫が交付金の受け取り側となり，金庫間で交付金の授受を行う制度である。

日本においては，政府の関与の下で公費の投入があり，保険者間の事後的なやりとりで調整していたために，「裁量的」な要素が強いという指摘もあり，年齢・性別・扶養率・所得の4つのリスク要因を指標としたリスク構造調整という事前調整であるドイツの手法は参考になる。その意味では，批判が多い後期高齢者医療制度であるが，事前に公費の割合を5割に設定する等，資金の流れを明確にしようとした点は評価に値するのではなかろうか。

ドイツのリスク構造調整は2007年の改革でより厳密になった。すなわち，所

得が除外され、かわりに疾病率が入ったのである。

また、2004年1月1日以来、法定疾病保険で法定の給付カタログに含まれない諸給付のための付加保険を提供することが可能となった。

前述したように、保険料率が一律になったという点は、さらなる企業努力というか疾病金庫の効率化が必要になる。そもそも、基金から疾病金庫に配布する金額は、疾病金庫の支出の全額をカバーするように設定されていないという。平均が98％というのだが、もし努力が足りなくて赤字になった場合には、追加保険料を1％徴収することが可能である。

しかし、上述したように、この追加保険料は諸刃の剣で、消費者にこの疾病金庫は危ない、というシグナルを出しているようなものであるから、被保険者の流出を招く。実際、疾病金庫の倒産の例もいくつか出てきているようである。

ここで、ドイツに限らず、ヨーロッパ大陸で起きている論点と簡単な解説を加えておこう。

財政調整としての税金

ヨーロッパ大陸型の医療保険制度においては、税金が保険料に投入されないこと、いいかえれば保険が独立して機能していることが特徴であった。しかし最近ではこの状況に変化が起きている。

たとえば、フランスにおいては医療保障の財源はもともと税ではなく、被保険者や使用者が拠出する保険料に依拠していたが、財政赤字が増大したため、一般社会拠出金（CSG）という税を投入することとなった。さらに1997年には医療保険にもCSGが投入されることとなり、その後医療財政に占めるCSGの割合は増加し、40％近くになるといった租税代替化が進んでいる。また、ジュペプランにおける社会保障財政法の制定や全国医療支出目標（ONDAM）の導入、CSG導入による普遍性原則の浸透、また、保険者は財政的自律性の点において、社会保障財政に対する国家関与が強化され、保険者が国の代行機関となってきている。

ドイツも同様の状況にあり、上述した通りであるが、政府の関与がより大きくなったことは間違いない。民間医療保険者も財務制約の中での仕事という側面が増え、公法人ではないのだが、マネジメントや管理の代行という要素が増

加している。

国家間の移動

　医師等，個別には後述することになるが，EU において「もの」の移動のみならず，「人」の移動もきわめて活発になっていることが知られている。

　移民もその1つであるが，本書では主眼ではないのであまりふれない。しかし，こういった移民や旅行者は，移動先で質の高い医療を受けることができるのであろうか。

　社会保障が歴史的なものでもあり，国ごとに違うことを前提にして，ランデル教授の論文を参考にすると下記のような考えになろう。

　「社会保障システムが国内に向けられていることは，外国で働いたり，休暇をすごしたりするためにその国を去る市民は，もはやその固有の社会保障システムの保護によって把握されないことになる。流動性の増す時代に好ましくないこのような結果は，国際的諸規定や超国家的諸規定によって回避される。それは2国間ないし多国間の国際法上の協定によって生じるが，しかし超国家的諸規範によっても生じるものである。

　社会保障システムのテリトリー的境界（いわゆるテリトリー原則）を前提とすれば，疾病保険の諸給付は原則として国内に滞在している場合にだけ要求されうることについて，長年にわたって専ら争いのないところであった。例外については特別規定が必要であった。そのような規定が見られるのは，2国間の社会保険条約の中であり，移動労働者の社会保障に関する指令の中である（ヨーロッパ経済共同体指令1408／71条および571／72条）。指令1408／7122条によれば，外国での治療は，その都度所轄の保険者の特別な承認を必要とする。特別に規定された特別な場合に関して，これまで厳密に適用されてきた。

　ヨーロッパ共同体裁判所は，この法状態を審査し，例えばコールとデッカーの法律事件において，テリトリー的境界は特に正当化する理由の存在する場合にしか許されない。コール事件（ケース158／96）で重要であったのは，ルクセンブルク国籍を有する市民が，疾病金庫の事前の承認なしに，歯並び

の調整治療をトリアーで実施させ，続いて疾病金庫に対して費用償還を要求したことであった。ヨーロッパ裁判所は，この請求を，自由なサービス給付流通に関する諸規定にもとづき有効とした。デッカー事件（ケース120／95）では，同様に，ルクセンブルクの被保険者が，ベルギーにある眼鏡屋で購入した眼鏡の費用償還を要求した。この請求もヨーロッパ裁判所は正当であるとし，その際に，商品流通の自由に対する制限は，外国における保健給付の要求に当たって，公共の福祉の強制的理由によって正当化されるときにしか許容されないとした。そのような理由がありうるのは，例えば社会保障システムの財政的安定を担保するために，テリトリー的制限が不可欠である場合である。多くの諸国において包括的な需要計画の下にある入所施設領域については，ヨーロッパ裁判所は，シュミッツ・ペールヴーム事件（ケース157／99）において，サービス給付の自由の制限を，挙げられた理由にもとづいて正当と見なした。」

このように，旅行者等の権利は維持されている。しかし，このことは一方では，メディカルツーリズム（ツーリズムというには大げさであるが）を引き起こしている。要するに，移民に比較的寛容なドイツでは，特に歯科等が東欧等費用が安い国に患者が流れ，逆に周辺国から富裕層が高度な医療を求めて流入する現象が加速している。EU内では国境を越えるためのハードルが低いのでなおさらである。これがヨーロッパにおいてメディカルツーリズムの統計をとると，ドイツがメディカルツーリズム大国に見える理由であろう。

また，ある意味グローバル化の影響といってもいいと思うが，ドイツでは数年前に訪れたときには隆盛を極めていた薬局数が減少していた。原因の1つは，オランダのユーロアポテークへの顧客の流れだという。DMというドラッグストアが，OTCのみならず処方箋も受け付けて，メールオーダーに対応している。そしてEU内であれば同一の条件であるから，このオランダの薬局は薬剤費等をドイツの基準でもらうことができるのだ。さらに，OTC等はオランダの方が薬剤費は安いので，消費者も得をするというとになる。

以下，再び本論のドイツに戻って考察していきたい。

3　ドイツの医療保険

民間医療保険と公的医療保険

　繰り返しになるが，ドイツでは国民皆保険ではあるが，収入が多い人（正確には，勤務者は収入が最低3年間にいわゆる保険義務限度額を超えたときには民間医療保険に変更することができる）や公務員（ここでいう公務員は上級公務員とでもいうべき人たちで，総公務員数の5分の2くらい。ただし教員や警察や軍隊が大半である。つまりドイツ公務員制度の最大の特徴は，民間と同様の雇用関係にある「職員・労働者」と公法上に任用根拠がある「官吏」，この2つの制度に分かれていることで，このうち官吏についてのこと），自由業，自営業（自立した職種：医師，歯科医師，獣医師，療法士，医療体操士，助産婦，治療マッサージ士，心理学有資格者，弁護士会会員，弁理士，公認会計士，税理士，国民経済及び企業経済の顧問専門家，宣誓した会計士，税務代理人，技師，建築家，商業化学者，水先案内人，専業鑑定人，ジャーナリスト，写真報道家，通訳者，翻訳者及び類似の職，並びに科学者，芸術家，文筆家，教師及び家庭教師。なお，これらの自由業職種と商店や手工業等の自営業との区分は，必ずしも統一されたものではなく，他の国にはないドイツに特有な分類である）は民間保険に加入してもいい。この仕組みは非常に特徴的である。すなわち，ドイツの公的医療保険制度は民間医療保険が公的医療保険に①代替できるという特徴がある。さらに，民間医療保険は公的医療保険の給付対象とならない②補足的な補償を提供している。①を「完全医療保険」「包括的医療保険」，②を「部分医療保険」「補足的医療保険」という。

　さて，公的保険では，通常の保険とは異なり個々のリスクを反映していない。すなわち「連帯」の精神のもとでの公的保険である。日本では時々おもしろいことをいう人がいて，リスクを反映していない医療保険はおかしい，というのだ。公的保険はあくまで「連帯」の精神にもとづいているので社会保険の本場のドイツであっても同じことであるが，その他の違いとしては，公的保険は現物給付であるが，民間保険の場合には，費用があとで償還される。保険料設定が民間医療保険の場合には自由であるが，医薬品に対しての強制割引が公的保険では可能である。民間保険では原則個人との契約であるが，公的保険では家

族も共同で加入できるといった点が挙げられる。

　繰り返しになるが，公的保険の保険料は，企業との折半の部分が14％，すなわち企業は給与の7％を保険料として支払い，従業員はこの7％にプラスして0.9％を支払う，つまり従業員は7.9％の支払いになる。166の公的な疾病金庫があり，民間保険会社は48，公的保険の加入者は約90％で，民間保険加入者は約10％である。

　民間保険のみを扱う診療機関もあるが，民間保険は，受けられる医療のカバー範囲が公的保険よりも広くなり，大学病院で部長医師や教授の診察が受けられる病院では部長医師の診察が受けられる。また，入院の際に個室や2人部屋に入院できるなどの条件をえることができる。なお，上述したように，追加保険では法定健康保険加入者が対象で，公的保険の代替の民間保険と同じように部長医師や教授の診察が可能で，個室や2人部屋に入院できる。

　もちろん，これは公的保険の場合には，部長医師や教授の診察を受けることができないということを意味するわけではない。それが確約できるかどうかの差である。

　なお，ドイツの病院では（これはホテルなどでも同じなのであるが），あまりこまめな対応は期待しない方がいいといわれる。

公的医療保険中央連合体

　公的医療保険中央連合体はすべての疾病金庫の連合体であると同時に介護金庫の中央連合体でもあり，自主管理を行う公法上の法人である。すべての会員である疾病金庫，それらの州連合体および被保険者に対して共同契約を結び，その他の決定に義務を有し，疾病金庫およびそれらの州連合が任務を果たす場合，およびそれらの利益を代理して支援することが役割である。

　具体的には，連邦共同委員会というものがある。何が医療の範囲による給付なのかということで，たとえば新しい代替療法がでてきた場合，それを実際に公的医療保険がカバーするべきかどうかを決定するのがこの共同委員会の役割で，委員会においては保険医協会，病院協会，疾病金庫，相談役の患者の代表が入る。そのときの疾病金庫側の代表がこの連合会である。

　さらに，すべての疾病金庫，またすべての医師に適応する報酬を決めること

を担当するのもこの連合体で，連邦レベルでその指標値となるものを作って，保険医協会と合意をして，その指標値を決めている。

具体的には，DRGs（診断群）の支払金額，保険医の給付に対する統一基準を策定，医薬品—療法—補装具定額の確定，州レベルにおける協定に対する大綱的基準値，リスク構造調整に対するデータベース作成，データ定義およびデータ収集をしている。

ドイツの場合はジェネリックのマーケットがうまくいっている。参照価格制度がうまく機能しているということや疾病金庫とメーカーが直接契約できる割引制度があることがその要因で，参照価格制度には，いわゆるピカ新（画期的新薬）ではない薬剤はすべてが入れられることになる。しかし新薬で特許がある薬は制御をする手段がなく，薬剤のコスト上昇の60％がこれらの新薬によるものである。そこで，今後はこの部分に強制的な割引制度を包括的に行おうということになっている。

さらに，ドイツの医療の質と経済性の研究所という医療技術評価機構（IQWiG；イクビック）の研究所を連合体で設立した。これは，経済性と有利性，またどのような費用対効果があるのかということを検査するための機関である。イギリスのNICE、フランスのHAS類似の機関で，連邦共同委員会への提案を行う。その意味では，現時点ではNICEより影響力は少ないといえる（NICEの場合には規模も大きいが，プライマリケアトラストへの強制力がある。1年間で1QALY当たりにかかる費用が3万ポンド以上の場合には推薦を得られにくく，2万ポンド未満で1QALY得られれば推薦，その結果，PCTは3カ月以内にその予算を確保しなければならない。もちろん，これ以下の場合にも，推薦は行われることがある。逆に，2万ポンド未満の場合で，かつコミッティーの判断が否定的であった場合は，その決定について詳細なリファレンスが示される）。

診療報酬について

保険医の診療報酬については，従来は州の保険医協会が総額請負方式で疾病金庫と契約し，包括の人頭払い（1人当たりの診療報酬金額×連邦保健省の示す変化率×加入者数）を基本として，実際に行われた診療行為の量や内容にかかわらない仕組みであった。2007年の公的医療保健競争強化法では，開業医の収入

の減少と診療の質が問題とされたこともあり、必要なコストを払う方向へ転換した。改革では、診療行為を反映させた診療報酬契約を目標とし、患者の受療動向（被保険者の有病度を加味）を基本とする基準診療行為量（PLV）が法で定められ、出来高払い的要素が重視される内容となった。

しかし、これが開業医には悪評である。すなわち、初診の時の費用は反映され収入がそれなりに（それなりにといっても、何千円の単位であるが）もらえるが、その後、再診の患者が来ても、出来高ということではあるが、追加収入がきわめて少なく、後述するように「コマネズミ」のように働く、あるいは赤字を覚悟して診察するという事態になるというのだ。

病院の診療報酬については、2004年に病院のDRG方式での支払いへの移行が実施された。ドイツのDRGはオーストラリアのDRGをベースにして、独自の分類を作成している。

この方式で、各診断群についての基準値（1.00）と比較した相対係数を設定し、病院への報酬は原則として1症例ごとの包括払いとなり、入院診療実績に応じた診療報酬が支払われることになった。2005年からの診療報酬契約はDRG包括払い（DRG‐Fall pauschal）であるが、疾病金庫側が個別病院と診療行為の量・価格を交渉していたが、2009年以降は予算額ではなく、設定された価格にもとづいての支払いになった。

現在では、疾病ケースグループが1100グループに分けられている。それに加えて150の特別グループがあり、これで大体の病院のすべての支出を賄えることになる。時間はかかったが強制ではなく、病院の自主性を重んじた結果である。

これまでは精神病院に関しては特別な扱いだったが、2010年から精神科もDRGになる予定で詳細を詰めているという。また、従来別枠であった設備投資費を、DRGの支払いの中に包括払いとして入れてしまおうと話し合われている。

4　ドイツの開業医

開業医の苦悩

　一方、医療提供体制はどうであろうか。最近の背景として大きな変化は、開業医の立場の低下であるようだ。すなわち、これも2007年の公的医療保健競争強化法にもとづく、支払いの上限性の導入である。同じ患者が支払い単位である3カ月以内に何回も受診したとしても、2回目以降の収入があまり増えない仕組みである。また、新規に開業したケースでは急速に患者数が増えることが想定されていないので、収入に抑制をかけられるということもある。

　実際、何人かの実地開業の医師にヒアリングしたが、多くが経営の厳しさを訴えていた。医師の収入は保険医協会によれば十分だというが、現場の医師によれば、家賃等の経費を引いたあとでは年収は500万円を切るのでとても生活できない、という意見もあった。逆にいえば、混合診療が求められているために、足りない生活費を補うために混合診療を行っている感じもなきにしもあらずであった。医師から見た場合には、民間保険会社も同じようになっており、平均的には民間医療保険の患者は診察の約1割で、開業医の収入の20〜25%になるという。

　従来いわれていたドイツにおける保険医の定年制であるが、徐々に年齢が引き上げられ、現在は68歳になっているという。もちろん、自由診療はその後も可能であり、自由診療のみに従事している医師も多い。

　また、日本と同様に医師の偏在が大きな問題になっており、僻地で医療に従事する場合には、定年制が緩められる場合も出てきている。

　図6-2に示すように地方によっては家庭医が不足しており、家庭医での開業が許されているという。

　収入が少ないという点以外にもう1つの視点としては、頻回の受診が挙げられる。OECDヘルスデータでは、日本の外来受診率は世界有数の高さであり、ドイツを上回っている。しかし、現地の調査では、ドイツ国民の1年の診察回数は日本の13.7回を上回り、17.9回であるというが、OECDヘルスデータによると2004年でドイツでは7回である。この差は、OECDヘルスデータでは、

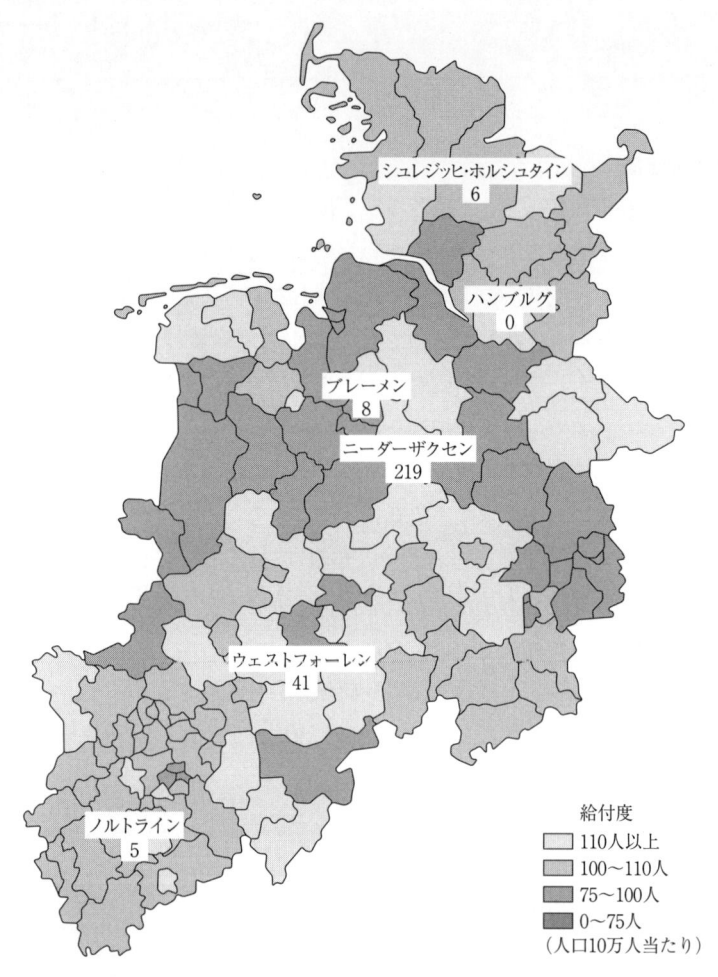

図6-2 旧西ドイツ（北部）において不足する家庭医（2009年春）

給付度
- 110人以上
- 100〜110人
- 75〜100人
- 0〜75人

（人口10万人当たり）

シュレジッヒ・ホルシュタイン　6
ハンブルグ　0
ブレーメン　8
ニーダーザクセン　219
ウェストフォーレン　41
ノルトライン　5

ドイツの家庭医に対する受診のみを記載しているのではないか，とのことであった。

　ヒアリングした混合診療の比率が高い開業医では，1日の患者は20人くらいとのことでそこまでの忙しさは感じなかったが，後述する家庭医協会の意見では1人だいたい5分くらいで診察しているということで，患者側をヒアリングした感触も，そのようであった。

その結果，開業医がコマネズミのように働く感覚になり，医学部を出て国家試験に受かった人でも，医業を行わない人が増えているという。また，保険医を辞めてすべて自由診療にする医師もいる。ここからは医師の組織について見ていこう。

保険医協会

　ドイツにおける医師の組織としては州医師会と州保険医協会とがあり，両者はいずれも公法上の団体で，州保険医協会の上には連邦保険医協会が存在する。

　保険医協会の主要業務は，医療（診療）報酬の配分を行うことと質の担保である。ドイツは日本と異なり，契約（保険）医は3カ月ごとに診療報酬の請求を保険医協会に提出する。保険医協会と疾病金庫との間で取決めがあり，保険医協会は適正な診療であるかどうかを審査し，不適切なものを排除してから疾病金庫に送る。疾病金庫も自らの立場で審査し，決定した報酬は一括して保険医協会に支払う。保険医協会は契約医への配分額を決定して給付することになっている。また，日本での保険者と支払い基金や国民健康保険中央会との関係にも似ており，保険医協会が支払い基金や国保中央会に当たるのであるが，こちらが中心になって査定をしていると理解していい。

　このように，保険医協会は，医療費に関して非常に重要な役割を果たしている。なお，約12万人の契約医がいる。

　最近では，患者が制度運営に参加する動きが見られる。具体的には，疾病金庫の連邦共同委員会への患者団体の参加が認められたほか，患者には，疾病金庫の財務状況に関する情報取得の権限，医師・病院に対しての費用や給付に関する情報開示の請求権が付与された。

医師離れ

　医師離れは重要な問題であると思うので，ここで項を改めて述べる。

　ドイツ家庭医協会へのヒアリングによれば，医学部卒業生で，ドイツ国内での医業に携わらない医師は40％近いとされる。多くは海外へ流出し医業を行っている。また製薬会社勤務，コンサルタント会社勤務等の，医師としての知識を使用している人が多いが，中にはルフトハンザ航空に社員として勤めている

医師もいるという。なお，医師会ではここまでの数にはならないのではないかという見解であった。

　なお，国内の医学部の定員は1万2000人で9000人くらいが卒業する。ドイツでの働いている医師数が約30万人（医師自体の総数は42万人），開業医が13万人，家庭医が5万人，専門医数が8万人，平均年齢は家庭医が53歳，専門医が50歳くらいである。

　印象的であったのは，医師が医業以外の他の仕事に従事する場合に，医業は行わないまでも医師免許あるいは医学部で得られた知識を使う場合とそうでない場合がある，ということを指摘してきた点だ。日本では前者の場合が大半であるが，ドイツでは，上述したルフトハンザ航空の社員，あるいは以前からいわれているようなタクシーの運転手のように，医療とまったく関係ない状況もあるようだ。

　一方，医師の海外流出も大きな問題になっている。これは，サッチャー改革をひきずって医療の荒廃を招いた英国に似た現象ではないだろうか。つまり，ドイツの大学の医学部を卒業した優秀な医師たちが，英国，スイスといった現況では医療環境に恵まれている国に流れているという。

　また，ドイツの医師が週末を利用して英国にアルバイトに行く，という状況だという。英国における報告書で記載したように，英国の医師は夜間や週末の勤務を嫌う。その穴埋めをドイツの医師がしているということになる。なお，少なくともいままでの英国は医師への支払いがよかったが，今後は不明で，その場合に英国の医療の週末，夜間を誰が支えるのであろうか。コスト優先で考えると，英国のNPか東欧等の医師，ということになるのかもしれない。

　ドイツでは，1924年に専門医制度が発足し，専門医と家庭医が確立し，医師免許を取得すると家庭医として開業できるようになっていたが，70年代に家庭医としての研修を義務づけ，それを済ませないと保険医として認めないようになった。現在は，専門医の資格を有する専門開業医と，専門医資格を有しない家庭医とがある。

　この2つの役割をどう考えるかという点が，ドイツにおいても大きな問題である。やはり家庭医というかかりつけ医機能を持った医師を増やした方がいいであろうというのは，高齢化社会においては，あるいはゲートキーパー機能に

医療費削減機能を期待する流れからいえば，当然である。

　ドイツでは後述する家庭医協会に入っている家庭医とそうでない家庭医と専門医がいるので，話がきわめてややこしくなっている。内科医や小児科医は診療報酬上の評価が低く（逆に高いのは放射線科医，あるいは検査医であるという。検査医というのは日本ではなじみがないが，検査の結果を評価し確認しオーソライズする医師のようである），家庭医になると診療報酬が増えるのもまた事実である。

5　ドイツにおける変動と医師会

病院の苦悩

　一方，病院も苦悩しているようだ。基本は人員不足，収入不足にあるという。ドイツには病院は約2100あり，患者による病院選択の自由がある。

　上述したように開業医で保険医の場合には，保険医協会との契約でストライキのような労働者としての権利は認められていない。しかし病院の場合は異なる。医師も労働者であるという位置づけのドイツでは，条件が悪ければストライキになる。実際，ドイツの病院では頻回にストライキが行われている。なおこれは若い医師に多いようで，ドイツにおいては教授は自由診療が認められており（正確には教授ではなくてもいいが，有名教授に依頼が多いという意味である），収入もかなり多いようである。

　ドイツの病院は，投資は診療報酬とは別に認められている。しかし問題は，この投資の金額がどんどん削減されていることだ。これは税金からの拠出，かつ州からの拠出になるので，税収や分配が減り財政が厳しくなった州は，この費用を削る。この文脈において，病院の株式会社化が起こるのである。病院選択の自由があるドイツでは，汚く古い病院は人気がなくなるのであろう。1995年の時点では，公立病院は863で民間373であったが，2007年では公立587，民間526となった。

　診療報酬については上述したが，2010年にすべての病院がDRGでの支払いになる。そのために平均在院日数が減少し，病院の空床が増している。

　そんな中で，思い切った表現をすれば，ドイツは入院と外来がまったく別のシステムだったのだが，病院がより多くの外来を受けようとしている。2010年

では病院の年間外来患者は2000万人となっている。その受け皿は医療供給ケアセンターと呼んでいる。原則的にこの供給センターは外来医療に属するが、病院が経営することができ、それにより2つのセクターを越えたサービスになっている。患者にとっても、同じ場所でサービスを受けることができるので安心感がある。ただし、病院が介護とかリハビリまで広げることはないとのことであった。

開業医と病院の計画配置と民営化

　ドイツにおいては病院の役目は一般的にいって病気を治すことであり、他の分野と分けるとリハビリと介護は病院ではなく別の機関によって行われる。要するに病院が担当しているのは純粋に医療の部分である。病院の数は2086、ベッド数は50万6000床、110万人が医療従事者、病院勤務医師14万人、看護は40万人、年間に扱う患者数は入院1760万人、外来は2000万人（2009年のデータ）である。110万人には調理師や掃除、事務職員等も含まれている。

　病院が1年で得る収入は約650億ユーロで、医療関係のセクターで最も費用がかかるセクターである。ドイツの病院には3つ＋1の財源があるといわれる。公的医療保険から650億ユーロ、民間医療保険から100億ユーロ、1日の患者自己負担10ユーロである。プラス1は州からの設備投資費用である。この650億ユーロは治療費用に対するもので、別に設備投資に対するものがある。

　ここを詳しく見てみよう。まずドイツにおいては法律によって州が国民の医療供給に責任を負うことになっている。州はその特定の地域ごとの病院計画を作成する必要がある。どのような診療科がどれくらい病床を持つべきか、というものである。その計画に乗っている病院は投資費用の補助を州からもらえる権利がある。病院計画に乗っていて認可されていれば株式会社であろうが、設備費用を請求する権利がある。そのパーセントは政治的判断に任されている。なお、2008年は病院の設備投資に対して28億ユーロで、年々減ってきている。

　これを背景にして、民間チェーンが買収・合併を行うという風景もある。大学医学部と病院が買収された例もある。ドイツでは上述した州の医療計画が徹底しており、地域の需要に応じて診療科、ベッド数、大型医療機器、機能の異なる病院が配置されている。しかし、機能が充実していれば株式会社でもかま

わないという考え方がドイツでは結構強いようで，実際30％の病院が株式会社になっている。

家庭医協会

そんな中で家庭医協会の動きが注目されている，というか波紋を呼んでいる。ドイツ家庭医協会は，日本における家庭医の学会とは大きく異なる。2003年9月に成立した「医療保険近代化法」により，2004年1月から外来診察料について，四半期ごとに10ユーロが徴収されることとなった。また，入院費や薬剤費についても自己負担の引上げが行われている。また，各疾病金庫と個別の医師との直接契約の締結が可能となった。すなわち，保険医協会を通すことなく，疾病金庫と直接契約するとのことである。特にその州で50％以上の家庭医を代表する団体があれば交渉でき，難航した場合には調停が行われるとなっており，保険医協会も何もいえない。

日本との比較でいえば，国保中央会や支払基金を通さずに契約するという形態である。循環器等の専門医にもこの形態が出てきているということであった。

家庭医が重視される背景には，家庭医の必要性が増加している点がある。その理由は慢性疾患および複合的に疾病を持っている人の増加である。そして，そのような人が保険契約者の20％であるにもかかわらず，80％の医療保険金を使っているのだという。

家庭医協会によれば，診療報酬の決め方が非常に複雑なこと，結果的に医師への支払いがよくわからなかったり，収入の決定の時期が遅れることに不満を持っていた。そこで，支払いを簡潔にし，明確にすることで医師の信頼を勝ち得，家庭医協会の加盟医を増加させることを目標にしている。

ドイツの家庭医は，過渡期の制度であるのでいろいろななり方があるが，徐々に固まってきている。過渡期の制度としては，専門医が家庭医になることができたが，現在では内科医あるいは一般医，小児科医が家庭医になっている場合が多い。さらに教育も充実してきており，現在の家庭医は一般医療の専門医教育を5年間，すなわち3年間病院で研修し，かつ2年間診療所研修をする。そのすべてを経た人が家庭医になれる。3年間は一般医（病院2年間は内科，病院1年間は他科），内科医は3年間内科の教育を受ける。内科医はその後も2年

間を内科教育を受けるが，一般医はその後2年間さまざまな診療を行っているある程度の規模の家庭医の診療所での教育を受ける。

ただ，家庭医を導入する目的あるいはその目的の達成可能性は微妙である。すでに少し述べたが，もちろん患者，特に慢性疾患患者のメリットを考慮しての制度であるが，医療費抑制効果も期待してのことであるのはいうまでもない。重複受診や重複検査を避ける狙いである。患者にとっては1回当たりの診察時間が短くなる，しっかりした教育，さらには継続教育を受けた医師に診察してもらえるというメリットはある。

要するに，保険医協会は独占権を持っており，集団契約を行っている。それと並行して選択的な契約がでてきた。すなわち，共同契約対競争，選択的な契約という対立軸が起きているということだ。

医師にとっても，非常に安い報酬で働くより，家庭医として少ない患者をある程度の時間を割いて診察できる家庭医のシステムに魅力を感じている医師も少なくないようだ。

ドイツ医師会

ある意味では，家庭医協会が会長の弁を引用すれば「革命」を起こしつつあるのに対し，ドイツ医師会の動きはどうであろうか。ドイツ医師会は医師全員参加の組織であり，加盟していなければ医業ができない，日本でいう弁護士会のような組織である。そして，医師会は行政的行為を行い，違反者には制裁を科している。もちろん，医師を辞めた人（日本ではこの判断は難しいが，ドイツでは医療知識に無関係な仕事の人，たとえば民間企業の社員になったような医師）については，医師会員でなくてもいいとしている。

医師会といっても連邦と州があり，連邦医師会は，州医師会から代議員を出して構成される組織で，州医師会の作業共同体としての性格を有し，「医師職業規則」「卒後研修規則」「救急業務規則」等の重要な規則の範型（雛形）の作成や改定，各種の指針類の作成をする。

各医師がメンバーでないといけないのは州の医師会である。州医師会のメンバーでない限りは医師として活動することができない。ただし，職業を行うことに対する許可はそれぞれの州の保健当局が担当している。罪を犯した場合等

は州の当局，つまり州が権利を剥奪することになる。

さて，医師不足という開始の偏在に対する対策であるが，職業としての医師を魅力的に形成していくことが対策だということである。以下，ドイツ医師会，ヒアリング内容のテープおこしである。

「実際に現在医学部で勉強をしている人たちは十分にいるし，単純に数を増やせばいいという問題ではないだろう。3つ対策を述べる。1つ目は元々医師なりたい人は患者を扱いたいからなりたいが，最近は官僚主義が多くなっていて，書類処理が多くなっていて本来そのために医学を学んだ訳でもなく，やりたいことができず，仕事をしていても楽しくない。2つ目は労働時間の問題が大きく，昔の人は48時間ぶっ通しで働いたし，そうしたい人たちも多かったが，現在はそうではなくなってきている。医師も自由な時間が欲しいと思っている。労働時間をきちんとルール化していくことが必要だろう。3つ目は報酬。医師という責任の重たい仕事に相応しく，受けてきた高い教育に相応しい報酬が必要だろう。」

という。なお，日本医師会に比して政治的な活動が少ないといわれるドイツ医師会であるが，組織内候補を立てるとかは行わず，政治的に中立とのことである。ただし，政府の意見に対しては賛成・反対の会見を行い，プレス等で発表していくとのことであった。

患　者

ドイツの患者は，通常は，ハウスアルツト（Hausarzt）と呼ばれるかかりつけ医を受診することになる。そして家庭医が必要に応じて専門医，病院，大学病院を紹介する。家庭医では通常，心電図やエコーまでの施設で，レントゲンや胃カメラ等の装置を備えているところは少ない。また，家庭医がレントゲンや胃カメラを行った場合には保険で償還されないので，日本でいう混合診療になるので割高になる。しかし，便利なので家庭医でレントゲンや胃カメラを行う例も多いという。

紹介状がないと費用が高くなる。一方，病院，クランケンハウス（Krankenhaus）は主に入院患者の治療を目的としているので，退院すると元の家庭医で経過を診ることになる。

ただし，病院の経営悪化に伴い病院も外来に力を入れ始めている。

ドイツでは患者の自己負担が非常に少ない。たとえば外来の診察料では，四半期（1～3月が最初の四半期）ごとの診察料10ユーロである，さらに家庭医の紹介を通して他の専門医にかかる場合，それが同じ四半期の間であれば再度支払う必要はない。

入院も同じで，入院追加費用1日10ユーロである。ただし1年に28日限度であるし，薬剤購入費も薬剤費の10％負担である。ただし，最低5ユーロ最高10ユーロまでかつ薬剤費以下，と定められている。また，ドイツは代替医療が活用されている国で，通常医療の代わり，もしくは，通常医療と合わせて用いられたりするため「補完医療」とも呼ばれ，マッサージや温泉浴でも治療の一部と認められた場合は，費用の10％および処方1回につき10ユーロである。

夜間や休みの日は，診療所は日本の休日診療センターのような場所か病院救急での診察になる。救急車は費用がかかるので家族の車やタクシーで来院することが多いようである。

ドイツでは，医師の処方箋を持って薬局（Apotheke）に行く。診療報酬も含め考え方が箱単位なので，日本のように服用時刻や食前・食後，何日分等親切な記載のある袋ではなく，何十錠も入った箱で処方される。

フランスほど長期間ではないようだが，開業医も1～2週間単位の休暇を取得するので，その間は連携をとっているほかの医師の診察を受けることになる。

6　ドイツの病院

デュッセルドルフ

日本人が多いデュッセルドルフの例を出そう。デュッセルドルフはドイツ北西部にあるノルトライン・ヴェストファーレン州の州都であり，2007年の人口は58万人である。経済的に豊かな州として知られ，医師会もドイツとしては例外になるのであるが，この州には2つある。第二次世界大戦では80％以上が破壊されるという戦禍を被った都市でもある。

この街はライン河畔にあり，経済と工業を中心とした大商業都市で，日本の企業も多数進出し，商工業のみでなく，演劇・美術等芸術にも質の高いものを提供する文化都市といった側面も持ち，日本人にとっても馴染みの深い町であり，盛大な日本人祭りもあるという。

ハインリッヒ・ハイネ大学（デュッセルドルフ大学）病院

理念として研究と教育の自由を掲げ，大学の教師が研究業績で選ばれるのはドイツから始まったというように，自由な研究中心に組織されていたドイツの大学でも変化が起きている。

ドイツ語に「アカデミカー」という言葉がある。大学を出て然るべき資格を取り，その資格に相応しい官職・職業に就いている人といった意味である。具体的には国家官吏や法律家（裁判官・弁護士等），大学教授や医師，聖職者，それに文筆家等の知的専門家だが，これらは文筆家を例外として，みな大学で学んだ上で何らかの国家試験を受け，その資格を得る必要のある職業である。その社会的重みの背後には「国家」の威光がちらついている。

ハインリヒ・ハイネ大学はデュッセルドルフ大学とも呼ばれ，公立でこのエリア唯一の総合大学である。総合大学としてドイツにおける学問の中心であり，リーダーの役割を果たしてきている。ここで学ぶ学生数は1万7000人（2011年現在）を越え，その1割以上が外国人留学生である。ハインリヒ・ハイネ大学は，1989年より積極的に海外交流を推進し，海外の多くの大学と提携してきている。

医学部としては，教育と生徒の訓練に重点を置き，優れた教育を通じて若い人たちの個人的な開発に貢献する。なお，内科を意味するMNRとは，M (Medicine)，「神経」のN (Neuronlogy)，「レントゲン」のR (Roentgen) である。

大学病院では，ER (Emergency Room：救命救急室) においてすぐ診てくれるので，必要がない患者も来てしまうという問題がある。救急には平日は3交代，週末は2交代で2名の医師がはりつき，1回10ユーロなので1日に100人の救急患者が来ることもあるという。日本と同様に，医師不足が問題であるという声が，現場の医師から聞かれた。

デュッセルドルフには7つの総合病院があり，原則的に小規模の民間病院に

は救急車は行かないが，1次救急はどの病院でも行えるような体制になっているという。この大学病院では1日に10回くらいの救急車の出動があるとのことである。救急車には原則として医師は同乗せず，挿管，心臓マッサージ，アドレナリン等の静脈注射は救急隊員が行う。

ベルリン

　ドイツの北東部に位置する都市で，ドイツ連邦共和国の首都である。ドイツ最大の都市であり政治の中心地ではあるが，地方分権の歴史が長いドイツでは，金融と交通の中心地はフランクフルト，産業の中心はルール地方，ミュンヘン，シュトゥットガルト，ケルンとされ，また，まだボンに政治拠点が置かれている場合もある。しかしそうはいっても，人口が370万人，都市圏での人口500万人と大きい。

　また，歴史的にも1871年にプロイセン国王が皇帝となってドイツ帝国が成立し，ベルリンはその首都となった。ビスマルクの外交手腕とオーストリア・ハンガリー帝国の凋落とによって，ベルリンはヨーロッパにおける国際政治の中軸となったし，1880年代には日本の文豪森鷗外が医師として留学したことでも知られている。

　その後，ベルリンは第二次世界大戦でナチス・ドイツの最後の戦場となり，ベルリン市街戦で破壊された。いまだに，このときを忘れまいということなのか，銃弾の跡が残っている古い建物も多い。ベルリンの周辺地域はソ連の占領地域となったが，ベルリンはアメリカ・イギリス・フランス・ソ連によって周辺地域とは別に分割占領され，西側3カ国占領地域はソ連占領地域の中に位置する飛地の西ベルリンとなった。なお，1948年にはソ連が西ベルリン封鎖を行ったが，西側は空輸作戦でこれに対抗した。

　社会主義化はもちろん平坦な道ではなかった。それを嫌う人が西に流れたのである。東西ドイツの国境が封鎖された後も，東西ベルリンの間だけは往来が自由であったため，ベルリン経由で東ドイツから西ドイツへ脱出する人が続出した。労働人口の流出を恐れた東ドイツ政府は，1961年8月13日に東西ベルリンの境界線を封鎖し，後には西側占領地区と東ドイツとの境界線上にベルリンの壁を建設した。この時代のベルリンは，東西冷戦の最前線であった。

1989年11月9日，東ドイツ政府は東西ベルリンの境界線を解放し，ベルリンの壁は崩壊した。1990年10月3日には東西ドイツが統一し，1991年には東西統一ドイツの首都と定められた。以降，東西に分断されていた道路網や地下鉄も含む鉄道網といった，交通網の東西直結工事が行われ，インフラ整備や再開発が旧東ベルリン地区を中心に進行した。また，再度首都と定められて以降，ボンからの連邦政府諸機関の移転も漸次進められた。首都機能移転は2001年5月2日に完了し，現在では再度，名実ともにドイツの首都となっている。

さて，ベルリンの壁が撤去され市内中心部には広大な空き地が出現した。その1つであるポツダム広場は再開発され，日本のソニーの名前も冠した巨大なビジネス・商業エリアになっている。逆に，ベルリン東西分断まで最も賑わっていたウンター・デン・リンデン通りの代わりを担わされたわれわれが宿泊したあたりのクーダム通りは，ベルリン統合・再開発後，東京でいうところの銀座のようなポジションに落ち着いている。

シャリテー病院

シャリテー病院グループは3つのグループからなり，総計4000床になる病院グループである。中でもミッテと呼ばれる総合病院はもともとフンボルト大学の付属であった。現在は独立しているが大学医学部と密接な関係を持っている。

フンボルト大学は，ヴィルヘルム・フォン・フンボルトによってフリードリヒ・ヴィルヘルム大学として創立されたベルリンで最も古い大学である。なお，フンボルトの弟であるアレクサンダー・フォン・フンボルトは近代地理学の祖として有名である。

第二次世界大戦後のベルリン分割時代は東ベルリン側に位置したのでフンボルト大学と改称されたが，いわゆるベルリン大学である。医学の分野では，高等動物の生殖器のミュラー管を発見したヨハネス・ペーター・ミュラー，眼科医のアルブレヒト・フォン・グレーフェ，病理でも知られるルドルフ・ウィルヒョー，そして細菌学のロバート・コッホを輩出したことでも知られる。

さて，ベルリン分割に伴いフンボルト大学は東ベルリンに位置することとなり，フンボルト大学の学生およびそれに同調する教授・研究者が，マックス・プランク研究所等の協力を得て，西側占領地域のダーレム地区に新たな大学，

ベルリン自由大学を作った。

関連病院にはウイルヒョウ病院（900床），ベンジャミン・フランクリン病院（1969年に米国が創立）がある。後者は，ベルリン自由大学の医学部の関連施設になっている。

シャリテ病院から転院を受け入れる，シャリテ関連の療養の病院も必要に応じて増えてきている。ここにはケア付きの集合住宅も併設されており，病院としては132床で，亡くなるまで個室での入院が可能である。平均在院日数は21日で，医師は内科のみで，あとは大学との連携での派遣医師であった。

ウエストエンド病院——ドイツ赤十字グループ（DRK）

また，もともと大学病院であったが民営化されドイツ赤十字グループの病院となったのが，ウエストエンド病院である。ベルリンではDRKは4つの病院を経営している。ジョイントコミッションインターナショナルや，米国のマルコムボルドリッジ賞に端を発するEFQM（European Foundation for Quality Management）の認証も受けており，経営改善や質の向上にど領している様子がうかがわれた。

ドイツ医療の転換期

ドイツでも日本と同様に平均所得の減少，人口の少子高齢化，さらには高い失業率による保険料収入の減少に悩んでいる。

方向性としては，統一保険料の引き上げ，追加保険料，給付の縮小，効率の上昇といったことが考えられよう。

最後にマックス・プランク国際社会保障法研究所マイデル教授によれば，厳しい財政状態を踏まえ，支配的な考え方が3つあるという。1つの考えは人頭定額制。これはスイスのようなモデルで現在のCDUとFDPが推している考え方。2つ目が日本型で市民保険という考え方で，これは皆保険のようなものでSPDの考え方。ここにおいてはすべての市民が保険の制度に組み込まれるので結局民間保険を撤廃することになる。すべての収入が保険料の査定の基礎になるという考え方。3つ目の考え方はフランス型で税金によって賄う保険制度。医療基金が作られたが，これは連邦保健庁という国の役所に属している。

こうなると自然に税金が注入されていくということになる。今までの保健大臣は恐らくこれを想定していたと思われる。この3つの方向にのどこにいくのか興味深い。

効率化の1つの在り方として米国等ではITの活用が議論されている。ドイツでもE-ヘルスということで，診療所や病院，歯科医師，薬局をITでつなぐ構想がある。そのために2007年から国内7地域で7万人規模の実証実験を試みているというが，予算の問題もありいったん中止になっているようだ。

参考文献

あいおい基礎研究所社内資料『欧州における医療保険事情』
医療経済研究機構『ドイツ医療関連データ集　2009年版』2008年。
国民健康保険中央会『ドイツ医療保険制度調査（最終版）報告書』2009年。
古瀬徹・塩野谷祐一『先進諸国の社会保障4　ドイツ』東京大学出版会，1999年。
坂井榮八郎『ドイツ史10講』岩波書店，2003年。
損保ジャパン総研クォータリー『ドイツ民間医療保険市場の動向──公的医療保険との関連と民間医療保険業界の展開』2008年8月29日。
橘木俊詔『安心の社会保障改革──福祉思想史と経済学で考える』東洋経済新報社，2010年。
土田武史・府川哲夫・田中耕太郎『社会保障改革──日本とドイツの挑戦』ミネルヴァ書房，2008年。
松本勝明『ドイツ社会保障論1──医療保険』信山社出版，2003年。
南和友『こんな医療でいいですか？──ドイツから日本へ　30年ぶりの復帰からみえてきた日本の医療とは』はる書房，2009年。
ミシェル・アルベール著／久水宏監修・小池はるひ訳『資本主義対資本主義』竹内書店新社，2008年。
ベルント・バロン・フォン・マイデル著／本沢巳代子訳『ドイツ法に対するヨーロッパ法および国際法の影響』(http://www.jassl.jp/taikai/46/profmaydell2.pdf)。
吉田恵子「社会保障ウオッチ」『日本経済新聞』2010年1月23日。
岡島道夫（東京医科歯科大学名誉教授）提供のPPT。
岡島道夫(http://www.hi-ho.ne.jp/okajimamic/d119.htm#k11)

第7章
フランスの医療と医療政策

1 フランスの状況と医療の特徴

フランスという国

　フランスはGDPではアメリカ，日本，ドイツ，イギリスに続く世界第5位の経済大国で，人口は6042万4213人（2004年），GDPは2005年で2兆2162億ドルである。そして，第二次世界大戦の戦勝国で，EUの中心になる国である。また観光客入国数では世界一，農産物輸出額では世界第2位を占める。意外かもしれないが，農業は生産額世界第6位と依然としてフランスにおける重要な産業であり，EU諸国中最大の規模を誇っている。

　現在のフランスは，直接選挙で選ばれる大統領に首相の任免権や議会の解散権等強力な権限が与えられ，立法府である議会より行政権の方が強い体制が敷かれている。このため，先進国の中でも日本等と並んで官僚機構が強いといわれることが多い。

　フランス本土は，22の地域圏（レジオン）に区分され，その下に96の県（デパルトマン）があり（各レジオンが2～8のデパルトマンに区分されている），地方分権の試みもなされているが，しかしながら，たとえばドイツと比べれば中央集権の色彩が強い国である。

　なお，2008年現在，先進国で出生率が2人を超えている国は他にアメリカ合衆国とニュージーランドぐらいであり，フランスはヨーロッパ一の多産国となったといわれる。この理由に，フランスは早くから少子化対策に取組み，GDPのおよそ2.8％にも相当する巨費を投じ国を挙げて出産・育児を支援する制度をさまざまに取り入れてきたという点がいわれる。代表的なものとしては世帯員（特に子ども）が多い家庭ほど住民税や所得税などが低くなる「N分N

乗税制」や，公共交通機関の世帯単位での割引制度，20歳までの育児手当などがある。この結果，1995年に1.65人まで低下したフランスの出生率は2000年1.89人に，2006年には2.01人にまで回復した。ただし，これには移民数の増加（移民は出産率が高い），海外植民地（仏領ギアナ，タヒチ，ニューカレドニア等）の数字も統計に入っていることに注意を要する。

フランスと日本医療の類似点

　フランスは，国民皆保険制度を持ち，医師の自由開業制，多くの保険者がありさほど保険者が強くない。最近では後述のように少し変わったが，フリーアクセスの仕組みを持つ日本にきわめて近い医療制度を持つ国である。フランスの対GDP比当たりの医療費は，2007年のOECDヘルスデータでは11.1％（2005年）である。なお日本は2004年のデータしかないが8％である。

　さて，医療のレベルについては，表序－4に示すパリエのデータでは，もちろんフランスも極端に悪いわけではないが，日本の良さ，スウェーデンの良さが強調された。パリエは，OECDは国ごとの潜在寿命からみた（予防策の不在が原因と思われる）失われた年数を発表している。それによると，2004年では，日本は2757年，スウェーデンは2825年，スペインは3303年，カナダは3487年，イギリスは3549年，フランスは3840年（2003年の数値），米国は5066年（2002年の数値）となっている。

　フランスは通貨も含めて，EUに加盟しており，欧州通貨統合参加国は，「成長と安定に関する合意」（1997年6月，アムステルダム欧州理事会）にもとづき，通貨統合参加基準（一般政府財政赤字対GDP比3％以内，社会保障を含む公的債務がGDPの60％を超えないこと）の達成状況をサーベイランスする手続きとして，向こう3カ年の一般政府全体の財政を対象とした複数年財政計画を欧州委員会に毎年提出する義務がある。この計画は，歳出伸率の目標等，当面の財政運営方針を示している。

　そのために，国債の増発といった手段が認められていない。これが，フランスにおいての大きな課題である。

医療に対する考え方

　戦後ヨーロッパの伝統的な考え方に照らせば，病院は公共の領域に属することになる。この点に関しては，日本も同じである。だから，たとえば国立写真館も県立写真館も存在しないし，写真家免許証のような国家資格も存在しないのだ。

　だが，病院は違う。医療機関の運営を自由主義に委ねるのか，そこに平等主義を適用するのかは政策的な大きな問題である。自由主義の側に立てば，各患者は自分のニーズに応じた治療を自由に選ぶ権利を持っており，腕の立つ医師はその実力によって金を儲ける自由を持っているということになる。

　そして，病院間のサービス競争が医療水準を向上させ，その価格競争が医療費の高騰を抑えるという理屈になるのである。官による規制や管理は，自由な競争や発展を阻害し，結果として社会全体の足を引っ張るというのが，自由主義の考え方なのだ。たとえ貧富の格差が拡大したとしても，財やサービスの総量が増え，勝ち組が社会全体を牽引すれば，それによって結果的に全員が向上するのだという論理である。

　しかし，医療を自由主義に委ねると，金持ち相手の病院だけが高度の最新医療を提供するようになり，庶民は安手の治療しか受けられなくなるという危険が発生する。平等主義の側は，この不平等性を問題視する。これが今までの日本の立場である。

　だから，医師の質を国家資格で管理し，医療費を公的に定め，全国民に健康保険への加入を強制するという主張が展開されることになる。なお，学歴主義あるいは成績主義の強いフランスでは，医学部に入ったからといって安穏としていられない。卒業できる割合は２割くらいだという。また，その後の進路も学生の時の成績で大きく左右される。インターンになるときの試験の結果で，診療科目選択，インターンを行う場所が大きく左右されるのである。

　なお，一番「おいしい」診療科は放射線科であるようだ。後に触れるが，かかりつけ医は，医学生にはさほど人気がなく，専門医志向が強いのも日本と類似しているかもしれない。

　フランスの医療保険制度は，日本と同じ公的な皆保険制度をとっている。すなわち，ドイツと同じ社会保険による医療保障制度である。介護に関しては介

護保険はないが,税で予算化されていて,介護金庫から支払われる。フランスの医療保険の特徴の1つは,共済保険の発達である。すなわち,ヨーロッパの諸国にしては高い自己負担率を補うために,自己負担の部分に対する共済保険制度が発達しているのである。したがって,保険診療を中心で行う場合には,国民はほとんど自己負担なく医療を受けることができる。

なお,フランスでは公的医療機関をホピタル(病院)と呼び,私的医療機関をクリニックと呼んで区別している。公的病院が「病院」で,私的な病院は「クリニック」になる。診療所という概念はなく,開業医になる。しかし,日本人にはなじみがないと思われ,本章では誤解を防ぐために,病院で統一する。

フランスの保険制度の概要

ここからはフランス医療の現状を見てみたい。フランスの医療保険制度は,日本と同じ公的な皆保険制度をとっていて,古くから発達した職域単位の共済組合制度を基盤としていた。それが第二次大戦後に新しい社会保障制度として社会保険方式の医療保険制度となった。ただ,こうした経緯から,日本同様に職業によりさまざまな給付が並列する複雑な体系となっている。さらに,国レベル,地方レベル,県レベルという行政レベルごとに独立に疾病金庫ができており,各々で役割分担がなされている。

制度としては,加入者数が国民の約85%のCNAMTS(全国被用者疾病保険金庫)が運営する民間商工業の被用者を対象とする一般制度(この中に職業別の多くの保険者がいる),公務員や国鉄・公社職員を対象とする特別制度,自営業者を対象とする制度,農業従事者用の農業一般制度の4つの保険制度(基金)から成る。4つ目の農業対象の制度は,農業国のフランスらしいところであるが,保護も大きいようである。特別制度は加入者数が少なく,比較のときにはあまり重視されないようだ。

また,2000年の普遍的医療給付法(CMU)により,無職者,低所得者等を一般制度に税負担にて受入れを行い,国民皆保険を実現したという歴史がある。

さらに,フランスの医療保険の特徴の1つは,互助の制度である共済保険の発達である。すなわち,3割というヨーロッパの諸国にしては相対的に高い自己負担率を補うために,自己負担の部分に対する共済保険制度が発達している。

この部分は純粋な民間保険でもかまわない。この共済制度は労働協約によって決められるので、制度間や職域での差が見られる。

　しかしいずれにせよ、保険診療を中心で行う場合には、国民はほとんど自己負担なく医療を受けることができる。ここを問題視して、2005年からは、通院時1ユーロ（年間50ユーロが上限）、かかりつけ医を経由しなかった場合の追加料金には保険の適応は許されていない。

　ただ、この制度は、金額が安いので、財源にはなるが医療費抑制の効果があるのかは不明であり、むしろ、保険制度の精神に反しうるといった批判が多い制度のようである。

患者からの選択の自由

　「患者からの選択の自由を守る」という言葉がフランスではよく聞かれる。哲学的な話に入る前に、半分は余談であるが、フランスにそもそも選択の自由といったサービス精神があふれるものがあるのであろうか、ということを考えてみたい。

　さて、自由とは何か。イギリスの政治思想家のバーリンによれば、自由には積極的自由と消極的自由があるという。自由の本質をめぐっては、①ある行為が干渉されていることなく放任されていることで、その場合の放任の範囲はどこまでなのか、あるいは、②干渉する場合の根拠は何か、あるいは干渉するのは誰か、という問いを立てることができるという。

　①については、行為に干渉する主体そのものを抑制、排除するということで自由を確保するという考え方、すなわち消極的自由が生まれるし、②の考え方からは、自分自身が行為の主体となることで自由を獲得する。すなわち、自分の行為を自分で決定することで自由を獲得するということになろう。これを積極的自由という。詳細は省略するが、この積極的自由の概念は、合理主義ですべてを決定できるといった思想につながり危険だとされる。一方、消極的自由は1つの価値のみで、人生の目的を満たすことはできないとする価値多元論にもとづくとされる。

　これは、バーリンの考え方にもとづくものであるが、ヨーロッパのように革命が起きてきた国においては、自由というものは国家からの自由であったり、

帝政からの自由であったりといった歴史的なもので、フランス国民の心の中にしみ込んでいるものと考えてもいいであろう。

詳しくは後述するが、この点において、開業医の労働組合であるフランス医師組合は、絶対に守るべきものとして、国民皆保険を前提にした「自由開業制」「患者の医療機関選択の自由」「出来高払い」の3つを挙げている。実際、フランスでは北欧や英国で問題になるような、ウエイティングリストはなく、むしろ重複受診が問題になるようである。ここからしばらくは、この3つの原則に即して考えてみよう。

このフランス医師組合は、開業医のロビー団体であり、日本医師会の政治連盟の部分と考えるとわかりやすい。いずれにせよ、開業医の団体なので、勤務医とは意見が異なる点もあることに注意をいただきたい。

患者における選択の自由への侵害は、具体的にはかかりつけ医制度になる。2004年に導入されたかかりつけ医制度は、医師組合にも大きなインパクトがあったようだ。かかりつけ医制度とは、GP（かかりつけ医）を制度化したもので、患者がGPを1名決める仕組みである。これは、必ずしもGPを選択しなくても病院等の専門医、開業している専門医を登録してもいいのであるが、それでも1カ所ですべて診察ができるということで、GPを登録する例が増えているようだ。逆に、皮膚科診療、精神科診療をGPで行ってもらう患者が増えており、特に皮膚科はこの制度の導入で、患者数がかなり減ったとされる。この制度は、必ずしも医療費抑制のために導入されたわけではないということで、患者の減った皮膚科医には条件によって20％の損失補填が行われたという。

なお、パリエによれば、フランスの医療費が高いのは、患者の選択の自由の代金だという。前回の報告書では日本とフランスの医療費の比較では、休暇、労働時間の短さによるフランス医療の生産性の低さを考察したが、OECDの国同士の比較であれば、この自由の代金という考え方は有力であろう。イギリスのように選択の自由がない国では医療費は安い。逆に、パリエによれば、患者の移動を管理することにより、医療費の膨張の原因である医師間の競争を回避できるという。競争は、情報の非対称もあり、コスト高の要因になりうるという考えが前提のようである。さらには、病歴を把握しやすくなり、同一の患者をめぐる治療方針の調整が取りやすくなる。患者の病歴を把握することによ

り，特に開業医と病院とのあいだの垣根を取り払うことができるという。

　自由には，日本のように開業医を受診すれば，血液検査から放射線検査，場合によっては近くあるいは当該医院の薬局で薬まで入手できる点も挙げられる。フランスの場合には，ここまで患者の利便性はないが，パリエはこの点で日本の仕組みを高く評価されていた。

患者自己負担

　2004年以降，16歳以上のすべての国民は自由意志によるGPの登録義務を負った。これは必ずしもGPを選択しなくてもいいが，国民の8割がGPを選択している。前述した薬剤以外は，医療行為ごとに診療報酬に対する自己負担割合は異なる。たとえば外来の診察では約3割，検査はおおむね2割で，レンジは0〜4割等となっている。

　また，31種類の特定慢性疾患においては自己負担はない。

　かかりつけ医制を2004年より導入してからは，GPを通す場合には3割，GPを通さないと7割の自己負担になっており，追加でどちらの場合にも1ユーロの定額負担がある。繰り返しになるがこの定率の自己負担は，民間保険や共済でカバーされるが，定額負担のほうはこれらでの償還が許されていない。おおむね診察時間は1人当たり15分といったところである。

　同じように，入院自己負担費は2割で，このほか，別途入院1日につき16ユーロの定額負担あるが，さらに1日12ユーロが追加された。入院日数が連続30日を超える場合，1日16ユーロの定額負担を除き，自己負担は免除される。他にも，民間救急車の1回当たりの搬送が2ユーロ，検査等50セント，薬剤1箱50セント等が追加された。

　この，追加の定額自己負担は，受診抑制の意味と，少額であるが総額としてそこそこの医療費財源と考えられている。

2　医師と医療の提供

医師の自立と自律

　現在のフランスにおけるかかりつけ医制度は，北欧や英国のように，開業制

限にはつながっていない。現時点でフランスでは、通常のセクター1といわれる保険診療を行う医師においては新規の開業を妨げるものはない。

ただ、セクター2といわれる保険外診療も併用して行える医師、あるいはフランスでも開業が可能な訪問看護師による訪問看護ステーションは、パリ等の医療過密地帯での新規開業は禁じられている。しかしそれによって、いわば親方株のように、その権利の売り買いが可能になっている。余談だが、タクシーも参入制限があり、やはり廃業のときには親方株のように権利が売買できるのである。さらに余談だが、こういった権利が認められていないスウェーデンでは、ある医師がこの権利の獲得のために国会議員になったということもある（結局、法案不成立でこの医師は議員を辞職）。

閑話休題。現在のフランスの医師には開業の自由は認められているのである。医師組合の主張の3つ目の出来高払いについてはどうか。病院においては、必ずしも開業医中心の医師連盟である医師組合（CSMF：後述）の守備範囲ではないが、ヨーロッパでは予算制が多かった病院医療が、フランスではT2A（Tarification à lÁctivité）による出来高払いに変更された。

開業医においては、もともと心電図なども置いていない診療所ではあるが、ここでは、GPが1回23ユーロ、専門医が1回28ユーロの診察料である。しかし、フランスではドイツのように診察回数により診療報酬を下げられることもなく、何か処置を行った場合には、CCAMという支払い表によって出来高払いで支払いがなされるので、この出来高払いの原則を守っているという見解のようである。

医師の自律はどうであろうか。こちらは、全員加入のフランス医師会の役割になる。日本における医道審議会のような組織はフランスでは医師会にあり、医療の質の担保のために医師に対する懲戒を行っている。日本においても、医師の自律とかプロフェッショナルオートノミーが主張されるが、自律の最も重要な自浄作用がこの医師への懲戒であり、この点において日本はできていないといえよう。もちろん、日本医師会は全員加入の組織ではないが、医道審議会を厚生労働省の内部に置くのではなく、受託という形でも医師会のような組織に置いたほうがいいのではなかろうか。これは、たとえばフランスでは極端に高い初診料を請求したセクター2とかセクター3の医師への懲戒といったこと

も可能であるからで，儲けすぎと批判がある美容整形等の医療への一定の歯止めになろう。

いずれにせよ，フランスにおいてはグランゼコールの中のENPという行政専門職のエリートと対峙する形で医師という専門職がある。後述するが，医師になるにはかなり大変な関門をくぐっていかねばならない。その意味で，高度な専門職である医師の自立と自律のための戦いが，医師対官僚という構図で行われているという印象であった。

これは，政党が代わっても比較的同じ社会保障政策がとられることが多いのがフランスの特徴であり，ドイツのように，連立にせよ与党が変わることの影響が少ないせいもあると思われる。

フランスの医師

フランスでは，医師に対する出来高払いによる診療報酬と自由開業制を持つという意味で，日本の医療に似ている。しかし，フランスでは開業医は3種類ある。セクター1と呼ばれる保険医，セクター2といわれる混合診療を行える（正確には診療報酬の混合，すなわちセクター2の医師は，ドクター・フィーが通常料金より高い）医師，セクター3と呼ばれる自由診療のみを行う医師である。セクター3は，日本でいう美容整形外科である形成外科医や有名な精神科医等で，数も少なく（全国で8％未満），パリなどの都会にしかいないので，さほど重要ではないが，セクター2は混合診療を行いえる医師であるという点で特徴がある。セクター2の医師は原則として，病院等での専門医が開業する場合が多いという。セクター2もやはり都会に多い。

2008年のフランス公的医療保険による医療費の償還率は，医師の診察料の70％，看護師・リハビリ技師・矯正士による治療費の60％，また採血・画像診断等の臨床検査は60％，眼鏡レンズは65％，歯科治療に関しては一般的な治療が70％となっている。入院医療費用に関しては償還率は基本的には80％といわれているが，長期入院および疾患による自己負担免責措置が非常に多くなっている。

フランスでは，これらはすべてセクター1の保険協定医により診断，治療，処方され，協定医療機関を利用した場合の償還率で，混合診療を行うセクター2の可超過報酬協定医の場合，保険協定料金を超過した分は自己負担となる。

セクター3という非保険協定医の場合は、公的保険償還はほぼ皆無である。なお、上述したように、この自己負担の金額に関しては共済保険を中心に民間保険で償還されるものが多い。もちろん、共済保険も民間保険なので、たとえば個室料金をカバーしたりするような保険は料金が高い。

医師の権利

フランス人たちは、ストライキに対して概して寛大である。もちろん、理由に説得力を欠く場合やあまりにも長期化すれば、不満も出ようが、むしろ、ストライキを応援しているようにさえ思える。

国鉄や公営交通がストライキをすること自体は、ほとんど非難の対象にならない。ストライキが長期化した場合に噴出する不満にしても、ストライキをしている労働者に向けられる以上に、政府や経営側の不手際に向けられることの方が多いという。

しかも、フランスの場合、一番よくストライキをするのは、身分の安定した公務員である。雇用が保障された公務員がストライキをせずして、誰が勤労者の権利を守るのか、という理屈である。また、勤務医の休暇も長く、夏のバカンスでは長期休暇が5週間くらいある。

主に8月であるが、この1カ月間はフランスでは病気にならないほうがいい、という冗談がある。これは、この1カ月間およびその前1週間は、医師たちの多くがバカンスに行ってしまうため、診察を受けることができないというものだ。後述するかかりつけ医に関しても事情は同じである。交代でサポートするようにはするものの、かなりの医師が同じ時期にバカンスを取る、という現象は日本にはなじまないだろう。

フランスの医療制度改革

フランスでの医療制度改革の歴史を見てみよう。フランスの病院医療は1970年の病院改革法で地域ごとの新規病床や医療機器の規制が始められていたが、1980年代以前は、主に日本のような出来高払いであった。

しかし、出来高払い制度は変革を余儀なくされた。公的病院への予算制の導入である。フランスでは、病院は大きく3種類に区分される。公立病院（国立

は少なく，市立が多い），民間非営利病院（むかしは宗教法人立が多かったが，フランスでは宗教が医療に関与することを禁じているので，現在では宗教法人立はほとんどない），民間営利病院（株式会社立病院）である。なお，私的病院においてはホスピタル・フィーについては各施設と地方病院庁との個別契約によって決められる1日当たりの費用額（手術料金は出来高），ドクター・フィーについては医師組合と疾病金庫との間で決定される協約料金によって支払われるという出来高払いの仕組みになっていた。

ただ，設立母体にかかわらず，救急や教育といった公的な医療（日本でいう政策医療に相当する）を行う病院は，公的な医療機関と考えられる。

1990年代に，日本でいえばレセプトのようなものを提出するPMSI（Prgramme Medicalise Des Systemes d'Information）制度が導入された。まず提出する医療情報を標準化し，それをGHM（フランスではDRGといわないが）によって疾患をグループ化した。GHMは日本のDPCコードに比べれば，簡略で6桁になる。各病院では医療情報担当者を置くことで，その精度を担保し，1991年からは，GHMによって予算の分配を決めるようになった。コード化の手順は日本と同じで，ICD-10による主病名，副病名（1つでなくてもいい），行った行為等をインプットするとコードが出る仕組みである。もちろん，アップコーディングといった問題はほかの国と同様ありえるであろう。

また，1991年の病院改革法による地方医療計画の策定で，病院の統廃合等一層の規制が行われるようになり，1995年にはこれが強制力を持つことになった。特に，1996年に導入された全国医療支出目標（ONDAM）は，強力な医療費抑制策として注目された。

その後，「ブラジープラン」にもとづく2005年の改革では，保険給付範囲の見直し，自己負担の増加（外来診察時1ユーロの負担）等の，マクロ的抑制策がとられる一方，かかりつけ医制度の導入，分立していた保険者を糾合する全国医療保険連合の創設による保険者機能の強化等の，ミクロ的効率化策もとられている。

また，サルコジが大統領になってからは，新自由主義的な改革の波が起きている。すなわち，2008年の医療改革で，医師の過剰地域に行く場合に保険医を認めないとか，医療保険に対する免責制の導入（年間50ユーロ）を行ったので

ある。

　フランスは，医師数は人口10万人当たり，3.36人（OECD 平均：2.6，日本：2.0）と少なくないが，フランスにおいても医師の偏在が見られるために（すなわち，パリ等の大都市，南部のような気候のいいエリアへの医師の偏在）を解消するための政策であった。

　こういった急速な改革に対して，医師たちが反旗を翻した。研修医を中心に医師たちが1カ月間のストライキを行ったのである。このストライキは，医師の各種労組だけではなく，学術団体であるフランス医師会も賛成した。その結果，「医師が過剰地域に行く場合は保険医を認めない」という案は廃案になった。

3　フランスでのDRG

フランス版DRG──Ｔ２Ａとは

　ポイントは，それまでが総額予算制であったという点である。そのために，Ｔ２Ａは，公立病院では予算制から広い意味での出来高払いになったといえる。

　ここで出来高払いの要素を2つに分けて考えるとわかりやすい。すなわち，患者数が出来高払いなのか，行った診断行為や治療行為が出来高払いなのかという視点である。

　日本の出来高払い制度は，このどちらも出来高払いであるし，予算制はこのどちらも出来高ではない。診断群分類別による支払いは，日本のDPCによる支払い，米国のDRG（Diagnosis Related Groups）／PPS（Prospective Payment System），そしてこのフランスのＴ２Ａすべてが，患者数は出来高払いで，行った診断行為や治療行為が出来高払いというその中間の形態をとっていることに注意されたい。

　この点を見誤ると，医療や医療費に対する政策の軸をも見誤ることになる。

　すなわち，いままでの改革の方向性とはやや異なり，フランスでは医療費がＴ２Ａの導入によって増加することもやむなし，と考えているのである。

　実際，病院で経営者や医師にヒアリングをしてみると，Ｔ２Ａの導入によって医療費が増加すると答える人が多く，病院においても実際に増収になってい

るようであった。もちろん，無条件に医療費が増加するのは問題である。T2Aの導入により，地域内での医療の集約化が起き，収入が増えている病院と減っている病院，あるいは分野別で収入が増加している病院が増えているようで，医療費増加が意味もなく容認されているわけではないが，必要な医療はお金がかかっても行うという姿勢と，総額予算制による非効率を解消しようという方針は，日本への大きな示唆になるのではなかろうか。

T2Aの導入

　上述したように，1991年からは，DRG方式の分類であるGHMによって予算の分配を決めるようになった。しかし，実際に病院をヒアリングしてみると，予算化されていて，かつ予算を超えても明示的な罰則がないので，効率化のインセンティブがあまり働かず，後述するT2Aが，「文化大革命」的な変化だという。T2Aは英語では，Casemix-based Hospital Prospective Payment Systemsであり，日本でいう，DPCによる支払い方式，米国でいうDRG／PPSに当たる。述べてきたように，予算制でなくなったということで，ヨーロッパでは，T2Aのような仕組みは出来高払いとされる。なお，なぜT2Aと略すかは，後半にAが2回あるから2つのAという意味である。

　簡単に歴史を見てみよう。1991年の病院改革法によって全PSHPに導入が義務づけられた情報システムをPMSIというが，このデータをもとに，2004年からのT2A本格導入に当たって新しい分類GHS（Groupe Homogene des Sejours）が作成された。ただし，コードの桁数は6桁のままである。

　フランス保健省の調査では，T2A導入のために50病院でデータの調査をした結果，民間病院には上述したような，旧来の出来高払いの仕組みがとられていたが，逆に民間病院のほうが低料金であったことが判明した。

　2005年から急性期の入院報酬に関してはT2A，アメリカでいうDRGで行っている。T2A方式になったが，100％包括になったのではなく，包括の部分と総枠予算の部分の2つに分かれる。公的病院については2004年度の全予算の10％がGHS／PPSで支払われ，以後10年間かけて，公的な補助金を除いた100％の支払いがPPSによって行われることに変更されていく。

　導入に当たり，公私の格差が問題になった。T2Aは，民間も公的病院も分

けへだてなく,すなわち同額で支払うことが目標であるが,現実には公的病院と私立病院では支払額に差があるようだ。

また日本の調整係数と似た形で,前年度の収入はある程度担保されていたが,2008年度からは,この調整の仕組みは廃止された。

一方,2004年からＴ２Ａによる支払い方式が導入されたことで,病床規制の意味はなくなったとして,廃止された。

フランスのＴ２Ａとしては,行為の分類は独自で行われ,診断群の分類も独自であるが,米国のDRGの仕組みをかなり参考にしているといっていい。この点について,フランスの医療に最も日本でくわしいであろう,産業医科大学の松田晋哉は,フランスも日本以上に外国のやり方の導入がうまいと指摘する。

なお,日本でも同様であるが,高額医療品および高額医療材料の支払い,および救急の支払方法が課題となる。まず救急と精神医療は2011年5月の段階では,GHS／PPSの支払い方式になっていない。高額薬剤と高額医薬品については,GHSとは別に支払いを行うが,そのリストが作成されている。主たるものは抗がん剤や心臓外科手術に使用されるものであり,日本ほどその範囲は広くない。

また,Ｔ２Ａ方式であるために,あるGHSに対して想定される最少の入院日数と最大の入院日数が想定されており,その範囲内で,一定額の支払いになる。

しかし,在院日数の下限未満の入院については,本来の支払額を在院日数で除して,それに在院日数を掛けた額が支払額となる。また,在院日数の上限を超えた場合は,超過に対して設定された1日当たり支払額×超過日数が上乗せされることになる。しかし在院日数の上限を超えた場合の支払額は少なく,その日数を超えないように努力がなされる。

2011年現在で,ほとんどの病院でこのＴ２Ａ方式が導入されているが,従来からの診療報酬体系が民間病院と公立病院で異なっていたため,また,民間病院では医師が勤務医であることが少ない,といった理由から,民間病院と公立病院では支払われる基準が異なる可能性があるという話もある。また,精神科と亜急性期はＴ２Ａが導入される前の総額予算制のままであるが,近々

T2A方式が導入されそうである。

4 フランスの医療改革

フランスの医療制度改革

この点については，要点を記載するにとどめる。1996年のジュペ・プランでは，ONDAMといわれる国会の議決による病院医療費，開業医等の医療費の目標設定が導入された。これによって，事前に医療費が決定されることになった。

また，地方病院庁（ARH）による医療費の管理が行われるようになった。さらに，1980年代から1990年代にかけての改革にもかかわらず，1993年末には累積債務が1100億フラン（168億ユーロ）に達したので，医療を含む社会保険の債務は，社会債務償却金庫にまとめられ，社会保障債務償還税（CRDS）を原資に返済をすることとなった。

さらに，一般社会税（CGS）を医療保険の財源に利用するようになった。これが社会保険の租税代替化である。この変化には，社会保険の財源の問題があるといわれる。すなわち，CGSは資産や年金等に対しても課税が可能なために，社会保険に比べれば財源が確保しやすい。しかし，これは低所得者，高齢者等保険対象外の人へも負担を求めることであり，フランスにおける社会保険の意味の大きな変容であったといわれる。また，ドイツでも同様の傾向が見られるが，国際競争力の観点から雇用者に関する社会保険料を下げることも目的になっている。

なお，CSGは1991年に家族手当の財源として創設されたもので，徐々に税率を引き上げられている社会保障目的税である。1998年にも医療支出財源に充当するため税率を引き上げており，現在7.5％となっている。

なお，逆に，被用者が支払う保険料としての医療費はきわめて少なくなっている。現在では，医療保険料の比率は2009年では，被用者は0.75％，使用者は12.8％である。

ジュペ・プランはその後，
・医師の処方した薬剤について，薬剤師がジェネリック薬に変えることを可

能とする。

・地方病院庁の管轄を私的病院に拡大。

等が行われ，2000年に，普遍的疾病給付法（La Couverture Maladie Universelle：CMU）の実施，すなわち国民皆保険制度になった。

その次の大きな改革としては，2004年の改革が挙げられる。ここで，GP（かかりつけ医）が制度化され，1ユーロの自己負担，ビタルカード（原綴）の導入による患者情報の把握と，重複受診の防止，HAS（高等保険局）の創設，UNCAM（全国医療保険公庫連合）の創設が行われた。さらに後述するONDAM（全国医療支出目標）において，警告委員会が設置された。

もっとも最近では，2010年に，地方保健庁は病院を対象としていた，保健，障害者，高齢者，介護等も担当とする地方保健庁となった。

改革の動きとして，特色とされるのは，2004年の改革に典型的であるが，単に予算にキャップをかぶせるだけではなく，疾病金庫のガバナンスの徹底等の需要側の改革である点が挙げられる。

ONDAMの意味

話を戻すと，キャップである1996年に導入されたONDAMの制度は現在も持続している。また，ONDAMの制度は，GDPとは連動していない。また，目標値であって緩やかなものである。そして，病院における支払いで総枠予算は廃止されたので，ONDAMによる，支出目標管理が重要になる。しかしながら，近年，前述した提供体制あるいは需要側の改革のため，実績値が目標値に近くなっている。

ONDAMには全国目標と部門毎目標がある。

部門毎目標とは，

① 開業医
② 公的医療衛生施設
③ 社会医療施設
④ 民間医療施設
⑤ 治療

である。

また，2004年8月13日法（医療保険改革法4）により6月1日までに年度中の医療支出傾向を検討し，ONDAMの+0.75％以内に収まらない恐れがある場合，議会，医療保険金庫および政府に対し警告を発する警告委員会が設けられた。

特に，2008年は実績が，目標値そのものであった。理由としては，薬価や薬剤消費量とか量を規制しているお陰で自然増を抑えられている。なお，警告は2007年に出されたのみである。

保険の交渉と収載

医師でもあるドスト＝ブラジ保健・社会保障大臣が2004年に行ったいわゆるドスト＝ブラジ改革において，被用者全国疾病保険金庫（CNAMTS）の事務局長の権限を拡大した。つまり，CNAMTSの事務局長は，医療保険者をまとめあげて設立された全国医療保険公庫連合（UNCAM）の総長も兼任することになった。

連合会の中の最も大きな組織が，被用者全国疾病保険金庫（CNAMTS）である。2004年からUNCAMという保険者の連合会（全国医療保険公庫連合）が，保険行為の対象になる医療行為の一覧表の作成，開業医に対する診療報酬の決定の権限を得た。これは，一元化により保険者機能が強化されてきていると考えていい。

日本における中医協のような場はないものの，UNCAMに各医師組合の代表が一堂に会したり，個別に交渉するような交渉事というのは，どこでも同じような感じであろうと想像される。

なお，CNAMTSは保険料収入と支出に関しては大幅な赤字であるので，借金で補っており，その金額は年々増しているという。

診療報酬決定のプロセスは社会保障法典の中に決められている。何かの行為を保険収載するのかしないのかを決めるのにUNCAMがまずコストを見て，それからHASが医療的な評価を行う。医療に対する貢献度がどれほどあるのか，それがHASが出す勧告となる。

また，共済等のいわゆる医療保険の2階建て部分の保険者にも意見を聞く。HASからメディカルなレポートが来て，保険収載の方向が決まってから，次

のステップに進むのである。

　次に，行為の難しさで医療労組と保険者の間で議論をしてヒエラルキー，すなわち上位行為か下位行為かを決める。後述するが，難しさのスコアが決まるとそれが直接医療行為の点数になる。そして医師労組と保険者の間で難しさのレベルについての合意がされたら，今度は保険者から保険収載をこの程度のレベルで行うという内容を保健大臣と予算大臣に手紙を送り，彼らは手紙を受け取ってから45日間のうちに最終決定をする。すなわち，最終的に保険収載をするかどうかは両大臣の決裁が必要である。そのヒエラルキーの保険収載の申請を受け取った大臣が認可するとそれが保険収載され，官報で公布される。なお，社会保障出費は財務大臣ではなく，予算大臣が関わる。

　スコアについては，まず医療技術がどれほどのものかという相対評価をする。その時に，患者の年齢やその後のフォローをする必要性，その行為に必要な時間とストレス，テクニック，知識必要量を勘案する。他の科の専門医にも比較をして評価してもらう。

　どの専門家にも1つの参照になる基準となる行為がある。心臓であれば負荷心電図が基準となる。そのように各科に基準になる医療行為があるので，それと相対比較を行う。たとえば負荷心電図が100だとすると，今問題になっている行為がエコドップラーだとするとそれは137になる。

　しかし137でよいという一致がなかなか得られないことがあり，そのような場合が難しくなるが意見の平均値で決められたりする。全体としてミニマムが5であるが，5から3990のスコアに分かれる。歯茎が炎症をしたときに抗生物質を出すのが最も低い点数である5となっている。

　次にスコアをどうやって価格に反映させるかであるが，これには原価計算を行っている。このときに原価がどれくらいかかったか，ドクターがどれくらい労力をかけたか，ということも考慮するということである。入院費用だったらいろいろな人件費が必要だが，ドクターや秘書等といった人件費等が人件費の原価に加えられる。ドクターがどれくらいコストがかかったかというのは，税務申告のときの申請書を税務局からもらってきてそれを参照する。そのドクターにどれくらいのコストが必要なのかが，プロフェッショナルチャージとなる。たとえばGPは人件費も少ないし，そういったコストがかからない。一方，

より専門性が高い放射線科だったりすると，人件費等のコストがかかる。

　最後に，ドクターがどれくらい労力を使っているかを合計してそれに係数を掛ける。すなわち1点をいくらにするかということを決める。議会でオンダム（ONDAM）が決まり，それでオンダムの開業医部分の支出が決まると，それを割り算して係数が決まる。最後に掛ける係数が低ければ，すなわちオンダムによって全体として医療費が抑えられることになる。ただし，日本の診療報酬制度でもそうだが，出来高払いが守られているフランスでは，これは価格を決めただけで供給量を決めたわけではない。

フランス医師労働組合（CSMF）

　ヨーロッパの医師と日本の医師との違いの大きなものは，勤務医師において，医師が労働者であるということが明確になっている点が挙げられる。すなわち，多くを占める公立病院では医師のスト権が認められ，労働組合が団体交渉を行うことができる。また，開業医においては，公務員ではないのでそういったストライキは行いにくい。

　大雑把にいえば，フランス医師労働組合（CSMF）は10万人が病院勤務医で，10万人が開業医であり，開業医の団体での最大規模のものになる。また交渉も，診療報酬の多寡が生活に直結するために，診療報酬の交渉が中心になる。つまり，前述したUNCAMとの交渉である。

　いいかえれば，日本の医師会の機能が医療の質や倫理といった部分と，診療報酬の交渉の部分が分離されていることになる。

　CSMFは開業医の権利を守るための労組であり，病院勤務医の労組はまた別にある。CSMFが重要視しているのは，患者による自由な選択と医師の自由な開業権，そして出来高払いである。すなわち，英国のような国営医療には反対であり，一方，米国のような自由主義医療にも反対であるという。したがって，組織としては中道右派に考え方が近い。

　その主張としては，「医師の利益だけを追求するなら英国式の医療を求める。仕事量は2分の1で収入は2倍。でも，私たちはむしろ患者の利益も考えているからそうする訳にはいかない。社会保障のシステムがフランスにあるから，しっかりとした治療を受けるのが患者の権利」というものである。

後述するが，医師会は医師の偏在には非常に危機感を持っているが，ここは，「医療過疎地域は全国の4％程度しかないからだ。地方では医療過疎が起こっているというのは政府がそういう過大広告をして，うまく医師を動かそうとする方法に過ぎない」，というスタンスである。ただ，遠隔医療の1つであるテレメディスンの導入に積極的で，導入のために法改正を行ったという。ただし，株式会社の参入による開業には反対で，混合診療については，保険内の診療の報酬が少なすぎるので，やむなく認めているという立場である。

混合診療への考え方と最新医療

混合診療は，日本においてはここ数年の大きな論点であった。しかし，フランスにおいてはさほど大きな論争はないようだ。

フランスは，日本のような法的に混合診療を禁止しているルールはない。しかし，医師が使用できる薬剤や，行いうる医療行為を厳密に規定している。

つまり，医療行為や薬剤として，①保険収載されているもの，②保険収載はされていないが行っていいもの，③行ってはいけないもの，が明確に区分されている。③についてはリストされていないので，すなわち，ポジティブリスト方式といえよう。そして，②にリストされているものについては，日本でいう混合診療が認められている。

また，最先端の医療については，いわゆるコンパショネートユース（ATU）の制度が確立している。これは，フランスにおいて，前述した①にも②にも入っていない医療について申請を行うものである。この制度は，海外で確立されており，国内で未許可の薬剤を使用する場合，病院から当局へ申請し，一時的使用承認（人道的優先審査）を得て使用できるというものである。この場合には，病院からの申請が必須であり，もちろん開業医であっても病院を通しての申請は可能であるが（通常は公立病院），基本的には病院に対しての制度であると考えていい。この制度に認められれば，患者は無料になる。この場合も，当該患者のみに求める場合と，広くその薬剤等に認める場合の2種類がある。

さらに，まったく新しいものはどうか。この場合には，保険診療収載を前提にして治験が行われる。すなわち，治験であるから費用は当該メーカーから償還される。この方式の良さは，怪しげな治療法が入り込む余地がないことであ

る。また、そもそも保険外診療を行う場合には、懲戒を含め医師会等から医師の自己責任原則が徹底されている。

5 フランス医療の特徴

救急対策（SAMU）

日本以上の官僚国家であるフランスでは、救急医療も厳密に組み立てられている。また特に、この救急医療システムは優れていると思われる。105のSAMUが全国にあり、救急車が発動する基地が900カ所ある。市民は、調子が悪くなった際に、15番に電話をかける。そこはSAMUのコールセンターである。パリ市内の場合には、ネッケー病院にコールセンターが置かれている。ここには、医師が4人待機している。電話は原則的に医師につながれ、そこでトリアージュがなされる。この、医師がコールセンターにいるトリアージュシステムが、フランスの特徴である。そして、医師の判断で救急車が必要なほど重篤だと判断されれば、SAMUの救急車が出動になる。SAMUの救急車は、あちこちの救急対応病院に配置されている。といっても、このシステムにより、医療対応ができる救急車の数はきわめて少なくてすみ、パリ市全体で11台しかない。うち6台がネッケー病院にある。

もちろん、けがや軽度の場合にも対応が必要である。けがの場合には、18番の電話を経由して消防隊から無料の救急車が、軽度の場合には民間の救急車が呼ばれる。民間の救急車は有料である。しかし多くの場合には共済保険や民間保険がカバーしてくれる。いずれにせよ、日本のようにタクシー代わりに救急車を呼ぶという習慣はないようである。ここは、日本と同様にフリーアクセスの国であるフランスにおいて際立った特徴である。

フランスの救急の自慢は、いわゆる「たらいまわし」がないことである。SAMUの救急車は、自分の所属する病院や他の病院に患者を搬送するのであるが、SAMUのコールセンターとの連携により、受け入れ可能な適切な病院を見つけることができる。これは、各病院の空床状況が、SAMUのコールセンターにデータとして把握されており、かつ、コールセンターの医師は、各救急病院で救急医として働いたり、現在も働いている医師であるために人的なネ

ットワークが強いという。

　また，救命率も高いという。これは，医師を含む救急隊が患者のもとで早急に適切な診断をし，場合によっては治療をする点，さらに，前述したように，SAMUの医師と病院の連携が良いために，病院での患者受け入れ態勢がすぐに整い，たとえば，心筋梗塞でPCI（経皮的冠動脈形成術）を行うような場合にも，病院に搬送されてすぐに治療を開始することができるためであるという。急患の電話を受け取った病院側は患者を受入れる準備をして待っているのである。

　米国では911番に電話をすると患者の一番近くの病院に運ばれる。病院に運ばれて，ER室のスタッフがどうすればいいのかを決める。ケースよってはERにてたらいまわしにつながりかねないが，他の病院へ転送されることもある。電話を受けてからすぐ病院に送るという時間は短いが，運ばれてからのロスもある。たとえば列車事故等で複数の患者が出た場合，まず最も近くの病院に送るというのが米国でのメインの考えで，その後にさまざまな病院に転送する。たいてい一番最初に運ばれた病院は受け入れられないという状況になる。この無駄な時間をよりスムースにするためには，まず患者のところに救急車を送ったらまずそこで必要な治療を行う。現場である程度の治療を行って，それからそのケースに相応しいところに送るという考えである。

　このように，フランスの救急医療は非常にシステマティックに行われており，かつ医療の無駄も省くことができるので，日本も見習うべき点が多いと考えられる。

医学教育と専門医・一般医

　一方，論議があるのが，医師の配置や教育体制であろう。医師に対する出来高払いによる診療報酬と自由開業制を持つという意味で，日本の医療に似ている。しかし，先にもふれたが，フランスでは開業医は3種類ある。セクター1と呼ばれる保険医，セクター2といわれる混合診療を行える医師（ドクターフィーを通常より高く設定），セクター3と呼ばれる自由診療のみを行う医師（日本でいう整形外科である形成外科や精神科医）である。

　それ以外にも，いわゆる専門医（現在は一般医も専門医とされている）の1回の

診察料は28ユーロと，一般医の23ユーロに比べると高い。

さて，ヨーロッパで医師の収入，特に一般医であるかかりつけ医の収入がさほど高くないことはよく知られている。フランスも例外ではなく，医師の平均収入は，パリエの示したデータでは2007年には6万6800ユーロ（115円換算で約768万円），専門医で10万9400ユーロ（115円換算で約1250万円）である。もちろんここには為替のマジックがあり，1ユーロ200円であれば，2000万円を超えるわけで，現在は安く見えるといういい方もあるかもしれない。

なお，予算を超えてしまった開業医師個人に罰則を与えることに対しては1998年に違憲判決が出た。これは適切な医療をしているが，たまたま重症の患者が多く来院しただけかもしれない等の理由である。さらに医師集団に罰則を与えることには，2000年に違憲判決が出た。これは連帯責任が適切ではないことが理由である。

パリエ流にいえば，この収入が安い分だけ，医師に自由がある，とでもいったらいいのであろうか。実際，出来高払いの部分も大きく，自由診療も可能な診療報酬で儲けている開業医もあるので，パリエによれば開業医の収入格差が10倍にも上り，問題であるという。日本でも同様の現象は観察されるので，これは出来高払い故の特徴とでも考えた方がいいかもしれない。つまり，自由診療を前提としなくても，フランスにおいても週70時間働けば，収入は増えるし，勤務医同様週35時間の枠で働けば収入はさほど多くないのである。開業医への報酬に関しては，CCAM（Classification Commune des Actes Medicaux）と呼ばれる7000種の医療行為給付リストによって支払われる。ONDAMに開業医部門という名目上の予算こそあれ，実際は出来高払い制となっている。

ここで，フランスにおいては，勤務医もプライベートにクリニックを経営したり，有名教授であれば，病院においてプライベート診療を行うことも可能である。ここは非常に面白い点で，要するに医師の自由は時間を惜しんで働くことができる点にもあり，そこで働けば収入を増やすことが可能ということなのである。

医師ではないが，ヒアリングを行った訪問看護師の場合でも，週70時間の労働で，1000万円以上の所得があるという。

フランスの医師は大きく専門医と一般医とに区分される。専門医になるため

には医学部卒業後，アンテルヌ試験と呼ばれる競争試験がある。競争試験とは日本のように合格不合格を競う試験ではなく，医学部卒業によって医師の資格を取得したあとに，研修をする場所と診療科を勝ち取るための試験になる。つまり，成績の順で自分の希望の研修場所，診療科目を専攻できるのかどうかが決まることになる。専門医と一般医もこの段階で決定される。ほぼ半分がいわゆる専門医，のこりが一般医になる。

また，この試験はその医師の人生を決める可能性があるので重要である。すなわち，日本と異なって，診療科の変更は容易ではなく，研修した地域で人脈ができるために，そこで開業することが多いためである。専門医はその後，4〜5年間の教育，一般医は3年間の専門医たるべき教育を受けなければならない。

現在では，一般医も専門医の一種類とされており，位置づけは対等であるが，この試験による振り分けと，今までの歴史により，なかなか対等というわけにはいかないようである。また，一般医と専門医の診察科目については医療行為規定によって厳密に規定され，その規定に反する医療行為を行うことはできない。

医学部での教育もかなりきびしいのが特徴である。門戸は広い。つまり4万人から5万人の医学部入学が行われる。人口が日本の半分であることを考えれば，相当多い人数である。しかし，1年目から2年目に厳しい選抜試験があり，2年目には7000人前後になってしまう。最終的な卒業者数は6000人ほどといわれる。これらのふるいわけで医師になれなかった人は，医療関連職種に就くことが多いようである。なお医学部においてこのような厳しい選抜制度をとっている国としては，「科挙」の国である中国がある。

医師の偏在

フランスは人口10万人に対して3.3人（2009年OECDデータ）と，日本の2.0人に比して，医師数が多い。しかし，医師の偏在の問題は，患者の選択の自由を掲げるフランスにとっては非常に大きな問題である。

実際，フランス医師会，フランス保健省等，視察した多くの組織でこの問題を重視していた。パリ，南部は医師が充足しているが，北部や田舎では充足し

ていないということである。この点に関しては，フランス医師会は最重要な課題として位置づけているが，自由開業制でもあり，なかなか有効な手だてが打てないのが現実である。

いずれにせよ，医師数が日本の1.5倍以上に多いフランスでも医師数の偏在が問題になっているということは，日本においても医師数を1.5倍にすればこの問題が解決するといったナイーブな主張が，根拠薄弱であることを示すであろう。

Ｐ４Ｐ

フランスでは国家として，2009年から開業医にCAPI（Contrats dámèlioration des Pratiques Individuelles）という名前のＰ４Ｐを導入している。英国は175だが，フランスでは少なく34の項目がある。たとえば，HbA1cの測定，乳がん検診を行うといった項目があるが，日本からみればさほど難しいものではない。CAPIを導入している人はドクターのうちの25%で，多くは導入していない。導入するとボーナスが7000ユーロ以上である。

この制度は，ドクターの処方権や独立性が侵害されるものだということで，導入時には医師団体から反対を受けた。一方，保険者側はこのように契約関係を結んで，単なる支払い者ではなく，保険者として今後も関わっていきたいというのがフランスでの保険者の意向である。保険者と医療提供者による一体となった医療マネジメントは世界の潮流といえよう。

地域医療計画

フランスの医療の特徴は地域医療計画にある。上述した地域保健庁がこれを担当する。公私病院の区別なく医療機器購入規制が行われている。病床規制は行われていない。高額医療機器，各病院の機能，地理的配置がコントロールされており，そのため，医師の偏在はきわめて重要な問題になっているが，病院の地理的偏在はさほど問題になっていないようである。

ただ，病床規制はなくても高度機器を導入するための要件があるので，なかなか新規の病院ができるわけではないようだ。後述する株式会社病院においても多くの中小規模の民間病院を買収することで，現在のベッド数を保っている。

一方では，既存の病院にとっては，この高度医療機器を増やすことはさほど難しいことではない側面がある。実際，イルドフランス地方にはMRIやCTはかなりの台数が導入されている。

　2008年末に，「病院，患者，医療サービス，管轄地域」法が閣議に提出された。病院側では，医療機関の管理を徹底し，同じ管轄地域における（公営および民営の）医療機関どうしの連携を推進するために，病院の事務局長の権限が強化された。また，ドスト＝ブラジ改革とともに，地域医療委員会で，予防医学，管轄地域における医療関係者の配分，開業医の医療サービスと病院の医療サービスとの連携強化，医療の質の管理，医療データの収集と分析，診療や医療サービスの利用形態の改善等を行う。地域レベルで医療政策を管理するという新たな手法では，地域に分散しているさまざまな地域組織をまとめあげることにより，地域レベルで整合性のある政策を打ち出すことを目標としている。これには，医療サービスの利用面での平等，管轄地域における医療費の効率化や医療関係者の適切な配置といった課題も含んでいる。たとえば，高度な医療で新規のものについては，今までの実績等を考慮して選抜する。ARSは開業医や介護施設の認可権限もあるが，強制できない。つまり，自由開業なのでARSが医療過剰地域に開業を阻止する力はない。ただ，訪問看護ステーションについては，過剰地域には開業を制限している。なお，その地方の教授や医師会等，最初に医療職者の意見を聞きながら決定しているという。

ナースプラクティショナーと訪問看護ステーション

　専門医を含め医師の権限が強いフランスでは，日本と同様にナースプラクティショナー（NP）の資格はない。われわれが訪問した訪問看護ステーションは，都会ではやっており，平均的に1日60人を1人の看護師が診るという。開設者の看護師は，「ナースプラクティショナーにはなりたいとは思わないが，それよりは診療報酬を上げてほしい。アメリカでやっていることは看護師が履き違えてしまうのでフランスの看護師は結構嫌う。」とのことであった。1人開業についても，フランスでは規制はないが，現実には難しいのではないかとの意見であった。

　また，場所に対しての配慮はあり，タクシーと同じで訪問距離が長いと報酬

も高くなる。そのため医療行為の費用より移動換算が高くなることがある。パリ市内では一移動当たりわずか2.30ユーロだが、一方、田舎では1キロ当たりで0.5ユーロ払われる。

　米国や英国、スウェーデン等とは異なり、処方権は医師にある。ガーゼ等の衛生材料は自由に変更して使用している。

　指示下の注射としては、EPO（エリスポイエチン）、抗凝固剤（ヘパリン）を皮下注射で行い、マグネシウムや抗生剤は点滴であることが多いという。

6　かかりつけ医制度の状況

かかりつけ医制度の導入

　フランスでは医療記録管理制度を創設し、患者側のフリーアクセスによる過剰受診をコントロールしようと試みたが、紙媒体の医療手帳では普及せず、失敗に終わった。そこでICカードを利用し、1999年から1人1枚の情報記録媒体としての役割を兼ねた保険証カード（カルト・ビタル）を配布した。それを医療情報化による情報インフラを組み合わせることにより、医師側、患者側ともに管理できる医療情報システムがつくりあげられた。しかし、まだ医療データの共有化までには時間がかかりそうである。

　旧来、フランスではイギリスのような登録制のかかりつけ医制度をとっていなかったが、2004年に法律を制定し、2005年7月1日から登録制のかかりつけ医制度を導入した。2006年からは国民の1人に1名のかかりつけ医の登録を義務化した。これは10年前の参照医制度の反省をもとに慎重に導入された。すなわち、専門医の反対がないように、専門医の診療報酬のアップと並行して行ったのである。ここでいう専門医とは、眼科、産婦人科、精神科といった限られた診療科の医師である。

　英国と同様に、かかりつけ医の登録制であるが、かかりつけ医の紹介状がなくても、自己負担は高くなるが（登録しているかかりつけ医は1受診22ユーロ）専門医を受診することは可能である。また、病院勤務医や専門医もかかりつけ医として指定することが可能であったり、上述した眼科医、精神科医、産婦人科医といった診療科は、開業医であっても専門医として直接受診が可能である。

イギリスのように、ゲートキーパーとして厳格に運用されているとはいいがたい。担当する患者数は約1000名で、1日25名くらいの外来をこなすようだ。もちろんかかりつけ医の変更は自由であるし、逆に医師側も患者の登録を拒む権利がある。

また、専門医とかかりつけ医、病院医師とかかりつけ医の壁もかなり厚いようで、頻繁な情報交換は行われていないようであった。しかし、この厳密に運用されていないことは、マイナスなのかプラスなのかの判断は難しい。

かかりつけ医は、1人1年40ユーロの管理費を人頭払いでもらい、それにプラスして1回22ユーロの診察料と追加で行った場合の技術料が追加される。しかし、フランスのかかりつけ医は、心電図も持たない軽装備であるので、技術料が追加されることはまずないという。検査や投薬（医薬分業になっている）、注射もかかりつけ医のオフィスですることはなく、別の場所で行うことが一般的である。

かかりつけ医へのインタビューから

この医師のオフィスも上述した一般的な例のように、日本の開業医に比べればきわめて軽装備である。看護師もおらず、電話の受付をするセクレタリーサービスを使っている。広告規制も厳しく、玄関の案内の看板の大きさまで制限されているようだ。

収入は、かかりつけ医としての収入のほかに、在宅医療の収入や地域での講演といった収入がある。1日、3〜4名の在宅患者を診るのが、パリでは一般的であるとのことである。これは地方の場合にはもう少し在宅患者が多くなり、ほとんどが在宅患者であるというかかりつけ医もいるという。この場合には1回の往診が32ユーロである。セクター1の医師の場合には、税金や年金での優遇措置があるということで、収入は必ずしも多くないが、QOLは高いようである。

地域医療連携については、地元で医師同士の交流はあるが、日本のように組織化されたものはないようであった。また、このかかりつけ医師は、社会保険を守るためには消費者の負担増はやむ終えないという考えであった。

一般の患者から見たかかりつけ医制度

　かかりつけ医制度の導入によっていままでかかっていた医師を変更するかという点だが，変えないという意見が多いようだ。フランスでは，病院勤務医師もかかりつけ医になりえる制度をとっているのでなおさらである。もちろん，病院としては自病院の勤務医にかかりつけ医をやってほしくはない。入院治療に専念して欲しいのは日本と同じである。その場合には，自病院の外来スペースを賃貸に出すことで，医師は開業医と同じようにドクター・フィーをとり，病院は賃貸料をとるという方式を行っているところもある。

　専門医もかかりつけ医にして良いということであるが，患者側からは大きな変化であるという認識は少ないようである。

モバイルチーム

　ホスピス発症の地はイギリスであるが，終末期ケアについての関心はフランスでも高い。死生観については感覚は日本と異なっており，多くの場合に，年齢が高くなってくると積極的な治療，たとえば有料老人ホームにいて発熱した場合に，急性期病院等に移送して抗生物質の点滴による治療を受けるか，といったケースを考えた場合に，フランスでは受けないことが多いのである。その代わりに，終末期のケアとして活躍しているのがモバイルチームという聞きなれない部隊である。

　この部隊は，病院内にホスピス病棟があればそこを担当し，さらに病院内で他病棟の終末期の患者のケアを行うチームである。後述するポール・ブローリス病院の場合にはスタッフは5名で，医師や看護師，ケースワーカー，心理療法士を含む。この病院では上述したように，ホスピス病棟を持つので，そこをモバイルチームが担当している。

在宅医療に対する考え方

　フランスにおける在宅医療の大きな柱はHAD（Hospitalization a Domicile：在宅医療協会）による，高度な在宅医療である。HADはフランス語で「自宅での入院」の意味である。この在宅入院はさまざまな疾患を持つ急性期の患者を，HADの医師等がコーディネートして多職種による最善の医療を受けさせると

いうもので，入院に数えられている。

　すなわち，フランスでは，「在宅入院」という概念がある。つまり，入院で行うことを在宅で行うという概念である。代表的なものは抗がん剤による化学療法である。対象にはその他，手術後の管理，リスクの高い妊娠，点滴等がある。その昔の結核患者対応からはじまったという在宅入院は，パリでは年に約8000人の患者を数え，ベッド数で換算すると800床になる。2009年にはベッド数換算で1200床にするという目標があった。在宅入院には，退院の日がある。パリでは，入院の平均在院日数は7.3日だが，在宅入院では13.4日である。1999年には，68のHADであったが，2008年には177であるから，強化されている。

　在宅医療に対する考え方を重視をしているが，日本型のように看取りを中心にしたものではなく，少なくとも建前では重症患者を看るというものである。ここで，建前では，といったのは，患者からの希望があったりすればHADでも慢性の患者（本来であればSSIAD〔Service de Soins Infirmiers a Domicile〕という福祉中心のシステムに移行しなければならない患者）もそのまま診察し続けることがあるからである。これは，HADが患者にとって無料であることと関連があることはいうまでもない。

　いずれにせよ，本制度は，原則は複数の医療人による頻回介入のコーディネートを必要とし，かつ在宅訪問を許す住宅環境が整っている患者が対象，ということになる。

　一方，「看取り」は，終末期介護またはターミナルケアと定義されると考えられるが，緩和ケアや終末期医療という用語法も見受けられ，やや曖昧である。日本の現状では，実施されている自宅における看取りは現在毎年の死亡者の約13％程度が自宅で亡くなっているとされる。なお，フランスでも在宅死の数はあまり多くなく，全死亡者の12％である。

　実際，施設においての対応は，スウェーデン等北欧諸国とはかなり違う。ある程度の医療が必要になった場合には，施設から救急病院に送るというのが，施設の考え方だ。必然的に病院で看取られる場合も増えるというものであろう。また，長期療養病床が存在している点もスウェーデンと異なる。実際，介護施設・ケア付き住宅で生活している者の割合は「要介護高齢者の終末期における

医療に関する研究」（医療経済研究機構　平成13年報告書）によれば，スウェーデンでは8％，フランスでは4％となっている。

7　フランスの病院

フランスでの医療

　フランスでの病院は，公立病院，民間非営利病院，民間営利病院（株式会社病院）の3種類に分かれ，病床のタイプとしては急性期，亜急性期（回復期リハビリを含む），長期療養病床に分かれる。公立病院は慢性期病床を減らし，民間営利病院では，産科，内科，日帰り手術等を中心に行う小規模病院が多い。厚生労働省の資料によれば，2011年現在3171の病院があり（ベッド数は48万6069床で，すなわち人口1000人当たり，8.4床），公立病院は1032病院で，すべてのベッド数の65％，民間病院は2139病院で，すべてのベッド数のうち35％を占める。さらに，すべてのベッド数のうち20％が営利，15％が非営利になる。病院の近代化計画は行われているが，古い病院が多い。急性期病床数は近年はさほど減少しておらず，亜急性期病院への転換が多い。一方，公立病院の長期療養病床は減少している。公立病院での人件費率は平均70％，民間非営利病院でも60％だという。

　ただし，民間非営利や営利の中小病院（50〜100床規模）は，地域医療計画の下で取り潰された病院，M&Aを行った病院が多い。院内感染の多さ，外科医等の対応ができない，24時間体制ができていない，といったことが理由になるようである。病院機能評価については，フランスでは必須のために，各病院で取組みがなされている。3年ごとの評価で，構造やプロセスの指標が中心とのことである。手術の半数以上は民間で行われ，中でもがん治療の60％は民間で行われるという。病院は24時間すべての患者を受け入れることを条件に，PSHP（Paticipant Service Hospitalier Public: 公的病院サービス参加病院）として認可され，公的な支払いを受けることができる。

　公的病院には，教育や研究等の公的な仕事に対して診療報酬以外の別の予算がつき，民間病院よりも経営しやすくなっている。

第7章　フランスの医療と医療政策

株式会社病院——ジェネラル・サンテ病院

　フランスでは営利病院が認められているので，営利の株式会社病院であるジェネラル・サンテ病院を訪問した。ここでは，株式会社病院では珍しく救急医療も含め地域医療を行っている。なお，病院の経営者に関する要件はなく，経営手腕のある人がディレクターをやっているケースが多い。すでに述べてきたが，フランスにおいては経営母体に対する制限はなく，やっている機能に対して制限をかけることで，地域医療計画を考えている。

　ジェネラル・サンテ病院はパリ市近郊の高級な住宅街であるアントニーに位置して，住民数6万2049人，アントニーは6490.5／km²（1万6810.3／sq mi）といった環境にある。周辺にあった中小病院を買収することで成立した。

　この病院では，亜急性の病床や精神科の病床も持つが，地域医療をになう救急病院である。もちろん，この病院においても株主の意向はあるが，現在のところさほど強く反映されておらず，病院の経営状態は厳しいという。同じグループでイギリス，カナダ，イタリア等にも病院を持つが，海外で積極的に拡大するというよりは，むしろ海外の患者を受け入れる，つまりメディカルツーリズムに力を入れていきたいということであった。

パリでの医療

　フランスは中央集権が進んだ国である。現在のフランスは，直接選挙で選ばれる大統領（任期5年，2002年以前は7年）に首相の任免権や議会の解散権等強力な権限が与えられ，立法府である議会より行政権の方が強い体制が敷かれている。このため，先進国の中でも日本等と並んで官僚機構が強いといわれることが多い。

　フランス本土の中で，パリが属するエリアをイル＝ド＝フランス地域圏（Île-de-France）という。パリは人口が216万6200人である。イル＝ド＝フランス地域圏は，フランスの首都パリを中心とした地域圏で，フランスの首都圏であり，その地域圏では人口は1150万人を超え，フランス全土のおよそ2％ほどの広さ（日本の秋田県と同程度）の場所にフランスの総人口の約19％（大阪府と京都府を併せたぐらい）が集中している計算になる。そのために，パリの医療はある意味，特殊な面を持つことは忘れてはならない。

急性期の公立病院——サン・アントニー病院

　パリ大学医学部の関連病院で，がん治療を得意としている病院である。この病院には急性期のベッドしかないが，上述したモバイルチームを持っている。なお，院長は看護師であった。

　老年内科病棟では，急性期病床を22床持っている。患者の平均年齢は75歳，平均在院日数は13日であるが，在宅復帰率が高く40％であり，前述した在宅入院や亜急性病院，有料老人ホームに戻るという。部屋は2人部屋か個室であるが差額徴収はないという。

総合病院——ポール・ブローリス病院

　この病院は，公立病院で非常に古い病院である。急性期病床を400床，60歳以上を対象にした老年科病床を300床，ホスピス病床を10床持つ。老年科の病床のうち，急性期病床（50床）は平均在院日数が数週間，亜急性病床（100床）は数カ月まで，療養病床（150床）が3カ月以上，ホスピス病床は平均在院日数が12日（中間値8日）で，1週間に2～7名の患者さんが亡くなるという。政策としては，療養病床は亜急性期病床への転換，あるいは患者の民間の介護施設に移送の方向である。

　前述したモバイルチームを持ち，チームは各病棟を回っている。なおモバイルチームが行う各病棟での緩和ケアについてのコストは2008年現在認められていないので，病院の総枠予算の中でモバイルチームの費用は捻出されている。

民間非営利病院——インスティチュート・モンソウリス

　この病院は，フランスの保険協会運営の民間非営利病院である。フランスの週刊誌での病院ランキングで首位であるという。1999年に2つの病院が合併して作られており，700床（うち急性期420床），平均在院日数は数日の病院で，手術室は16室，心臓内科，手術が得意で（ロボットサージェリーも行っている），一般の救急医療は行っていない。医師は200名（契約医師含む），総スタッフが1500人である。人件費率は非常に高く75％であるという。80％が個室で，残りが2人部屋になっている。

　心臓疾患が得意ということでＴ２Ａの導入以後の患者集約化の流れで，収

入がかなり増加し，黒字になっている。契約している医師の中では，この病院でスペースを賃貸しして外来を行っている場合もある。

郊外のリハビリテーション病院──チャタグンネリ病院

30年前に設立された民間非営利で100床を持つこの病院では，日本でいう回復期のリハビリテーションに近いものを行っている。デイケアも積極的に行っている。パリから50ｋｍほど離れているが，患者の50％は高いレベルのリハビリテーションをもとめてパリから来院するようだ。なお，パリにも関連病院があるが，こちらはデイケアのみという。チャタグンネリ病院は急性期病院との連携は密に行っていて，急性期病院からの評価は高いという。

平均在院日数は35日，人工股関節では特に有名で，入院予約を入れるのが難しい。

この病院では，リハビリに関してはあまり在院日数を短くしないほうがいい，標準化した手技より個別化した治療をという方針である。スタッフ技術はもちろん重要であるが，技術よりも全人的な医療にかける思いを重視して採用するという。これは日本でのリハビリ標準化，日数短縮の動きに一定の示唆を与えるものであろう。

なお，フランスではリハビリテーションも，上述したＴ２Ａでの支払いのトライアルを行っている。

公立老年科専門病院──ブロカ病院

パリの公的病院協会に加盟し，老年科ネットワークの中心である病院である。ベッド数は350床，ほかにグループ病院で100床，150床の病院がある。亜急性期ベッドが100床で，急性ベッドが10床，残りが療養病床の構成である。急性期は，感染症や脱水，行動障害といった病態を扱う。

この病院でもモバイルチームが活躍している。この病院のモバイルチームは自分の病院のみならず，他院にも出張している。

医師は，常勤の医師もいるが，HADに参加していたり，開業していたりしている場合もある。女性医師にとってはそれも魅力のようだ。そしてそれが，連携につながっている。医師も公務員であるが，このあたり医師という専門職

に関しての対応は柔軟である。

自由診療の病院──アメリカンホスピタル

セクター3の医師がほとんどを占める自由診療が中心の191床の病院である。簡単にいえば，公的な医療保険の患者を扱わず，自費の患者，民間医療保険の患者を扱う。ドイツと同じで，公的保険中心の普通の病院においても，民間医療保険や自費の患者を扱うことは可能である。しかし，フランスでは2人部屋が中心で，さほどアメニティが高くはない。そこで，このアメリカンホスピタルはきわめて高いアメニティを追求する病院として努力している。名前のとおり，フランスに滞在しているアメリカ人の医療を目的にして作られたが，現在では，日本人も含め海外駐在員，ある程度金銭的な余力がある患者を対象にした病院になっている。たとえば，通常分娩で100万円くらいがかかる（公的病院ではほぼ無料）。個室代金も数万円の部屋が普通である。現地の駐在員等を対象に日本人医師もいる。

規模はさほど大きくない病院だが，重症の熱傷や移植以外は行っており，ACバイパスも行っているという。医師は，米国流のオープンシステムなので，医師の収入は高く，優秀な医師も多く集まっているという。逆に常勤医師数は少ない。

なお，この病院は，公的な医療保険を扱っていないのだが，地域医療計画の監視下にはいっている。日本でいう医療機能評価に当たるANAES（国立医療評価認証機構）による認証を受け，SROS（地域医療計画）による規制を受けている。

上述してきたように，公的な規制が強いフランスにおいて独自色を出そうと，この病院では米国のJCAHOの認定を受けている。JCAHO（Joint Commission on Accreditation Healthcare Organizations: 病院認定合同委員会）の認定には本国からの監査もあり，かなりハードルは高い。アメリカンホスピタルでは本国からの認証を受けている点が自慢である。

看護師長も看護学の修士に加えMBA（Master of Bussiness Administration）を保持してたりして，近代経営を実践している。医療の質に関しては，内部外部評価，リスク管理，文書管理の3点で管理している。また，リスクマネジメン

トについては，4つの柱として，安全，患者対応，環境，組織を挙げて管理している。「患者さんの安全が第一優先です」というのが病院からのメッセージになっているのが印象的であった。

ホスピス

Jeanne Garnnierは，ヨーロッパ1の大きさ（81床）のホスピスである。ここは民間非営利の組織で1874年の創立である。総スタッフは200人，そのほか100人の無給ボランティアがいる。スタッフの医師は18人，看護師は150人である。すべて個室で，かなり広く，間接照明で安らぎを与えるようになっていた。また，スタッフへのサポートが重要であるということで，心理療法士が1週間に1回，面談を行うことを義務づけている。

なお，ホスピスに関しては，場所は関係なく終末期ケアを受けることができる，という概念なので，上述したモバイルチームもその一翼を担っている。

8　薬剤と介護

薬剤政策

新薬の価格は，その医療上の価値を評価した上での公定価格である。医薬品の承認や評価等を所管する行政機関等の機能分化が進んでいる。フランスの薬剤についての際立った特徴は，その償還についての考え方である。フランスの償還率はSMR基準という医療上の有用性を反映して決められる。薬価は治療上の改善度が考慮される。償還率は，薬剤投与の必要性や薬価により，償還率は5段階（100%，65%，35%，15%，0%）に段階化されている。

100%　不可欠で高価（糖尿病，AIDS，がん，特定重症慢性疾患（ALS））

65%　重要な薬（抗生物質等）

35%　急性疾患

15%　医療効果が低いとされる110品目

0%　上記以外

償還率100%の医薬品および「償還対象医薬品リスト」対象外医薬品は，CTの勧告を受け，保健省において決定される。償還率65%および35%の医薬品は，

2004年8月の制度改正以降，透明性委員会（CT）の勧告後に疾病保険全国金庫連合（UNCAM）において決定されることとなった。

償還率100％の医薬品は，代替性がなく，高額であり，生命に危機を及ぼすような疾患を対象とする医薬品であり，抗HIV薬や抗がん剤等に限定されている。償還率35％の医薬品は，通常は重症でない疾患を主たる標的とする治療薬で，SMRが重大もしくは重要であることが認められなかった医薬品が対象となる。

償還率の決定は，医療上の有用性および対象疾患の重篤性にもとづいて判断される。たとえば，育毛剤等は非常に効果が優れていても，疾患重篤性が低いため償還対象外と判断される。また，抗ヒスタミン剤を花粉症で使う場合には疾患重篤性は低いと判断されるが，アレルギーショックを持つ人にとって抗ヒスタミン剤は重要な医薬品となり，疾患重篤性は高いと判断される。対象疾患自体が重篤な場合や，QOLが明らかに大きく改善されるケースで使われる比率が例えば80％以上であると考えられるような場合，高い償還率として65％償還が勧告される。

フランスでは新薬の価格も低いとされ，さらに，2005年に販促費課税，販促費が250万ユーロを超えた企業は，超過した部分に課税，2006年には新規後発医薬品の価格は先発品工場出荷価格の50％以下に設定するといったように，厳しい改革を行っている。

なお，2004年8月に薬剤等の医療上の有用性評価を合理的に行うHASの新設が行われた。この組織は，現在病院への機能評価も行っている。この機関は，医療保険で償還することのできる医療行為・製品や薬剤を決定するために，医療の製品・行為・給付を評価する。さらに，全国医療認証評価局ならびにその評価・認証業務を引き継ぎ，医療の基準・規範を中立の立場から設定・承認する。しかしながら，英国NICEと同様で，HASは見解を述べるだけである。

ジェネリック医薬品（GE）への誘導

GEの普及のために，医師労働組合と政府は契約を試みた。それは診療報酬を手厚くする代わりに，GEの数量を増し，抗生物質や抗精神病薬の使用量を減少させるというものだったが，あまり効果は見られなかった。細かくいえば，

「初診料・再診料の引き上げ」を政府は受け入れるかわりに，一般名処方等でGE使用促進，薬局の代替調剤に協力するということであった。しかし，この方策の効果は限定的であった。これは，医師に一般名処方の定着を図るより薬局薬剤師に代替調剤を浸透させるほうが推進しやすい環境にあるためと推察される。

　フランスでは全国にいわゆる調剤薬局は2万2000ほど存在する。人口が日本の半分であるから，人口当たりは日本に比してやや少ないといった感じであろう。2007年には薬局に対して，GEのあるものに対しては，製品を絞って目標を設定している。薬局には，疾病保険全国金庫連合と薬局協会（薬剤師3団体）との協定にて，GE代替調剤率の全国目標値（包装数量ベース）が合意された。たとえば，PPIであるランソプラゾールは　2007年ではGEへの変更率は1％であるので，目標を80％の変更に，抗精神病薬であるリスペリドンも同じく変更率が1％であるので，65％に目標が設定されている。その他，高い目標値が設定されているのは，抗生物質や高額な薬剤であり，フルコナゾールが80％，セフェキシムが65％，フェロジピンが65％等になっている。2007年の目標値は30成分で当初75％であったが，同年8月には80％に引き上げた（最初は06年20成分で70％，06年末に達成）。全国目標値は個々の薬局まで落とし込み，前年実績に応じた目標値が課せられる。そして，2007年からGE変更へのメリットとして，GEを使用した場合の償還率を高めて，償還のスピードを速める政策を行った。

　このような政策が相俟って，GEの使用率は増加している。ただし，フランスのジェネリックは，先発品が名前を変えてそのまま販売されているものをオートジェネリックと呼んで，ジェネリックのグループに入れているので，統計上の注意が必要である。

　医師として感触であるがGEに対しては，そんなに悪い感触ではないが，賦形剤については品質のいいものが使われているのか，当初の薬剤と同じであるべきだといった疑問を持つ医師もいるようである。なお，賦形剤とは薬の主成分だけでは，その量がミリグラム単位等で正確に測定することができないし，錠剤等の形を維持するために，乳糖やでんぷん等の薬効を持たない成分を混ぜたもののことである。

消費者の GE に対する意識は，おおむね良好ということであった。

介護金庫と介護施設

フランスでは，日本やドイツと異なり，介護保険制度という形での別制度による介護サービスへの保障は行われていない。その代わりに，税金の中で介護金庫という形で予算化されている。

有料老人ホームの中でも医療サービスが比較的充実したものがあり，日本でいう老人保健施設に近い。アメニティは充実し，緑もあり快適な生活を送れそうだ。しかし，印象では日本の老人保健施設に比べると，常勤の医師がいない等医療サービスのレベルは落ちる印象である。すなわち，医療と介護の中間になる施設がフランスでは少ないのではないか，と感じた。

介護におけるファイナンス

フランスでもわが国やドイツと同様に介護保険制度が必要ではないか，という議論が行われている。しかしながら現状では，社会扶助的体系に位置しつつも，APA（Allocation Personalisée d'autonomie）では支払い能力（収入）に応じて利用者負担があることがあるので，社会扶助的性格と社会保険的性格を併せ持つハイブリッドな給付といわれている個別自立手当（APA）が中心である。

1997年1月24日に「高齢者のための自立手当の創設を期待しつつ特定介護給付により高齢者の需要により適切に応えるための法律」が成立した。これにより，60歳以上の介護給付は特別介護給付が，60歳未満は第三者補償手当（県の公費で提供される障害者扶助）がカバーすることなった。

要介護度認定の手順は，在宅サービスの場合，医師とソーシャル・ワーカーからなるチームが申請者の家庭を訪問し，申請者およびその家族の話し合いにより援助プランを作成する。そして申請者の介護ニーズを把握し，AGGIR（Autonomie Gérontologique-Groupes Iso-Ressources: 老年学的自立能力判定表）にもとづき GIR 1 ～ GIR 6 までの6段階に判定し，県議会議長を長とする委員会が審査・提案し，県議会議長が決定する。また，施設サービスにおいては，介護ニーズの把握は，医師の責任において施設によって行われる。

要介護度の重い GIR 1 ～ GIR 3 の者のみが，必要な介護サービスが当時は月

額5596フラン（1ユーロ＝6.6フランのために，10万円ほど）を上限に，施設・在宅サービスが現物給付されるというものであった。

その後，2001年6月11日に「高齢者の自立性の喪失の費用負担及び個別自立手当に関する法律」が成立し，2002年にAPAが創設されることになった。これは社会保険方式ではなく，原則として県税が3分の2，国からの交付金が3分の1である。要介護度の認定の方式は特別介護給付の場合と同様であるが，給付対象者はGIR1～GIR4までの4段階に拡大された。在宅の最重度の上限額は1212.5ユーロ／月で，施設の場合，施設入所にかかる費用は，日常生活支援に関する介護サービス費，入所滞在費，ケア費に分けられる。このうち介護サービス費について施設APAが支給される。入所滞在費は全額利用者負担であり，ケア費は県知事またはARS長官が決定し，費用は医療保険財源からの交付金による。

まとめると，60歳以上については，要介護度が重いGIR1～GIR4の者を対象とする「個別化自立手当（APA）」，要介護度が軽い者を対象とする「在宅介護サービス」，介護が必要な老齢年金受給者を対象とする「第三者介護加給年金」がある。上記3サービスは，いずれか1つしか受給できない。60歳未満を対象とした給付には「障害補償給付（PCH）」がある。このうち最も中心的な給付がAPAである。なお，施設でAPAを受給する場合には，ケアプランの作成は必要ではなく，介護料金表にもとづき介護費用が決まる。施設APAは，要介護度ごとに定められた施設の介護料金表にもとづく額から，受給者の収入に基づいて決定される自己負担分を控除した額が直接施設に支給される。また，給付金額も決して多くはなく，今後の議論になると思われる。

介護施設

高齢者向けの施設介護サービスを提供する施設としては，要介護高齢者入所施設と長期療養病床の2つがある。高齢者施設数は，老人ホーム6376施設（全高齢者施設サービスの60％），老人アパート2975施設（28％），長期療養施設（公的病院併設）1044施設（10％）である。

北欧と同様に，フランスでも介護施設に人員基準はない。また，療養病床，病院といった医療施設から住宅への移行を図るべきだという考えも共通であり，

訪問したフランス高齢者介護協会会長でもある施設長はデンマークをモデルとしていた。その理由は，スウェーデンよりデンマークのほうが，さらに医療色が薄いからだという。

部屋の広さも，平均でデンマークが40m^{2}で，スウェーデンの30m^{2}に比べるとまだまだ小さいが，この施設は23m^{2}であった。個室が中心だが，夫婦のために2人部屋も用意されていた。この施設には医師が1名フルタイムでいるが，基準がないので医師がいない施設も多いようだ。その他のスタッフ（フランスではパラメディカルと呼んでいた）には心理療法士，OT，フットケア士等がいる。

アベニューという，住民にも開放した買い物通りを持っており，美容室，託児所等も充実していた。なお，託児所は職員以外のためであるといい，入所者と子どもが交わることの効果を期待しているという。これを世代間の共生と位置づけている。

なお，フランスでは2003年に襲った猛暑により1万5000人以上の主に高齢者の死者を出した。この理由は，冷房施設の不備，医療と施設の連携の不備，独居の問題，職員がバカンスで手薄であった等いろいろあると思われるが，施設長はあえて，施設での医療対応の強化は主張されなかった。

また，この日本的にいえばかなり豪華な施設は，建て直しの施設でありそんなに多額の費用がかかったわけではないとのことであった。ただ，そのためか一部バリアフリーでない場所があった。

日本への学び

フランスの医療制度，医療内容を概観してきた。日本に類似の制度を持つ国であるので，学ぶ点は多いが，特に在宅医療を入院医療の一部の代替として位置づけている点は評価されるのではないか。

すなわち，早期退院の患者の受け皿としてである。また，緩和ケアにおいてはモバイルチームという概念が普及してホスピスも充実し，この点でも一日の長がある。

一方で，連携という視点では，医療と介護の連携は日本のほうが進んでおり，開業医と勤務医の連携，いわゆる病診連携，あるいは病院と病院の連携，すなわち病病連携も日本のほうが進んでいる印象である。医師間の連携は，非公式

に行われている感じであり，これは日本も同様であろう。

病院経営という視点では，米国やシンガポール等に比すれば，さほど目立った取組みは見られず，最近の日本のほうが進んでいる印象である。

かかりつけ医制度については，日本でも議論があるが，なかなか厳密な普及は難しいようである。これは他山の石とすべきことかもしれない。

参考文献

伊奈川秀和「フランスの社会保障財政改革」財務省財務総合政策研究所『フィナンシャル・レビュー』2006年9月。

奥田七峰子「フランスにおける診療報酬決定プロセスに関する調査」『海外レポート』No.96, 2006年。

加藤智章「フランスにおける医療費抑制策の変遷——2004年8月13日の医療保険に関する法律をめぐって」『社会保険旬報』2272号, 2006年。

加藤智章「フランスにおける医療保険者の役割」『健保連海外医療保障』85号, 2010年。

榊原英資『フレンチパラドックス』文藝春秋, 2010年。

新川敏光他『比較政治経済学』有斐閣, 2004年。

田中滋・二木立編『医療制度改革の国際比較』講座 医療経済・政策学, 第6巻, 勁草書房, 2007年。

西村周三・田中滋・遠藤久夫編『医療経済学の基礎理論と論点』講座 医療経済・政策学, 第1巻, 勁草書房, 2006年。

原田啓一郎「フランスの高齢者介護制度の展開と課題」『海外社会保障研究』No.161, 2007年。

ブルーノ・パリエ著／近藤純五郎監修・林昌宏訳『医療制度改革——先進国の実情とその課題』白水社, 2010年,

三浦淑子「フランスにおけるONDAM制度（医療保険全国支出目標）」『海外レポート』No.95, 2005年。

薬師院仁志『日本とフランス——二つの民主主義』光文社, 2006年。

『要介護高齢者の終末期における医療に関する研究 報告書』医療経済研究機構, 2002年。

『フランス医療保障制度に関する調査研究』医療経済研究機構, 2000年。

『諸外国における介護施設の機能分化等に関する調査 報告書』医療経済研究機構, 2007年。

『フランス医療関連データ集 2009年版』医療経済研究機構, 2010年。

『フランス医療民間病院医療福祉調査　報告書』医療法人博仁会，2008年。
奥田七峰子 HP（http://naoko.okuda.free.fr/medical1.html）。

終　章
収斂しつつある医療制度

1　各国の医療制度

　最終章では，今まで考察してきた各国の状況をまとめて総括してみたい。各国の状況を見てみると，先進国の医療制度の中でいくつかの点では収斂していく方向が見られる。
　まずはファイナンスについてである。

医療へのファイナンス——税と保険料の混合が主流に
　見てきたように，ドイツ，フランスといった保険料を医療費財源としてきた国においても，保険のみでなく税の投入多くなってきている。逆に，デンマークのように，税のみでという原則を貫く国もあるが，英国，スウェーデン等の税を中心に行ってきた国でも，保険料の投入が行われるようになってきた。民間保険ほど厳密ではないにせよ，社会保険の場合でも税に比べれば自己責任あるいは保険料の拠出によって給付が受けられるという原則が強い。税中心の国でも，自己責任を感じてほしい，一方では社会保険原則の国でも高齢者が増え，また最先端医療の進歩による医療費増加といった課題を解決するためには，保険料のみでは難しいという点がある。もちろん，保険の仕組みの場合には企業からの拠出金も必要なので，ドイツのように保険金の増額は企業の競争力をそぐといった議論も背景にはあるだろう。また，生活習慣病対策が重要になるにつれ，予防に対する給付のように保険の原則に合わない給付も必要になってきたことも重要である。
　これは，日本という従来から両方の財源を持っている方式が図らずも主流になってきたということを意味する。さらにもともと米国のように医療に関して

も自己責任の考え方が強い国においては，さらに個人勘定 (Health Saving Account) へとつながっていく。

配分をいかに変えるのか

　もう1つの課題は，高齢化と高額な先端技術にどう対応するのかである。この2つは医療費の増加要因の最も大きなものとして知られる。

　理想が，すべての高齢者，先端技術に対応する保険制度であっても，現実にこれを達成することは不可能であろう。そこで，選択肢としては，公的なファイナンスにおいての分配を変える，具体的には軽症の医療から高度先端の医療へ配分を変えるか，混合診療を進めて，公的保険の範囲を縮小することとなろう。軽症な医療を軽視することは，主にアクセスの悪化として現れる。すなわち，軽症な医療であればたとえばOTCを購入したりして自分で対処するように仕向けるために，保険の免責を年間一定程度まで認める，あるいは医師を受診した場合に一定額の支払い（定額でも定率でもありえる）を課す，個人勘定を導入するといったことである。また，プライマリケアを提供する医師側に人頭払い等で，あまり多くの患者に濃厚な医療を提供しないような方策を行うこともこれに当たる。

　この点においては，英国，スウェーデンでは，医師側に人頭払い，あるいはドイツ等でも決められた期間内の診察回数で報酬を減ずるといった施策がなされている。フランスでは，診察1回当たり1ユーロの定額負担が導入されたし，米国のマネジドケアでも特にHMOでは1回何ドルといった形で定額の負担が必要である。日本においても，自己負担額が増加したのはこの流れと考えてもいいかもしれない。*米国の民間保険では，保険の免責を年間一定程度まで認めているし，そもそも個人勘定になれば，医療機関に行かないで済ませようという生活者側のインセンティブが強まる。

　高度な医療について，公の負担が減るということは民間医療保険の台頭につながる。**スウェーデン，英国，ドイツ，フランス等では（条件付きで）混合診療が認められており，***日本でも，最近では民間保険で先進医療の特約ができている。

　しかし，日本では，フランスのように自己負担部分の補足給付の保険もあまり売れておらず，現在の民間保険の役割は相対的に少ないといえるであろう。

＊　ただし日本では，高度な医療の受診にも同じ定率負担を設けているので，必ずしも資源配分の変化のために行ったと思えない。
＊＊　正確には，スウェーデンのようにアクセスを悪くした場合でも民間保険の役割は増すので，公的な保険の補完として，何か公的保険の足りない部分を民間保険が補うという形態が米国以外では普通である，といったほうがいいかもしれない。
＊＊＊　日本も保険外療養費ということで，混合診療が条件付きで認められている。

病院への支払い方式

　保険者から病院への支払いはDRG（DPC）方式になってきている。たとえば，スウェーデン，デンマーク，英国，フランス，ドイツ等では，予算制からDRGによる支払い方式になってきており，逆に，日本，米国等ではFFSからDRG（DPC）へ向いてきている。

　傷病名が複雑でかつ標準化されていないことは支払者である保険者にとって，わかりにくいので，DRGによる支払い方式には意味が大きいし，年ごとに予算で管理されていた病院にとっては，たとえばインフルエンザの流行等によって年ごとによってサービスの提供料が大きく異なる部分の手当てができるDRG等による支払い方式はメリットが大きい。

医師への支払い——人頭払いか出来高払いか

　医師への支払いについては，いかに医師のモチベーションを上げるのか，いいかえればインセンティブをどうするのかが重要である。その意味では，人頭払いは徐々にFFS（P4P）を導入する方向になっている。

　また，医師への支払いをどう評価しどう支払うかについては，医師の組合が評価するドイツ・フランス，保険者（政府）が評価する米国，政府が評価する英国・北欧（医師も公務員が多い）といった違いがある。この部分については，医師個人の生活に大きく関与する部分でもあり，収斂する方向には向いていない。

　また，人頭払いになればゲートキーパー制になるので，医療制度への関連も大きい。

収斂する先進国の医療制度——医療提供体制

　先進国では，急性期病院の平均在院日数の短縮が起き，それに伴い，また高齢化の進展に伴い，高齢者用の病院・施設の必要性が増している。ファイナンスに比べ論点も多い。大きな論点としては，

　① 高度技術をどうやって取り入れるのか
　② 医療（高齢者施設）提供における公私の役割分担

が挙げられよう。

　高度技術をどうやって取り入れるのかについては，各国とも提供体制を集約化していく方向にある。ファイナンスについてはすでに触れたが，混合診療（民間保険の台頭）あるいは配分の変化で行っていくことになろう。

　医療提供における公私の役割分担という論点では，ある程度の方向性が見える。国立病院の役割がその国の医療提供体制の中心である英国，スウェーデン，デンマークといった国であっても，その提供の効率化，患者満足度の向上のために，その民営化が模索されている。英国ではNHSの病院はNHSトラスト病院（独立行政法人）となり，さらなる民営化が模索されており，スウェーデンでも株式会社等への努力が見られる。なお，デンマークではこの方向を認めていない。

　一方，州立や宗教法人立，赤十字といった公的病院の役割も大きいドイツ，フランスといった国でも方向性は同じで，特にドイツでは株式会社も含め積極的に民営化が行われている。

かかりつけ医制度の導入

　かかりつけ医制度の導入もトレンドになっている。ただし，前述したように，英国，スウェーデンのように，人頭払いのような支払い方式をリンクさせるのか，フランスのように登録のみにするのか，ドイツのように登録はないが診療報酬でかかりつけ医へ誘導するのか，英国，スウェーデンのようにゲートキーパー機能を持たせるのかといった点ではさまざまである。デンマークも登録制でゲートキーパーだが，かかりつけ医への出来高の支払い部分が多い。

　また，かかりつけ医制度の導入にはそもそもかかりつけ医の機能，要件とは何か，という根源的な問題があり，さらに，たとえば日本では日本的な専門医

からかかりつけ医というキャリアパスをどう考えるのかといった問題がある。また，総合医（かかりつけ医）の育成の課題，すなわち医学部教育の変更が必要なのか，卒後教育のみで対応するのか，専門医からの変更で行うのか，といった課題がある。

収斂する部分が多い先進国の医療制度

以上見てきたように，米国以外の先進国の医療制度は，基本的に同じ方向に向かっていて，制度でとられている方法も同じようになってきているといえよう。それは，見てきたようにユニバーサルカバレッジにおける社会保障への税金の投入，医療の効率化，医療の質の重視，かかりつけ医の制度化である。

米国はどうであろうか。米国では，ファイナンスの仕組みがほかの先進国と異なる。すなわち，年齢という切り口において，社会保険の適応非適応を決めている国である。もちろん，本文でも若干触れたように，オバマという指導者のもとで，公的皆保険制度の成立が模索されているが，反対も多くいまだ先が見えない。しかしながら，米国であってもそのファイナンスの主体が公なのか民なのかを除けば，上記してきた収斂の方向とはまったく無縁ではない。たとえば，かかりつけ医のゲートキーパー化は，マネジドケアの中で特にHMOでは行われている手法であるし，DRGによる支払い方式の発祥の地でもある。

そこで，誰が行うか（民間か公か）を抜きで考えると，次のような論点が絞られる。

① かかりつけ医：ゲートキーパー論議
② 急性期病院の平均在院日数の短縮
③ 高度技術を行う世界的な病院の必要性
④ 高齢者用の病院・施設の必要性

こういった点が今後日本でも考えなければならない論点であろう。

2 フランスからの学び

さて，本論とは少し異なるが，ここで筆者が今回の分析の範囲を先進国に限定していることに注意をいただきたい。日本が属するアジア圏の新興国では，

異なった展開になる可能性があるのではないかと筆者は考えている。これは別の機会に著すとしてこの書籍のまとめに、上述してきた医療制度あるいは医療制度を取り巻く価値観が日本に一番近いと考えられるフランスについて再度まとめて終わりとしたい。フランスからのみ学べるという意味ではもちろんないが、現在の日本の社会保障が北欧を向いた制度であることを考えると、医療制度の似た国としてフランスの方向を見ることに意味があるのではないか。北欧と日本の医療制度はかなり異なっており、学ぶ部分は多いが後付として見ると社会保障制度で運用している国を見ることになろう。

日本に似ているフランスからの学び

ここで、フランスという国における価値観について紹介したい。異文化マネジメントの世界的権威のフォンス・トロンペナールスによれば、米国では過去はそれほど重要ではなく、未来が重視される。これは、過去を重んじるフランス等とは対照的のようである。スペインでは現在が重んじられるのが特徴で、「そのうちね」という態度が示すように、未来はあまり重視されない（Trompenaars, F. and business. London: Nicholas Brealy.〔フォンス・トロンペナールス、チャールズ・ハムデン・ターナー著／須貝栄訳『異文化の波——グローバル社会：多様性の理解』白桃書房、2001年］）。

フランスの価値観の根底をなす社会民主主義とは、旧ロシア等を教条主義的社会主義とすれば、非教条的な社会主義とでもいうべきもので、歴史的に見れば1848年のフランス二月革命の中で生まれた考え方である。この考え方は、政治における民主主義の形式的枠組みを超えて、社会や経済の実態を具体的に民主化することを主眼としている。要するに、「1人1票」的な考え方を、経済や社会の領域にまで援用する一種の平等主義なのである。フランス憲法第1条にある「民主的、社会的」な共和国という表現は、素直に解釈すれば社会民主主義だということであり、日本が採用するアメリカ型の自由民主主義とは立場が違っている。

共産主義の崩壊で、古くからの社会民主主義勢力までもが同じ運命をたどったわけではない。このあたりが、日本の状況と大きく異なるところで、日本には、政党の関係でヨーロッパ型の社会民主主義という選択肢が存在しなかった。

しかし，日本の医療者には社会民主主義的な考えが強いと思われる。

TPP と EU

日本でも話題になっている TPP の議論と似ているものに EU（欧州連合）がある。EU（欧州連合）とは1992年のマーストリヒト条約により設立されたヨーロッパの国家統合体である。2007年1月にブルガリアとルーマニアが加盟したことにより27カ国が EU に加わっている。そもそも EU は，フランスの実業家，政治家であったジャン・モネの構想を基礎に，1950年5月9日に発表されたシューマン宣言では，2度の世界大戦で荒廃していたヨーロッパを結束させていくことで復興と平和の実現を目指すもので，この理念を具現化したもののひとつが EU になる。

マーストリヒト条約第1条によると，EU では従来の欧州諸共同体を基礎に，新たな政策や協力の形態を加えて，一致結束を実行することで加盟国間および諸国民間の関係を築くこととされ，またマーストリヒト条約第2条では EU の目的について規定している。いくつかを抜粋してみよう。

- 域内の国境障壁を取り払った地域の創設，経済・社会の結合の強化，最終的には単一通貨の創設を目指す経済通貨統合の実行による，経済・社会の発展と高度な雇用を促進し，また均衡の取れた持続可能な開発を実現する。
- 先進的な共通防衛政策を含む共通外交・安全保障政策の実施により，国際社会における連合体のアイデンティティを確立する。
- 自由，安全，正義を有する地域としてのヨーロッパを守り，発展させる。すなわち，域外との境界管理，難民問題，移民問題や犯罪の防止と対抗に取り組むと同時に人の自由な移動を確保する。

細かなところではパスポートなしで容易に国境を越えることができるようになったのも EU の成果である。通貨も含めて統合の流れがあるのだが，国によって医療制度はかなり違う。逆に文化の背景が大きい医療や医療制度を完全に統一することは難しい。TPP にくらべ域内の自由度は EU のほうが高い。そ

の意味では，TPPでもそこまでの要求があるとは思えない。

しかし，細かな違いを無視して考えると，EUにはやはり欧州としての考え方をも見てとることができるのである。

日本の方向性とフランス

ここで，医療のみならず，少し幅広い視点と身近な話題で考えてみたい。フランス型の国を目指すとはどういうことか。

まず，非常に安定的で落ち着いた国を目指すことになる。たとえば，マルクス経済学には労働力の再生産という概念がある。

① 労働者は所有する労働力を資本家に販売することで賃金を得る。
② 労働者は賃金で自らの労働力の再生産に必要な食料や衣服等の生活手段を購入する。この際に入手した賃金はすべて支出する。すなわち労働者は資本家から生活手段を購入している。
③ 労働者は賃金で資本家から購入した生活手段を消費して生存し，労働力を再生産する。
④ 労働者は労働力を再生産したために再び資本家に労働力を販売する。しかし，労働力を再生産する際に賃金をすべて支出したために最初の労働力の価値しか持たない。その結果，同じ価値の賃金を得ることができる。

というものである。

そこに，フォーディズムという概念がある。フォーディズムはイタリアの思想家，アントニオ・グラムシの命名による。米国の自動車会社であるフォードは生産高に比例して賃金も上昇する生産性インデックス賃金が取り入れられたことで，労働者の士気が上がり，購買力も上昇した。賃金が上がるために労働組合の役割があった。

賃金交渉の組合による団体交渉への移行，年金・医療保険の整備といった経済・社会制度の変革は「内包的蓄積体制」の果実である生産性向上の労働者への配分増加をもたらした。その結果，生産性向上→賃金上昇→需要増→売上増の正のサイクルが成立し，ケネディ大統領在任時に資本主義経済の黄金期を招来することになったのである。

この考え方は，1970年代にロベール・ボワイエ，ミシェル・アグリエッタら

終章　収斂しつつある医療制度

の創始による現在のフランスのレギュラシオンという経済学のグループにつながる流れになった。

　この理論は、経済は賃労働関係を重要な柱とする生産体制（「蓄積体制」）により規定されると考える。前述したマルクス経済学においては下部構造である「蓄積体制」に応じて、社会保障制度・経済政策といった上部構造である社会制度が一方的に規定されると考える。対して、レギュラシオン理論においては、ある蓄積体制は、その蓄積体制に応じた経済・社会制度（「調整様式」）が成立し、その調整を受けることで初めて十分に機能すると考えられており、蓄積体制と調整様式の関係は相互的ないしは補完的であるとする。これは政府の機能を重視したケインズ経済学の影響、当時の福祉国家論の影響によるものと考えられる。

　すなわち、消費拡大による好循環を生み出すために、労働組合の承認、最低賃金制度の確立、ケインズ経済政策や社会保障政策を通じた需要拡大等を図るという考え方である。

　身近な例でいえば、フランスの物価は高い。消費税の影響もあるが、たとえば、昼にカフェでサンドイッチを食べれば1000円くらいする。これは、フランスの最低賃金が月額約17万円（2009年）と高いことと関連している。そのくらいのフィーをとらなければ企業はやっていけないのである。一方、日本では、298円の弁当が現れる状況である。

　一方、経済がグローバル化するとそうはいかない。この考えは、開放系ではなかなか通用しない。同じ価値を海外で安く生みだすことができる労働力がある開放経済では、生産も消費も閉じた世界で終わらないからである。そこで、フランス人の人口学・歴史学・家族人類学者であるエマニュエルトッドは保護貿易政策を訴える。地産地消に近い。

　なお北欧、たとえばスウェーデンでは、このような労使型の考えはとっていないが、根底に流れる思想には近いものがある。さらに、フランスでは週に35時間の労働時間で年間5週間の法定有給休暇がある（スウェーデンでは週40時間で、5週間の法定有給休暇）

　問題は、日本において、このような社会を国民が望むのかということである。確かにフランスは安定している。しかし、それは変化も少ないということであ

る。アジアの新興国のように，年々新しいもの，新しい施設が生まれる世界とは対照的である。

　たとえば，フランスのヴァンドーム広場には，トゥーガを着てローマ時代のカエサルのマネをしているナポレオンの像がある。シンガポールにはマリナベイサンズのトリプルタワーが建ち，その屋上には天空を見下ろすようなプール，地下にはカジノがある。

　医療者に，フランス型の思想が多くても，国民はどうか。国民の意見に合わせなければならない。これが，医療や福祉費用が大きなウェイトを占めるようになった国家の宿命であろう。

フランスと日本の比較の問題

　医療が，現在のように重要な公共政策になった時に，制度比較において重要なことは，医療制度の類似性のみならず，国の方向性，制度との類似性も考慮に入れねばならないことである。その点において，フランスの方向性，政策は，日本に近いとはいい難い。

　医療においての類似性は，前述した点以外にも治療を中心にした医療提供体制であり，専門医の力が強く，社会保険制度をベースに構築された国民皆保険であり，日本との類似性は強い。その意味では，救急医療の体制，在宅医療といった点に学ぶものは多い。

　しかし，国全体を見てみると，中央集権の部分は似ているが，官僚の力が強い大きな政府の国であり，そもそも社会保障や公共サービスを充実させるという思想が強い国である。当然，政権も中道左派の力が強く，新自由主義とは一線を画している。すなわち，日本のように新自由主義とそのアンチといった対立構造は少ない。

　また，持続を好む国民性とは，エルメスとザラあるいはH&Mを比較してみればわかる。H&Mはスウェーデン，ザラはスペインのメーカーである。ファッショナブルであるが，丈夫ではなく，ある意味使い捨てと言ってもいい。筆者も，日本ではなかなか見かけないと思って，海外で2回ザラの靴を数千円で買ったが，すぐにダメになった。エルメス等が，子孫の代まで，といったコンセプトであるのとは対照的だが，どちらが今の流行りなのだろうか。日本人は

どちらを好むのであろうか。

　医療以外については，教育においても無料で，子育ての支援も充実している。また，経済学においても特殊な学派が強く，労使間関係に緊張度が強く，ストライキも頻繁に起こる国である。

　したがって，私の結論は，フランスから学ぶものは，社会保障のような国全体の根幹に関わるようなものではなく，医療提供体制の中でも，組織だった仕組みが必要，いいかえれば官僚的な命令統制の仕組みが行き届いていることがメリットになる部分について学ぶものが多いのではなかろうか。また，末期医療についての考え方は，医療中心で行っている部分が大きいので，日本との比較が行いやすいであろう。しかし，もしドラステックに日本の制度を変える，といった点からは，スウェーデンのような北欧の仕組みのほうが，高齢化対策も含め参考になると考えられる。

　すなわち，ダイナミックな政策転換をするならばスウェーデンのような北欧の医療あるいは米国の医療を志向し，医療提供体制を中心に，斬新的な改革を目指すのであれば，フランスの医療を参考にすることになろう。

日本の医療を再び考える

　提案としては，1つ目は，SAMUの仕組みの導入である。東京都等でも医師を常駐させたりしているようだが，SAMUのような仕組みにはなっていない。個人の能力が高くても仕組みが弱いのが日本の医療の欠点であり，この階層的な仕組みの導入が望まれる。

　また，医師会の倫理および懲戒に対する役割を徹底した上で，前述した保険外診療に対して，フランスの制度を入れることでも可能ではないだろうか。現在の日本でも，保険外療養は一部認められており，その範囲を絞ることは可能である。したがって，混合診療の拡大ではない。

　また，怪しげな民間療法を行う医師の取り締まりも行うことができるので，現在のように保険と保険外という区分ではなく，認められている医療とそうでない医療を徹底して区分し，医師であっても認められていない医療を自由に行うことに対する制限をかけることができるのではないか。ただ，この区分を国のみが行うことも，一方では医師の独立性に反するので，医師会のような組織

が中心で，この内容の整理，懲戒も含めた仕組みの維持が必要であろう。

いいかえれば，自由を重んじるフランスの医療制度では，医師に対してのセクター2のような自由は与えるが，行う内容を制限するという考え方である。逆に，日本は，保険診療においては医師あるいは医師が行う内容についての規制が多いが，保険外になった場合の行為に対しての規制が緩い，と考えられる。

最後に，かかりつけ医については，斬新的な改革を目指すのであれば，フランスのようなかかりつけ医登録制を手始めに行うということも考えられよう。

索　引
（＊は人名）

あ　行

アカウンタビリティ　152
＊アグリエッタ，ミシェル　264
アムト　88
＊アルベール，ミシェル　182
アングロサクソン型資本主義　182, 183
＊猪飼周平　91
イギリス病　140
医師不足　16
医師免許更新制　168
一般社会拠出金　192
＊伊東光晴　25
医療技術　10
　　――評価機構　197
医療経営学　52
医療の財源問題　18, 28, 257
医療費抑制　218
医療崩壊　16
医療保険　1, 9, 12, 126
　　――近代化法　205
インターメディエイトケア　139, 170
ウエストエンド病院　212
＊ウェッブ夫妻　61
ウォークインセンター　163
英国医師会（BMA）　160
エーデル改革　59, 67, 69
＊エスピン-アンデルセン　2, 5, 9, 58
エビデンスマネージメント　132
欧州医薬品庁　167
オーデンセ大学病院　95

か　行

介護保険制度　3, 252
介護予防　74
外部経済　24
かかりつけ医→GP　15, 16, 86, 115, 207, 240, 241, 255, 260, 261, 268
価値財　6
家庭医　202, 203, 206
　　――協会　205
株式会社病院　88, 244, 245
カルト・ビタル（保険証カード）　240
患者ニーズ　13
完全医療保険　195
基準診療行為量　198
規制制度改革　12
＊ギデンズ，アンソニー　4
逆選択　116
キュア　39, 73, 75
救急医療　42
救貧法　60
共助　20
キリスト教民主同盟　184
グランゼコール　222
クリニカルガバナンス　144
クリントン政権　58
グループモデル　106
グローバリゼーション　37
ケア　26, 73, 75
ケアトラスト　170
経済合意　85, 90
経済財政諮問会議　36
経済統合　67
継続性　89
＊ケインズ，ジョン・メイナード　65
ゲートキーパー　86, 154, 259-261
健康大国戦略　32
合計特殊出生率　3
公衆衛生　83

269

──モデル　9
公助　9, 20
高信頼社会　65
公定価格　43
公的医療保険競争強化法　186
公的医療保険中央連合体　196
高等訪問医療　77
公立病院　223, 244, 246
高齢社会の先進モデル　33
コーポラティズム型福祉国家　76
『国富論』　11
国民皆保険　3, 100, 187, 189, 215, 216, 266
国民健康増進計画　159
国民の家　63
国民の視座　27
国民保健　140
互助型　9
個人保険　110
コネクター制度　116
コミューネ　88
コミューン　57, 69, 97
コミュニタリアリズム　4, 25
雇用主保険　109, 110
混合介護　40
混合診療　12, 13, 43, 200, 222, 233, 258
コンパショネートユース　233

さ　行

最先端医療　257, 258
在宅医療　76, 266
在宅入院　243
＊サッチャー, マーガレット首相　4, 138, 141,
　　185, 186
＊サルコジ, ニコラ大統領　224
三次医療圏　14
3層構造　67, 86
残存機能　89
＊サンデル, マイケル　4
ジェネラル・サンテ病院　245
ジェネリック薬品　155, 250, 251
自己決定　89
市場原理主義　11

自助型　9
疾病金庫　181, 188, 190
疾病保険構造法　191
社会資本　103
社会保障　1
社会民主主義　2, 3, 58, 147, 262
シャリテー病院　211
州医師会　201
自由開業制　222, 235
自由主義　2, 3, 40
シューハート　121
州保険医協会　201
終末期介護(ターミナルケア)　243
自由民主党　184
ジュラン　121
準市場　105, 143
償還対象医薬品リスト　249
助産師　162
ジョンズ・ホプキンス病院　130
新自由主義　4, 38, 147, 266
新成長戦略　31
診療報酬　43
＊菅沼隆　85
スキルミックス　162
スタッフモデル　106
スティグマ　19
ストライキ　223, 225
スミス, アダム　11
生活のリスク　147
生活保護(扶助)法　60
生存のリスク　147
1940年体制　34
1955年体制　35
セント・ジョージ大学病院　174
選別主義　19, 20, 28, 61
専門医　202, 241
総額請負方式　197
総合医　15
ソーシャルケア　175
組織内議員　66
ソロプラクティス　171

270

た 行

ダージ・レポート　145
待機期間　88
第二次救急　42, 43
第三次救急　43
第3の道　4
ダグラス＝有沢の法則　22
＊橘木俊詔　61
地域医療　15, 28, 42, 68, 70, 71, 238
　──計画　14
　──センター　68, 75
　──連携　172
地域看護師　70
地域主権　36, 39
地区看護師　162
治験　50
地方分権　89
チャタグンネリ病院　247
中央社会保険医療協議会（中医協）　44, 46
中道右派　25
中道左派　25
長期的リスク　147
長期療養病床　253
超高齢社会　22
直接国民投票制　65
＊テチィトマス, リチャード　36, 37
デバイス・ラグ　32, 36, 47
デパルトマン　214
デミング　121
テリトリー原則　193
電話トリアージ　67, 75
ドイツ医師会　206
ドイツ社会民主党　184
『道徳感情論』　11
ドクターフィー　52, 114, 205, 222, 224, 232, 235
特定看護師　70
どこでもmy病院　35
＊トッド, エマニュエル　265
トヨタ生産方式（リーン・メソッド）　72, 93, 95, 121

ドラッグ・ラグ　32, 36, 47

な 行

ナーシングホーム　148
＊ナイト, フランク　37
内部経済　24
＊二木立　12
二次医療圏　14
日本医学会　18
日本医師会　17, 18, 207
ニューハム・ヘルスケア　171
＊根井雅弘　74
ネットワークモデル　106
＊野口悠紀雄　34

は 行

＊バーリン, アイザイア　218
ハーレイストリート　160
＊ハイエク, フリードリッヒ・フォン　74, 118
ハイブリッド型　5, 6
ハインリッヒ・ハイネ大学病院　209
＊ビスマルク, オットー・フォン　6, 60, 185, 186
病床規制　14, 39
費用対効果　79
開かれた日本　37
＊広井良典　6
フォーディズム　264
付加価値税　79
複雑系の経済学　1
福祉国家　2, 265
部分医療保険　195
普遍主義　19, 28, 61
普遍的医療給付法　217
プライエボーリ　95
＊ブラウン, ゴードン　146
ブラジープラン　224
＊プラン, ジュペ　228
フリーアクセス　15, 240
＊ブレア, トニー首相　4, 138, 142
　──政権　58
ブロカ病院　247

ブロックバスター　51
プロビデンス病院　134
平均寿命　83
＊ベヴァリッジ，ウィリアム　6, 19
ベヴァリッジ型福祉国家　76
ベヴァリッジ報告　61, 62, 140
＊ペザーセン，キェル・メラー　84, 85
＊ベバン，ナイ　140
ヘルスケア製品規制庁　167
ヘルスセンター　94
ヘルスツーリズム　26
ヘルスポータル　94
ベンジャミン・フランクリン病院　212
包括的医療保険　195
訪問保健師　162
ポール・ブローリス病院　246
補完性原則　73
保険医協会　181, 197, 201
保守主義　2, 39
ホスピス　242, 254
ホスピタリスト　115
ホスピタルフィー　52
補足的医療保険　195
＊ボワイエ，ロベール　264

ま 行

＊マーシャル，アルフレッド　24
マーストリヒト条約　263
マネジドケア　101, 105, 108, 144
＊丸尾直美　64
マルコム・ボールドリッジ国家品質賞（MB賞）　121-124, 129, 132
ミーンズテスト　4, 19
＊ミッチェル，デボラ　2
＊ミュルダール，カール・グンナー　62, 63
民間医療保険　85, 100, 105, 163, 258
民間営利病院　224
民間非営利病院　224, 244, 246
民間保険　257
無保険者　116, 187
メイヨークリニック　125, 130, 131
＊メージャー，ジョン　138

メディカルツーリズム　9, 26, 93, 194
メディケア　4, 101, 118, 121
メディケイド　101, 118, 121
＊モネ，ジャン　263
モラルハザード　61
モンスターペイシャント　9

や・ら・わ行

ゆりかごから墓場まで　137
要介護高齢者入所施設　253
予算保持GP　142
ライフ・イノベーション　32
ライン型資本主義　182
＊ラインフェルト首相　57
ランスティング　57, 69
リシュー病院　95
リスク集団　40
リスク調整　40
リバタリアニズム　4
リベラリズム　4, 24, 25
療養病床　42
臨床研修　17
＊リンゼイ，アレクサンダー・ダンロップ　18, 64
＊ルグラン，ジュリアン　143
＊レーガン大統領　4
レギュラシオン　264, 265
レジオン　88, 214
レジデンシャルケアホーム　148
＊レスラー，フィリップ　185
レセプトデータ　15
＊レビット，セオドア　38
連邦共同委員会　196
連邦保険医協会　201
ロバートウッドジョンソン病院　132
ロンドン・ブリッジ・ホスピタル　172
ワークライフバランス　113

欧 文

ACGME（卒後医学教育認可評議会）　113
AMA（米国医師会，American Medical Association）　111

索　引

APC（Ambulatory Patient Classification）　115
BMA（英国医師会, British Medical Association）　140
BMJ（British Medical Journal）　155, 161
BUPA（British United Provident Association）　163
CCAM（Classification Commune des Actes Medicaux）　236
CGS（一般社会税）　228
CHI（Commission for Health Improvement）　165
CMS（Centers for Medicare & Medicaid Services）　102
CNAMTS（全国被用者疾病保険金庫）　217, 230
CPT（Current Protcedural Terminology）　112
DPC（Diagnostic Procedure Combination）　15, 46
DRG（Diagnostic Related Group）　90, 101, 198, 259
EBM（Evidence Based Medicine）　21, 22, 161
EPO（Exclusive Provider Organization）　106, 107
FDA（Food and Drug Administration）　48
FP（Family Physcian）　153
GHS（Groupe Homogene des Sejours）　226, 227
GMC（General Medical Council）　153
GP（General Physcian）　153, 154, 156–158, 165, 176, 220
GPファンドフォルダー（General Physcian fund holder）　149
HAD（Hospitalization a Domicile）　242
HAS（フランス高等保健機構）　230, 250
HCA（Hospital Coporation America）　172
HMO（Health Maintenance Organization）　105, 106, 115
HRG（Health Related Groups）　170
HTA（Health Technology Assessment）　94

IHI（Institute for Healthcare Improvement）　121
IIP（Investor in People）　173
IOM（Institute of Medicine）　128
IPA（Independent Practice Association）　106
ISO（International Standardization Organization）　92
ISO9000　95
JAMA（Journal of American Medical Association）　112
JC（Joint Commission）　112
JCAHO（Joint Commission on Accreditation of Healthcare Organizations）　118
JCI（Joint Commission International）　93
KAIZEN（改善）　121
KPI（Key Performance Indicator）　71
MDT（Multi Disciplinary Team）　175
MRCGP（Member of Royal College of GP）　154
NEJM（New England Journal of Medicine）　112
NHS（National Health Service）　33, 137, 138, 141, 142, 150, 164, 169, 176
NICE（National Institute for Clinical Excellence）　166
NIST（National Institute of Standards and Technology）　122
NP（Nurse Practitioner）　70, 91, 239
NPM（New Public Management）　98
ONDAM（全国医療支出目標）　224, 229, 232, 236
P4P（pay for performance）　44, 86, 102, 159, 238, 259
P4R（Pay for Reporting）　120
PCG（Primary Core Group）　149
PCT（Primary Care Trust）　149
PEG（Percutaneous Endoscopic Gastrostomy）　97
PMDA（医薬品医療機器総合機構）　47, 48
PMSI（Prgramme Medicalise Des Systemes d'Information）　224

273

POS（Point of Service Plan）　106, 107
PPO（Preffered Provider Organization）　105-107
QC（Quality Control）活動　175
QOL（Quality of Life）　75, 92
RBRVS（Resource Based relative Value Scale）　115
RCA（Route Cause Analysis）　119
RCT（Randomized Control Trial）　22

SAMU（救急医療サービス）　234, 267
SHA（Strategic Health Authority）　150
T2A（Tarification à lÁctivité）　221, 225-227
TJC（The Joint Commission）　118
UNCAM（全国医療保険公庫連合）　230
VBP（Value Based Purchasing）　102
WPA（Western Provident Association）　163

《著者紹介》

真野俊樹（まの・としき）
　1961年　生まれ。
　1987年　名古屋大学医学部卒業。
　1995年　コーネル大学医学部研究員。
　2000年　英国レスター大学大学院でＭＢＡ取得。
　2004年　京都大学にて博士（経済学）取得。
　　　　　国立医療・病院管理研究所協力研究員，昭和大学医学部公衆衛生学（病院管理学担当）専任講師を経て，
　現　在　多摩大学統合リスクマネジメント研究所教授。名古屋大学医学部医学科客員教授，東京医療保健大学大学院客員教授，財団法人医療機器センター客員研究員などを兼任。
　主　著　『医療マネジメント』日本評論社，2004年。
　　　　　『入門医療経済学』中公新書，2006年。
　　　　　『グローバル化する医療』岩波書店，2009年。
　　　　　『新版　医療マーケティング』日本評論社，2011年。
　　　　　『入門医療政策』中公新書，2012年，など多数。

　　　　　　　　　　　比較医療政策
　　　　　　　──社会民主主義・保守主義・自由主義──

　　　2013年3月10日　初版第1刷発行　　　　　〈検印省略〉

　　　　　　　　　　　　　　　　　　　　定価はカバーに
　　　　　　　　　　　　　　　　　　　　表示しています

　　　　　　著　　者　　真　野　俊　樹
　　　　　　発行者　　杉　田　啓　三
　　　　　　印刷者　　中　村　知　史

　　　　　　発行所　　株式会社　ミネルヴァ書房
　　　　　　　　　607-8494　京都市山科区日ノ岡堤谷町1
　　　　　　　　　電話代表　（075）581-5191
　　　　　　　　　振替口座　0120-0-8076

　　　　　　© 真野俊樹，2013　　　　　中村印刷・兼文堂

　　　　　　　　ISBN978-4-623-06427-4
　　　　　　　　　Printed in Japan

日本の医療保険制度と費用負担	小松秀和 著	A5判 一六〇〇頁 本体三五〇〇円
保健医療福祉制度論	磯部文雄・府川哲夫 著	A5判 二〇二頁 本体二二〇〇円
次世代型医療制度改革	尾形裕也・田近栄治 編著	A5判 二四〇頁 本体四〇〇〇円
後期高齢者医療制度を再考する	冨松井村眞吾淑夫 編著	A5判 二二〇頁 本体二四〇〇円
保健・医療・福祉ネットワークのすすめ〔第3版〕	宮崎徳昭 編著	A5判 二二四頁 本体二六〇〇円
医療・福祉マネジメント〔改訂版〕	近藤克則 著	A5判 二二八頁 本体二六〇〇円

ミネルヴァ書房
http://www.minervashobo.co.jp/